近代名医珍本医书重刊大系
（第一辑）

珍本医书四种

卢　朋　杨如侯　王仁叟　陈微尘　著
李翊森　林宏洋　黄心洁　点校

U0244782

天津出版传媒集团
天津科学技术出版社

图书在版编目（CIP）数据

珍本医书四种 / 卢朋等著；李翊森，林宏洋，黄心洁点校 . -- 天津：天津科学技术出版社，2022.7

（近代名医珍本医书重刊大系）

ISBN 978-7-5742-0316-7

Ⅰ.①珍… Ⅱ.①卢… ②李… ③林… ④黄… Ⅲ.①中国医药学—中国—近代 Ⅳ.①R2-52

中国版本图书馆CIP数据核字（2022）第118031号

珍本医书四种

ZHENBEN YISHU SIZHONG

策划编辑：王　彤

责任编辑：梁　旭

责任印制：兰　毅

出　　　版：天津出版传媒集团
　　　　　　天津科学技术出版社

地　　　址：天津市西康路35号

邮　　　编：300051

电　　　话：（022）23332392（发行科）23332377（编辑部）

网　　　址：www.tjkjcbs.com.cn

发　　　行：新华书店经销

印　　　刷：河北环京美印刷有限公司

开本 880×1230　1/32　印张13.5　字数238 000

2022年7月第1版第1次印刷

定价：78.00元

近代名医珍本医书重刊大系第一辑专家组

读名家经典
悟中医之道

扫描本书二维码，获取以下**正版专属资源**

本书音频	畅享听书乐趣，让阅读更高效
走近名医	学习名家医案，提升中医思维
方剂歌诀	牢记常用歌诀，领悟方剂智慧

- **读书记录册**
  记录学习心得与体会

- **读者交流群**
  与书友探讨中医话题

- **中医参考书**
  一步步精进中医技能

📖扫码添加智能阅读向导
帮你找到学习中医的好方法！

操作步骤指南 ┃ ① 微信扫描上方二维码，选取所需资源。
┃ ② 如需重复使用，可再次扫码或将其添加到微信"📦收藏"。

目 录

目录

3

五色诊钩元

第一章　望色篇

第二章　色脉篇

新中医五种

气化真理

经脉穷源

症治会通

病案实录

药物格要

陈微尘五种

四圣心源提要

序

传曰：言之无文，行而不远。凡百学术必赖文辞以发明，方能信今而传后，矧医学之深奥而繁博者乎。余少时读黄坤载医书，爱其文辞渊雅，讽诵不倦。又闻陈孝坚丈言盛称黄氏学问精深，益为景仰。盖儒者习医有渊源、有条理，由博返约、提要钩元，迥异乎世俗之士也。四圣心源一书将黄帝、岐伯、秦越人、张仲景之遗著融会而贯通之，以明显清晰之词，达深奥繁博之旨。吴东旸更推广而引申之，庶几纲举目张，涣然冰释矣。卢朋着兄家藏医籍最富，皓首穷经寒暑靡辍，儒医之称洵无间然，特编辑四圣心源提要，以便后学之研究，谨述管见聊备商榷。

嗟乎！我国医学沉晦久矣，世风日降异说沸腾，素灵微言不绝如缕，此非学术之失传，由于发扬光大者之无其人也，朋着兄固长于文辞者，愿共勖之。

南海廖景曾序

四圣心源提要序

天下无浪得之名，以名不可幸获也。清之中叶医学有四大家曰：叶薛徐黄，此非鼎鼎大名耶！此岂幸获者耶！叶薛徐藉藉人口，无俟赘述，独至于黄则知之者少，纵然知之亦必毁之，何故毁之？谓其扶阳抑阴也，谓其好用姜附桂枝也。呜呼！此乌足与语黄氏书哉。

张南山先生自言，学医四十年，得黄元御书，始通长沙之学。又题《伤寒悬解》曰：千秋一个黄坤载。推崇何等备至！余读黄氏书屡矣，屡读而屡置之，以不解故，昨复取而读之，不解犹昔，因思天下无不可解之理，第用力未久，不能豁然贯通耳，乃读而不置，于是向所不解者，今始渐解。算术之推算也，数数而算之，无一公式以通之也，惟代数则有公式以通之，不必数数而算之也。黄氏之医术一以贯之，殆犹代数式欤。

昔人云：学我者，死不得黄氏之真解而学之，斯死矣。得黄氏之真解而学之，斯不死矣。得黄氏之真解而学之者，惟吴东旸，黄氏所未伸之意，东旸能领会之，黄氏所未用之药，东旸能推广之，黄氏以桂枝达木似方方用之矣，而有时与丹皮、白芍并用者何也？此中岂非黄氏未伸之意耶？可无待于领会耶！黄氏以茯苓燥土几方方用之矣，而有时与泽泻并用者何也？此外岂无黄氏未用之药耶？可无待于推广耶！

《四圣心源》黄氏之精撰也，不于此而提其要，于何提之，既云提要，非备录也，《素灵微蕴》黄氏之医案存焉，今又提其要而附录之。彼东旸既善学黄氏矣，今又取东旸之医案提其要而附录之，庶几学者可由东旸所学，而窥黄氏之学也，然而自谓提要未知果要焉否，安得黄氏复起而正之。

一九三二年九月　卢朋着序

中　气

脾为己土，以太阴而主升；胃为戊土，以阳明而主降。升降之权，则在阴阳之交，是谓中气。胃主受盛，脾主消化，中气旺则胃降而善纳，脾升而善磨，水谷腐熟，精气滋生，所以无病。脾升则肾肝亦升，故水木不郁；胃降则心肺亦降，故金火不滞。火降则水不下寒，水升则火不上热。平人下温而上清者，以中气之善运也。

中气衰则升降窒，肾水下寒而精病，心火上炎而神病，肝木左郁而血病，肺金右滞而气病。神病则惊怯而不宁，精病则遗泄而不秘，血病则凝瘀而不流，气病则痞塞而不宣。四维之病，悉因于中气。中气者，和济水火之机，升降金木之轴，道家谓之黄婆，婴儿姹女之交，非媒不得，其义精矣。

医书不解，滋阴泄火，伐削中气，故病不皆死，而药不一生。盖足太阴脾以湿土主令，足阳明胃从燥金化气，是以阳明之燥，不敌太阴之湿。及其病也，胃阳衰而脾阴旺，十人之中，湿居八九而不止也。胃主降浊，脾主升清。湿则中气不运，升降反作。清阳下陷，浊阴上逆。人之衰老病死，莫不由此。

以故医家之药，首在中气。中气在二土之交，土生于火，而火死于水。火盛则土燥，水盛则土湿。泄水补火，扶阳抑阴，使中气轮转，清浊复位。却病延年之法，莫妙于此矣！

黄芽汤

人参三钱　甘草二钱　茯苓二钱　干姜二钱

煎大半杯温服。

中气之治，崇阳补火，则宜参、姜；培土泄水，则宜甘、苓。其有心火上炎，慌悸烦乱，则加黄连、白芍以清心。肾水下寒，遗泄滑溏，则加附子、川椒以温肾。肝血左郁，凝涩不行，则加桂枝、丹皮以舒肝。肺气右滞，痞闷不通。则加陈皮、杏仁以理肺。

四维之病，另有专方，此四维之根本也。

阴　虚

水为阴而阴生于肺胃，胃逆而肺金不敛，君相升泄，则心液消亡，而阴无生化之原。故病阴虚，是宜降肺胃以助收藏，未可徒滋心液也。

地魄汤

甘草二钱（炙）　半夏三钱　麦冬三钱（去心）　芍药三

钱　　五味子一钱（研）　　元参三钱　　牡蛎三钱（煅，研）

煎大半杯温服。

麦冬、芍药双清君相之火，半夏、五味降摄肺胃之逆，元参清金而益水，牡蛎敛神而藏精。若热伤肺气，不能化水，则用人参黄芪，益气生水，以培阴精之原。此补阴之法也。

阳　虚

火为阳而阳升于肝脾，脾陷而肝木不生，温气颓败，则阳无生化之原。脾陷之根，因于土湿，土湿之由，原于水寒。是宜升肝脾以助生长，不止徒温肾气也。

天魂汤

甘草二钱　　桂枝三钱　　茯苓三钱　　干姜三钱　　人参三钱　　附子三钱

煎大半杯温服。

甘草、茯苓培土而泄湿，干姜、附子暖脾而温肾，人参、桂枝达木而扶阳。若肝血虚弱，不能生火，则用归、地、首乌以培阳神之原。以火清则神发，血者神魂之母也。

阴　脱

阳性温和而升散，阴气左升而不陷者，有此坎阳以辟之也。其升散之权，全在于脾，脾气不升，则精血驰走而阴脱。《二十难》曰："阴脱者目盲。"阴脱者阳根渐败，精血失藏，魂神不能发露，是以目盲。定主死期不远。

乌肝汤

甘草二钱　人参二钱　茯苓三钱　桂枝三钱　干姜三钱　附子三钱（炮）　首乌三钱（蒸）　芍药三钱

煎大半杯温服。

阳　脱

阴性清肃而降敛，阳气右降而不逆者，有此离阴以翕之也。其降敛之权，全在于胃，胃气不降，则神气飞腾而阳脱。《二十难》曰："阳脱者见鬼。"阳脱则人将为鬼，是以见之。

兔髓汤

甘草二钱　人参三钱　五味一钱　半夏三钱　龙骨二钱（煅，研）　牡蛎三钱（煅，研）　元参三钱　附子三钱

煎大半杯温服。

阴阳既脱，无方可医。于其将脱之前，当见机而预防也。

神　惊

神发于心而交于肾，则神清而不摇。神不交精，是生惊悸，其原由于胆胃之不降。胃土不降，相火失根，虚浮惊怯，神宇不宁。缘君相同气，臣败而君危，故魂摇而神荡也。

胃土之不降，由于脾土之湿。湿则胃土上郁，肺金之收令不行，故火泄而阳飞也。火炎于上，肾水沉寒。大凡脾肾寒湿，无不有惊悸之证，惊悸不愈，必生奔豚积块。此中气亏损，阴盛阳虚之病也。

金鼎汤

甘草二钱　茯苓三钱　半夏三钱　桂枝三钱　芍药三钱　龙骨二钱　牡蛎三钱

煎大半杯温服。

惊悸之证，土湿胃逆，相火不藏。应用茯苓去湿，半夏降胃，桂枝达肝，芍药敛胆，龙骨、牡蛎藏精聚神以蛰阳根。其上热者，倍芍药以清胆火。下寒者，加附子以温肾水。

附黄氏惊悸案

陈梦周患作酸嗳气，头晕耳鸣，春季膈热火升，头痛手麻，惊悸不寐善忘，左乳下跳动不息。每午后膝冷病作，鸡鸣膝温而轻，平旦膝暖而差。服燥土疏木之药，饱食甘寝，但胸有火块，游移上下左右，时时冲击微动，心跳未已。

初秋膝冷又发，项脊两肩作痛，面颧浮肿，喷嚏时来，四肢拘急，心跳连脐，遍身筋脉亦动。八月后睡醒口苦，舌根干燥，每夜鸡鸣，膝冷病作，午后膝温而轻，日夕膝暖而差。病来计粒而食，饮噉稍过，胀闷不消，滞气后泄。略啖瓜果，便觉腹痛。食粥则吐稀痰，晚食更多。

此缘土湿不运，阳气莫藏。脾土郁陷，抑遏乙木，不得发扬，故瘀生酸味。甲木上逆，浊气升塞，故头晕而耳鸣，甚则壅遏而头痛也。四肢秉气于胃，脾病不能为胃行气于四肢，故拘急而生麻。甲木不能顺降，根本下拔，胆气虚飘则善惊。乙木不能直升，枝叶上郁，肝气振摇则善悸。

胃土不降，金郁于右，卫不入阴，阳泄而失藏，浮动无归，故不能寐。神不归精，肾精驰走，不能藏往则善忘。胃气既逆，肺无降路，宗气不能下行，横冲于虚里，则左乳下跳动。此与心下之悸，异委同源。木不得直升，则动在心下。金不得顺降，动在乳下。

甲木失根，火泄水寒，是以膝冷。相火逆升，是以膈热。甲木冲击，是以胸动。肺气逆行，横塞肩脊，故作痛；壅瘀头面，故作肿。肺气郁升，收令不遂，皮毛疏泄，感袭风寒，则生喷嚏。肝气不达，而时欲发舒，故当脐而跳，筋脉亦动。胆气上溢则口苦。

春阳上升，则地下之阴多，故午后阴升而膝冷。秋阳下降，则地下之阳多，故鸡鸣阴降而膝冷。寒水侮土，中气愈滞，故膝冷则痛作。湿旺脾郁，饮食不化，故过噉则胀。中气不转，胸腹闷塞，故上嗳而下泄。阳衰土湿，再以薄粥助之，故气滞痰生，得之日晚湿旺之时，故痰涎愈多。

治法惟宜燥土。土旺则清上温下，升左降右，稍助其推迁，而诸病俱消矣。

精　遗

精藏于肾而交于心，则精温而不走。精不交神，乃病遗泄，其原因于肝脾之不升。水寒不能生木，加以土湿木郁则生疏泄。木以疏泄为性，愈郁则愈欲泄，以其生意不遂，时欲发舒之故也。遇夜半阳生，木郁欲动则梦交接。木能疏泄，而水不蛰藏，是以流溢不止也。

玉池汤

甘草二钱　茯苓三钱　芍药三钱　桂枝三钱　龙骨二钱　牡蛎三钱　附子三钱　砂仁一钱（去皮，炒，研）

煎大半杯温服。

遗精之证，肾寒脾湿，木郁风动。甘草、茯苓，培土泄湿。桂枝、芍药，疏木清风。附子、砂仁，暖水行郁。龙骨、牡蛎，藏精敛神。其湿旺木郁而生下热，倍茯苓、白芍。加泽泻、丹皮，泄脾湿而清肝热。

气　滞

肺主藏气，凡脏腑经络之气，皆肺家之所播宣也。气以清降为性。肺气上逆，收令不行，君相升泄而刑辛金，则生上热。凡痞闷嗳喘，吐衄咳嗽之证，皆缘肺气之不降。而肺气不降之原，则生于胃。清肺热而降胃逆，固是定法。

下气汤

甘草二钱　半夏三钱　五味一钱　茯苓三钱　杏仁三钱（泡，去皮尖）　贝母二钱（去心）　芍药三钱　橘皮二钱

煎大半杯温服。治滞在胸膈右肋者。

气 积

肺气积聚，则痞塞于心胸；肝气积聚，则滞结于脐腹。气积胸膈右肋，宜泄肺胃以降之；气积于脐腹左胁，宜补肝脾以升之。此化积调气之法也。

达郁汤

桂枝三钱　鳖甲三钱（醋炙焦，研）　甘草二钱　茯苓三钱　干姜三钱　砂仁一钱

煎大半杯温服。治积在脐腹左胁者。

肺胃积气，在胸膈右肋；肝脾积气，在脐腹左胁，皆中气虚败之病也。补之则愈闷，破之则愈结。盖其本益虚，其标益实，是以俱不能效。善治者，肺胃之积，泄多而补少；肝脾之积，补多而泄少。半补而半行之，补不至于壅闭，行不至于削伐。正气渐旺，则积聚消磨矣。

血 瘀

肝主藏血，凡脏腑经络之血，皆肝家之所灌注也。血以温升为性。坎阳虚亏，不能发生乙木；脾土滞陷，生气遏抑，肝无上达之路，故木陷而血瘀。久而失其华鲜，是以红变而紫，紫变而黑。木主五色，凡肌肤枯

槁，目眦青黑者，皆是肝血之瘀。

破瘀汤

甘草二钱　茯苓三钱　丹皮三钱　桂枝三钱　丹参三钱　桃仁三钱（去皮尖）　干姜三钱　首乌三钱（蒸）

煎大半杯温服。

衄　血

肺窍于鼻，肺气降敛，则血不上溢。胃土上壅，肺无降路，收令失政，君相升泄，肺金被刑，营血不敛，故病鼻衄。

仙露汤

麦冬三钱　五味一钱　贝母二钱　半夏三钱　柏叶三钱　甘草二钱　芍药三钱　杏仁三钱

煎大半杯温服。

衄血之证，火泄金刑，气伤血沸，宜清金敛肺以回逆流，而必兼降胃气，降胃必用半夏。近世误以血证为阴虚，半夏性燥，不宜血家，非通人之论也。

若上热非盛，而衄证时作，则全因中下湿寒，当加干姜、茯苓温燥之药。若大衄之后，气泄阳亡，厥逆寒冷，宜加参、芪、姜、附以续微阳，清润之药，切不可用。

吐　血

血敛于肺而降于胃。而肺气之敛，亦因胃气之降。肺气莫收，经络之血，乃从鼻衄；胃气莫降，脏腑之血，因自口吐。吐衄之症，总以降胃为主。

灵雨汤

甘草二钱　人参二钱　茯苓三钱　半夏三钱　干姜三钱　柏叶三钱　丹皮三钱

煎大半杯温服。治大吐瘀血者。

吐血之证，中下湿寒，凝瘀上涌，用人参、甘草补中培土，茯苓、干姜去湿温寒，柏叶清金敛血，丹皮疏木行瘀，自是不易之法，尤当重用半夏以降胃逆。

血本下行，肺胃既逆，血无下行之路，陈菀腐败，势必上涌。旧血既去，新血又瘀，逆行上窍，遂成熟路。再投清润之药，助其寒湿，中气败亡，速之死矣。

若温中燥土，令其阳回湿去，复以半夏降逆，使胃气下行。瘀血既吐，鲜血自不再来。若下寒甚者，蜀椒、附子亦当大用。其零星咯吐，红鲜不凝，虽有上热，亦非实火，稍加麦冬、贝母略清肺热。总以泄湿培土为主，不可过用寒凉也。

白茅汤

人参二钱　甘草二钱　茯苓三钱　半夏三钱　麦冬三钱（去心）　茅根三钱　芍药三钱

煎大半杯温服。治零星吐鲜血者。

血之零吐红鲜者，虽缘土湿胃逆，而肺家不无上热。泄湿降逆之中，自宜加清肺之药。若相火甚旺，则加黄芩而倍芍药。仲景三黄泻心汤，是治相火之极旺者，但此等颇少，未易轻用。若上热不敌下寒之剧，当大温水土，清润诸法，切不可用也。

附黄氏吐血案

钱叔玉初秋农事过劳，咳嗽唾血，紫黑成块，一吐数碗，吐之不及，上溢鼻孔。肌肤生麻，头痛寒热，渴燥食减，出汗遗精，惊恐善忘，通夜不瞑，胸腹滞痛，气逆作喘。朝夕倚枕，侧坐身欹，血遂上涌。天寒风冷，或饮食稍凉，吐血更甚。右脚热肿作痛，大便溏滑。

此缘中焦阳败，水陷火飞。水木不能温升，则下病遗泄；火金不能清降，则上病吐血。衄出于鼻，来自肺脏，吐出于口，来自胃腑，血之别道上溢者来历不同，而其由于肺胃之不降一也。其一溢而即吐者，血色红鲜；其离经瘀停，陈宿腐败而后吐者，则成块而紫黑也。

脾胃凝滞，中气不能四达，故经络闭塞而生麻。肺胃不降，则胆火不得下行，金火燔蒸，故发热。汗出则风寒外束，卫气不达，是以恶寒。肺胃不降，阳气升泄，蛰藏失政，故夜不成寐。胆火虚浮，不根于水，心神浮散，不藏于精，故善惊而善忘。君相皆升，寒水独沉，肾志沦陷，是以恐也。

胃土上逆，肺失收降之令，气不归水，而胸膈壅遏，故冲激而生喘嗽也。阳衰土湿，水谷不消，而食寒饮冷，愈难腐化，中焦壅满，肺胃更逆，故血来倍多。风闭皮毛，肺腑郁瘀，故嗽喘增加，而血来益甚，肺气堙瘀，津液凝结，故痰涎淫生。阳气下降，先至右足，阳气不降，经脉瘀滞，故右脚肿痛。营卫梗阻，故郁而生热，不降于足而逆冲头上，故头痛也。

叔玉病失血年余，已数十日不卧。用茯苓、甘草、半夏、干姜、丹皮、桂枝、白芍、牡蛎，燥土降逆温中清上之品。月余病愈。

附吴东旸痰中见血案

张浩卿，浙人也，癸未春来诊。脉象右关独大，已知肺胃之郁，舌苔白腻，痰多咳呛，偶有带血，胸中懊恼莫名。

乃劳伤脾土，浸生痰涎，土湿则木郁，春令肝木发荣，郁则生火而冲动络中之血，火既上炎，刑及肺胃，则胸中懊侬。治以理脾湿为主，降胃肃肺和火通络，均佐使之法也。

方用苓、斛、苡、滑，淡渗脾湿。半夏降其浊痰，炙草和中，加丹皮泄木清风，疏其络中之瘀，茜草通其离经之余血。杏、陈润肺利气，助其下降之权。浮火克其肺金，用淡芩清之。再用前胡，开少阳相火下藏之路，欲其脾旺胃和，肺敛而络无留瘀，火降而血自归经。服至十剂，诸恙尽平。

便　血

血生于脾，藏于肝。水寒土湿，脾陷木郁，风动而行疏泄之令，则后脱于大便。其肝脾阳败，紫黑瘀腐，当补火燥土以回残阳，暖血温肝而升郁陷。若痔漏、脱肛之治，亦依此法通之。

桂枝黄土汤
甘草二钱　白术三钱　附子三钱　阿胶三钱　地黄三钱　黄芩二钱　桂枝二钱　灶中黄土三钱

煎大半杯温服。

便血之症，亦因水土寒湿，木郁风动之故。仲景黄土汤，术、甘、附子，培土温寒。胶、地、黄芩，清风泻火。黄土燥湿扶脾，法莫善矣。此加桂枝以达木郁，亦甚精密。

溺　血

水寒土湿，脾陷木郁，风动而行疏泄，谷道不收，则后泄于大便；水道不敛，则前淋于小便。缘木愈郁则愈欲泄，愈欲泄则愈郁，郁生下热，小便赤数。泄湿燥土，升木达郁，自是主法。

宁波汤

甘草二钱　桂枝三钱　芍药三钱　阿胶三钱　茯苓三钱　泽泻三钱　栀子三钱　发灰三钱（猪脂煎，研）

煎大半杯温服。

溺血与便血同理，而木郁较甚，故梗涩痛楚。苓、泽、甘草培土泄湿，桂枝、芍药达木清风，阿胶、发灰滋肝行瘀，栀子利水泄热。若瘀血紫黑，累块坚阻，加丹皮、桃仁之类行之。此定法也。

气　鼓

气从上降，而推原其本，实自下升。气升于肝脾。

肝脾不升，阴分之气，堙郁而下陷，故脐以下肿。水寒土湿，脾阳下陷。木郁不能泄水，故水道不利，加之以热，故淋涩而黄赤。脾土既陷，胃土必逆。胃逆则胆火上郁，其上热者胆火之不降也。病本则属湿寒，而病标则为湿热，宜泄湿而行郁，补脾阳而达木气，清利膀胱之郁热也。

桂枝姜砂汤

茯苓三钱　泽泻三钱　桂枝三钱　芍药三钱　甘草三钱（炙）　砂仁一钱（炒，研）　干姜二钱

煎大半杯，入砂仁略煎，去渣，入西瓜浆一汤匙，温服。

膀胱湿热，小便红涩者，加栀子清之。脾肺湿旺，化生郁浊，腐败胶粘，不得下行，宜用瓜蒂散，行其痰饮。在下则泄利而出，在上则呕吐而出。去其菀陈，然后调之。续随子仁最下痰饮，用白者十数粒，研碎去油，服之痰水即下。

朋著按《玉楸药解》，和中之品，莫如砂仁，冲和条达，不伤正气，调理脾胃之上品也。西瓜甘寒疏利，清金利水，涤胸膈烦躁，泄膀胱热涩，最佳之品，脾胃寒湿，取汁热服。续随子一名千金子，下停痰积水，一扫而空，功力迅速，远胜他药，亦不甚伤中气。

水 胀

水从下升，而推原其本，实自上降。水降于肺胃。肺胃不降，阳分之水，淫泆而上逆，故脐以上肿。土湿胃逆，肺无降路。水入于肺，宗气隔碍，则为喘满；水入于经，卫气壅阻，则为肿胀。肺气化水，传于膀胱，肝气疏泄，水窍清通。

水寒土湿，肝气郁遏，疏泄之令不行，而愈欲疏泄，故相火不得秘藏，泄而不通，故水道不能清利。肝合相火而生下热，传于膀胱，是以淋涩而赤黄也。膀胱闭癃，水不归壑，故逆行于胸腹，浸淫于经络，阴分之水，反得上泛，而肿胀作焉。

《水热穴论》：其本在肾，其标在肺，皆积水也。其本之在脏者，宜泄之于膀胱。其标之在经者，宜泄之于汗孔。汗溺之行，总以燥土疏木为主。

苓桂浮萍汤

茯苓三钱　泽泻三钱　半夏三钱　杏仁三钱　甘草三钱　浮萍三钱　桂枝三钱

煎水大半杯热服，覆衣取汗。

中气虚加人参，寒加干姜，肺热加麦冬、贝母。

苓桂阿胶汤

茯苓三钱　泽泻三钱　甘草二钱　桂枝三钱　阿胶三钱

煎大半杯热服。

小便不清加西瓜浆，热加栀子，中虚加人参，寒加干姜。

乙木遏陷，疏泄不行，阳败土湿，不能制伏水邪，故病肿胀。泄湿燥土，疏木行水，是定法也。后世八味加减之方，地黄助脾之湿，附子益肝之热。肝脾未至极败，服之可效。肝脾病深则不效，而反益其害，最误人也！

噎膈

噎膈者，阳衰土湿，上下之窍俱闭也。上下之开，全在中气。中气虚败，湿土湮塞，则肺胃冲逆，上窍梗阻而不纳；肝脾遏陷，下窍闭塞而不出，是故饮碍而食格便结而溺癃也。

其糟粕之不出，不止脾陷而肝郁；谷食之不纳，不止胃逆而肺壅，兼有甲木之邪焉。甲木逆行，克贼戊土，土木搏结，肺无下行之路，雾气堙瘀，化生痰涎，胸膈滞塞，故食噎不下。肺津化痰，不能下润，水谷二窍，枯槁失滋，而乙木之疏泄莫遂，故便溺艰涩。总缘中气不治，所以升降反作，出纳无灵也。

苓桂半夏汤
茯苓三钱　泽泻三钱　甘草二钱　桂枝三钱　半夏三

钱　干姜二钱　生姜三钱　芍药三钱

煎大半杯温服。

胸膈滞塞，宜重用半夏以降胃气。痰盛者加茯苓、橘皮，行其瘀浊。生姜取汁，多用益善。痰饮极旺，用瓜蒂散吐其宿痰，下其停饮。胸胁痛楚，当以甘草缓其迫急。芍药泄其木邪。柴胡、鳖甲，散其结郁。若兼风木枯燥，则加阿胶、当归，滋木清风。

大便燥结，粪粒坚硬，宜以干姜、砂仁温中破滞，益脾阳而开肠窍，以桂枝达木郁而行疏泄。干涩难下者，重用肉苁蓉以滑肠窍，白蜜亦佳。木枯血燥，不能疏泄，加阿胶、当归，滋其风木。

小便红、涩，宜苓、泽、桂枝，泄湿疏木，以通前窍。甚者用猪苓汤加桂枝，猪、茯、滑、泽，泄湿燥土，桂枝、阿胶，疏木清风。

反　胃

反胃者，阳衰土湿，下脘之不开也。阳性开，阴性闭，戊土善纳，则胃阳上盛而窍开；己土不磨，则脾阴下旺而窍闭。上窍常开，所以能食；下窍常闭，所以善吐。其便结者，缘大肠以燥金之府，而肺津化痰，不能下润，故燥涩而艰难也。仲景《金匮》于反胃呕吐，垂大半夏之法，补中降逆而润肠燥，反胃之圣方也。若与茯苓四逆合用，其效更神矣。

姜苓半夏汤

人参三钱　半夏三钱　干姜三钱　茯苓三钱　白蜜半杯

河水扬之二百四十遍，煎大半杯，入白蜜，温服。

反胃与噎膈同理，但上脘不闭耳，全以温中燥湿，降逆开结为主。湿气渗泄，必由溲溺，若肝气不能疏泄，加桂枝、阿胶，疏木清风。利水滑肠之法，依噎膈诸方，无有异也。

附黄氏反胃案

林氏，怒后胸膈热痛，吐血烦闷，多痰，头疼作呕，因成反胃。头面四肢浮肿，肌骨渐瘦，常下紫血。夏月心痛恒作，腹中三块如石，一在左胁，一在右胁，一在心下。痛时三块上冲，痞满噯浊，心烦口渴，旋饮旋吐。手足厥冷如冰，交秋则愈。经来腹痛，遍身皮肉筋骨皆痛，上热燔蒸。

初病因丧爱子痛哭，泪尽血流。后遭父姑之丧，凡哭皆血。鱼肉瓜果，概不敢食，恃粥而已，粥下至膈即上，时而吐蛔。少腹结塞，喘息不通，小便红浊淋涩，粪若羊矢。

半月以后，嗽喘惊悸不寐，合眼欲睡，身跳尺余，醒梦汗流，往来寒热。凡心绪不快，及目眶青黑，则病发必剧。病九年矣。滴水弗存，粒米不纳，服药汤丸俱吐。

此缘脾陷胃逆，出纳皆阻。脾陷而清气填塞，是以涩闭；胃逆而浊气冲逆，是以涌吐。湿旺脾郁，肌肉壅滞，而四肢失秉，故生肿胀。相火升泄，上热下寒，阳分之血，已从上溢，阴分之血，必从下脱。经脉败漏，紫黑不鲜，血海寒陷而不升也。

六月湿旺，胃气更逆，愈阻胆经降路，甲木郁迫，贼伤胃气，则胃口疼痛。少阳经脉，自胃口而下两胁，经腑俱逆，不得舒布，两气搏塞，因成三块。甲木升击，则三块齐冲。土木纠缠，故痞塞嗳气。交秋躁动湿收，是以病愈也。

经血寒瘀，月期满盈，阻碍风木发舒之气，郁动冲突，是以腹痛。悲哀动中，肝液上涌，营血感应，宗脉开张，木火升泄，而金水不能敛藏，是以血泪俱下也。木郁则生虫，脾郁则生蛔。肝脾郁陷，下焦堵塞，故小腹结鞕，喘息不通。

饮食不存，无复渣滓入于二便，而肝脾郁结，肠窍塞闭，是以便溺不利。胃气上逆，肺胆莫降，相火刑金，故上热郁蒸，嗽喘燥渴。辛金不收，则气滞而痰凝。甲木失藏，则胆虚而惊作。相火升炎，泄而不秘，皮毛开滑，斯常汗流。神气浮动，自少梦寐。肝病则郁怒而克脾土，故青色见于目眦。目眦青则病重者，木贼而土败也。

林氏久病，几欲绝粒，用川椒、附子、干姜、茯苓、甘草、桂枝、白芍、丹皮、半夏、苁蓉，燥土暖水、温胃降逆、疏木行郁之法，半月愈。

消 渴

消渴者，足厥阴之病也。厥阴风木，与少阳相火为表里。风木之性，专欲疏泄，土湿脾陷，乙木遏抑，疏泄不遂，而强欲疏泄，则相火失其蛰藏。手少阳陷于膀胱，故下病淋癃；足少阳逆于胸膈，故上病消渴。缘风火合邪，津血耗伤，是以燥渴也。脾陷而乙木不升，是以病淋；胃逆而甲木不降，是以病消。脾陷胃逆，二气不交，则消病于上，而淋病于下。

《素问·气厥论》：心移热于肺，肺消。肺消者，饮一溲二，死不治。此上下俱寒，上寒则少饮，下寒则多溲。饮一溲二，是精溺之各半也，是以必死。《金匮》：男子消渴，小便反多，饮一斗，小便一斗。此下寒上热，下寒则善溲，上热则善饮。饮一溲一，是溺多而精少也，则犹可治。渴欲饮水，小便不利者，是消淋之兼病者也。

肾气丸

地黄二两八钱　山萸一两四钱　山药一两四钱　丹皮一两　茯苓一两　泽泻一两　桂枝三钱五分　附子三钱五分

炼蜜丸，梧子大，酒下五十丸，日再服。不知，渐加。

《金匮》：消渴，饮一斗，小便一斗，上伤燥热，下病湿寒，燥热在肝肺之经，湿寒在脾肾之脏。肾气丸，茯苓、泽泻泄湿燥土，地黄、丹、桂清风疏木，附子温肾水之寒，薯蓣敛肾精之泄，消渴之神方也。

猪苓汤

猪苓三钱　茯苓三钱　泽泻三钱　滑石三钱（研）　阿胶三钱

煎大半杯，入阿胶烊化，温服。治上消下淋者。

上渴而下淋者，土湿木郁而生风燥，猪、茯、滑、泽泄湿燥土，阿胶滋木清风。若木郁不能疏泄，宜加桂枝以达木气。若消淋兼作，而发热脉浮者，是土湿木郁而感风邪，当以五苓发其汗也。

桂附苓乌汤

茯苓三钱　泽泻三钱　干姜三钱　附子三钱　龙骨三钱（煅，研）　牡蛎三钱（煅，研）　首乌三钱（蒸）　桂枝三钱

煎大半杯温服。治饮一溲二者。

饮一溲二，水寒土湿，木气疏泄，宜苓、泽泄湿燥土，姜、附暖水温中，桂枝、首乌达木荣肝，龙骨、牡蛎敛精摄溺。病之初起，可以救药，久则不治。

癫　狂

癫狂者，即惊悸之重病也。癫病者安静而多悲恐，肺肾之气旺也；狂病者躁动而多喜怒，肝心之气旺也。肺肾为阴，肝心为阳，《二十难曰》：重阴者癫，重阳者狂。正此义也。而金水之阴旺，则因于阳明之湿寒；木火之阳盛，则因于太阴之湿热。

缘胃土右降，金水所从而下行，湿则不降，金水右泄而生寒，金旺则其志悲，水旺则其志恐也。脾土左升，木火所从而上行，湿则不升，木火左郁而生热，木旺则其志怒，火旺则其志喜也。

癫缘于阴旺，狂缘于阳旺，阴阳相判，本不同气，而癫者历时而小狂，狂者积日而微癫。阳胜则狂生，阴复则癫作，胜复相乘，而癫狂迭见。此其阴阳之俱偏者也。

苓甘姜附龙骨汤

半夏三钱　甘草三钱　干姜三钱　附子三钱　茯苓三钱　麦冬三钱（去心）　龙骨三钱　牡蛎三钱

煎大半杯温服。有痰者加蜀漆。治癫病悲恐失正者。

丹皮柴胡犀角汤

丹皮三钱　柴胡三钱　犀角一钱（研汁）　生地三钱　芍药三钱　茯苓三钱　甘草二钱（炙）

煎大半杯温服。有痰者加蜀漆。治狂病喜怒乖常者。

劳伤中气，土湿木郁，则生惊悸。湿旺痰生，迷其神智，喜怒悲恐，缘情而发，动而失节，乃病癫狂。癫狂之湿者癫狂之本。癫起于惊，狂生于悸，拔本塞源之法，不在痰。若宿痰胶固，以瓜蒂散上下涌泄，令脏腑上下清空，然后燥土泄湿，以拔其本。

痰　饮

痰饮者，肺肾之病也，而根原于土湿。肺肾为痰饮之标，脾胃乃痰饮之本。阳衰土湿，则肺气壅滞，不能化水，肾水凝瘀，不能化气。气不化水，则郁蒸于上而为痰；水不化气，则停积于下而为饮。盖痰饮伏留，腐败壅阻，碍气血环周之路，格精神交济之关，诸病皆起，变化无极，随其本气所亏而发，而总由脾阳之败。

缘足太阴脾以湿土主令，手太阴肺从湿土化气，湿旺脾亏，水谷消迟，脾肺之气，郁而不宣，淫生痰涎。岁月增加，久而一身精气，尽化败浊，微阳绝根，则人死矣。悉宜燥土泄湿，绝其淫泆生化之原，去其瘀塞停滞之物也。

姜苓半夏汤

茯苓三钱　泽泻三钱　甘草二钱　半夏三钱　橘皮三钱　生姜三钱

煎大半杯温服。

百病之生，悉由土湿，是以多有痰证，而鼓胀、噎膈、虚劳、吐衄、嗽喘、惊悸之家更甚。原因土湿阳虚，气滞津凝。法宜燥土泄湿，利气行郁，小半夏加茯苓、橘皮，是定法也。

在上之痰，半成湿热；在下之饮，纯属湿寒。上下殊方，温清异制，大要以温燥水土为主。上热者加知母、石膏，下寒者佐干姜、附子。痰之陈宿缠绵，胶固难行者，加枳实开之。饮之停瘀脏腑者，上在胸膈，用十枣汤泄其气分；下在脐腹，用猪苓汤泄于水道。流溢经络者，用五苓散泄之汗孔。上脘之痰，可从吐出；中脘之痰，可从便下。若经络之饮，非使之化气成津，泄于汗尿，别无去路也。

一切痰饮，用瓜蒂散吐下之，功效最捷。续随子仁驱逐痰饮，亦良物也。

附吴东旸痰火案

朱少卿至寓求诊，脉象两尺空，两关滑，右寸独大。其体甚坚强，内多痰湿，两目红而头胀，怔忡不寐。用苓、斛、苡、滑、半、贝、栀、芩、前胡、元参、枳实、生草、桑叶治之而平。

盖关滑尺小者，痰郁火飞之象也。火被湿阻，不得下降，上刑肺金，自见右寸独大而目赤矣。火扰于肺胃，肝胆两火，与痰湿相搏击，因见怔忡之证。肺主卫气，肺金受克，卫气不入于阴，则不寐。故燥脾润肺降浊，而导火下行，不易之法也。

咳　嗽

咳嗽者，肺胃之病也。胃气上逆，肺无降路，雾气堙塞，故痰涎淫生，呼吸壅碍，则咳嗽发作。其多作于秋冬者，风寒外闭，里气愈郁故也。而胃之所以不降，全缘阳明之阳虚。

《素问·咳论》：其寒饮食入胃，从肺脉上至于肺则肺寒，肺寒则外内合邪，因而客之，则为肺咳。是咳嗽之证，因于胃逆而肺寒，故仲景治咳，必用干姜细辛。其燥热为嗽者，金燥而火炎也。一当胃逆胆升，刑以相火，则壅嗽生焉。然上虽燥热，而下则依旧湿寒也。盖肺胃逆升，则相火浮动而上热，上热则下寒，以其火升而不降也。

姜苓五味细辛汤

茯苓三钱　甘草二钱　干姜三钱　半夏三钱　细辛三钱　五味一钱（研）

煎大半杯温服。

咳证缘土湿胃逆，肺金不降。气滞痰生，窍隧阻碍，呼吸不得顺布。稍感风寒，闭其皮毛，肺气愈郁，咳嗽必作。其肺家或有上热，而非脾肾湿寒，不成此病。岐伯之论，仲景之法，不可易也。

其甚者则为齁喘，可加橘皮、杏仁以利肺气。若肺郁生热，加麦冬、石膏清其心肺。若胆火刑金，加芍药、贝母以清胆肺。劳嗽吐血，加柏叶以敛肺气。若感冒风寒，嚏喷流涕，头痛恶寒，加生姜、苏叶以解表邪。

肺　痈

肺痈者，湿热之郁蒸也。始萌尚可救药，脓成肺败则死。此缘湿旺肺郁，风闭皮毛，卫气收敛，营郁为热，热邪内闭，蒸其痰涎而化痈脓故也。肺气壅塞，内外不得泄路，痞闷喘促，咳嗽弥增。口干咽燥而不作渴，少饮汤水，则津液沸腾，多吐浊沫。热邪内伤其津血，津血与痰涎郁蒸，腐化脓秽，吐如米粥。久而肺脏溃烂，是以死也。

病生肺部，而根原于胃逆，其胸膈之痛，则是胆木之邪。以胃土不降，肺胆俱无下行之路，胆以甲木而化相火，甲木克戊土，则膈上作疼，相火刑辛金，则胸中生热。是宜并治其标本也。

苏叶橘甘桔汤

苏叶三钱　甘草二钱　桔梗三钱　杏仁三钱　茯苓三钱　贝母三钱　橘皮三钱　生姜三钱

煎大半杯温服。胃逆胸满，重加半夏。

肺痈胸膈湿热，郁蒸痰涎而化痈脓。痰盛宜逐，脓成当泄。胶痰堵塞，以甘遂、葶苈之属驱之。脓血腐瘀，以丹皮、桃仁之类排之。剧者用仲景二白散吐下脓秽，以救脏真，胜于养痈遗害者也。

二白散

桔梗三分　贝母三分　巴豆一分（去皮，煮，研如脂）

为末，饮服半钱匕。虚者减之。

脓在膈上则吐，在膈下则泄。下多，饮冷水一杯则止。

葶苈大枣泻肺汤

葶苈（炒黄，研，弹子大）　大枣十二枚

水三杯煮枣，取二杯去枣，入葶苈，煮取一杯，顿服。

脓未成则痰下，脓已成则脓下。

腹　痛

腹痛者，土湿而木贼之也。脾陷则乙木之枝叶不能上发，横塞地下而克己土，故痛在少腹；胃逆则甲木之根本不能下培，盘郁地上而克戊土，故痛在心胸。至于中气颓败，木邪内侵，则不上不下，非左非右，而痛在当脐，更为剧也。此其中间有木郁而生风热者。下痛者风多而热少，上痛者热多而风少。而究其根原，总属湿寒。

姜苓桂枝汤
桂枝三钱　芍药三钱　甘草二钱　茯苓三钱　干姜三钱
煎大半杯服。治脾肝下陷，痛在少腹者。

柴胡桂枝鳖甲汤
柴胡三钱　鳖甲三钱（醋炙）　甘草二钱　桂枝三钱　半夏三钱　芍药三钱　茯苓三钱
煎大半杯温服。治胃胆上逆，痛在心胸者。胃寒加干姜、川椒、附子。

凡心腹疼痛，率因水寒土湿，木气郁冲所致。心腹痛剧欲死，四肢冰冷，唇口指甲青白者，宜姜、椒、附、桂驱寒邪而达木郁，必重用苓、甘，泄湿培土而缓其迫急，其痛自止。

肝以风木主令，胆从相火化气，其间木郁风动，火郁热发，亦往往而有，而推其脾肾，无不湿寒之理。即有风热兼作，用芍药、柴、苓以泄肝胆，而脾肾之药，必宜温燥，此定法也。

肝主藏血，风动血耗，乙木枯槁，生意不遂，郁怒而贼脾土，则生疼痛。若血枯木燥，宜芍药、阿胶、归、地、首乌之类以滋风木。木荣风退，即当减去，不可肆用，以败土气。　血郁痛作，或内在脏腑，或外在经络。其证肌肤甲错，两目黯黑，多怒而善忘。以肝窍于目，主藏血而华色，血瘀不能外华，故皮肤粗涩而黑黯也，宜用丹皮、桃仁破其瘀血。若症结难开，加䗪虫、虻虫之类行之。寻常血瘀，五灵脂、山羊血，功力亦良。

饮食停滞，土困木郁，以致作痛，用仲景温下之法，大黄、姜、附泄其食水。剧者少加巴霜一二厘，扩清陈宿，功效最捷。一切宿物壅阻，并宜此法。

腰　痛

腰痛者，水寒而木郁也。肾居脊骨七节之中，正在腰间，水寒不能生木，木陷于水，结塞盘郁，是以痛作。然腰虽水位，而木郁作痛之原，必兼土病。癸水既寒，脾土必湿，湿旺木郁，肝气必陷，陷而不已，坠于重渊，故腰痛作也。

色过而腰痛者，精亡而气泄也。纵欲伤精，阳根败泄。此木枯土败之原，疼痛所由来也。

桂枝姜附阿胶汤

茯苓三钱　桂枝三钱　甘草二钱　干姜三钱　附子三钱　阿胶三钱（炒、研）

煎大半杯温服。

附吴东旸腰痛案

李桂泉患腰痛，至夜痛不可忍，坐卧难安。脉象弦数，两尺空大。舌苔黄燥，素无痰涎。自述因公远出，重受湿邪，偶有房后冒风之事。

审脉验症，乃肾寒土湿，风湿留经，因经气阻塞，致有燥火上炎之象。

方用阿、归、苓、泽泻、苡、斛、防己、萆薢、羌、防、桂枝、附子、前胡、川贝、紫苑、麦冬、炙草，两进而愈。

法用苓、泽、苡、斛，淡以渗其脾湿也，附子温肾寒而通经，桂枝疏肝木，用阿胶滋养者，因肝木已生风燥也。防己、萆薢，驱经中之湿邪，佐羌、防以通太阳寒水之经，前胡和少阳，降其上逆之火。川贝、紫苑、麦冬和其肺胃，取其胃阴润下，则肺气自然右降，上飞之火，亦有下行之路矣。

奔 豚

奔豚者，肾家之积也。土败胃逆，二火不降，寒水渐洇，阴气凝聚，久而坚实牢鞭，结于少腹。水邪既聚，逢郁则发，奔腾逆上，势如惊豚，腹胁心胸，诸病皆作。气冲咽喉，七窍火发，病势之凶，无如此甚。

然积则水邪，而发则木气。其未发也，心下先悸，至其将发，则脐下悸作。以水寒木郁，则生振摇。木邪一发，寒水上陵，木则克土，而水则刑火。火土双败，正气贼伤，此奔豚所以危剧也。

茯苓桂枝甘草大枣汤

茯苓一两　桂枝四钱　甘草二钱　大枣十五枚

甘澜水四杯，先煎茯苓，减二杯，入诸药煎大半杯，温服，日三剂。

治汗后亡阳，脐下悸动，奔豚欲作者。

桂枝加桂汤

桂枝五钱　芍药三钱　甘草二钱　生姜三钱　大枣四枚

煎大半杯温服。治奔豚方作，气从少腹上冲心部者。

奔豚汤

甘草二钱　半夏四钱　芍药二钱　当归二钱　黄芩二钱　生姜四钱　芎藭（即川芎）二钱　甘李根白皮三钱　生葛五钱

煎大半杯温服。治奔豚盛作，气上冲胸，头疼腹痛，往来寒热者。

奔豚之生，相火升泄，肾水生寒，不能生木。风木郁冲，相火愈逆，故七窍皆热。少阳经气，被阴邪郁迫，故有往来寒热之证。芎、归疏肝而滋风木，芩、芍泄胆而清相火。奔豚既发，风热上隆，法应先清其上。

附黄氏火逆案

王文原，平日膈上壅塞，常吐清痰。冬夜心惊火发，下自足心，上自踹内，直冲心胸。胸膈痞闷，咽喉闭塞，耳鸣头眩，气虚心馁，四肢无力，遍身汗流，烦躁饮冷，得食稍差，小便清数，大便重坠，阴精欲流，胸腹腰脊，表里皆热，手足独凉。将愈则冲气下行，渐而火降烦消，小便热黄，乃瘳。

五六日、半月一作，凡腹中壅滞，或食肉稍多则发。先时足心常热，近则溺孔亦热。医用六味、八味不受，病已四年矣。

此缘土湿胃逆，相火上炎。足心者足少阴之涌泉，少阴之脉，自足心循踹内，出腘中，上络于心，循喉咙而挟舌本，相火泄于涌泉之下，故根起足心，自少阴肾脉逆行而上也。阳根下拔，浮越无归，故耳鸣头眩，以少阳经脉，自锐眦而绕头耳也。热蒸窍泄，是以汗流。

君相同气，心火升浮，不根肾水，故虚馁空洞，欲得谷气。相火升泄，是以烦热而燥渴，欲得饮冷，饮食弗消，中气郁满，胃土全逆。胃府既逆，脾脏必陷，陷遏乙木，升发之气，不得上达，必将下泄，故精欲前流，而粪欲后失也。四肢禀气于脾胃，而寒湿在中，流注肢节，故手足厥冷。及火退病除，溺孔方热，是相火不归水脏，而又陷于水腑，此乃异日甲木飞腾之原也。胃逆脾陷，一得肥腻，凝滞愈增，则升降悉反，乌得不病耶！

用燥土降逆，暖水蛰火之法，十余剂，不再发。

瘕疝

瘕疝者，肾肝之积也。肾水渐寒，木气菀遏，臃肿结鞭，根于少腹，而盘于阴丸，是谓寒疝。此肾肝之邪，而实原于任脉。《素问·骨空论》：任脉为病，男子内结七疝，女子带下瘕聚。法宜温水木之寒，散肾肝之结。结寒温散，瘕疝自消。

茱萸泽泻乌头桂枝汤

吴茱萸三钱（泡）　泽泻三钱　乌头三钱（泡）　桂枝三钱　芍药三钱　甘草二钱　生姜三钱　大枣四枚

煎大半杯温服。

其臃肿偏坠者，用此药汤热洗之，或用药末盛袋中热熨之，日作数次，令其囊消而止。其狐疝之偏有大小，时时上下者，仲景用蜘蛛散亦良。

蜘蛛散

蜘蛛十四枚（炒焦）　桂枝五分

研末取八分，一匕饮和，日再服。蜜丸亦可。

积聚

积聚者，气血之凝瘀也。血积为症，气积为瘕。症瘕之病，多见寒热。以气血积聚，阳不外达，故内郁而发热；阴不内敛，故外束而恶寒。而溯其原本，总原于土。己土不升，则木陷而血积；戊土不降，则金逆而气聚。中气健运，而金木旋转，积聚不生，症瘕弗病也。

化坚丸

甘草二两　丹皮三两　橘皮三两　桃仁三两　杏仁三两　桂枝三两

炼蜜陈醋丸酸枣大，米饮下三五丸，日二次。

若症瘕结鞭难消，须用破坚化癖之品。内寒加巴豆、川椒，内热加芒硝、大黄。

积聚之病，不过气血。左积者血多而气少，加鳖甲、牡蛎；右聚者气多而血少，加枳实、厚朴。总之气不得血则不行，血不得气则不运。气聚者血无有不积，血积者气无有不聚，但有微甚之分耳。其内在脏腑者，可以丸愈；外在经络者，以膏药消之。

蛔　虫

蛔虫者，厥阴肝木之病也。土湿脾陷，不能荣达肝木，水火分离，寒热不交。木以水火中气堙于湿土，由是寒热相逼，温气中郁，生意盘塞，腐蠹朽烂，而蛔虫生焉。温气中郁，下寒上热，故仲景乌梅丸方，连、柏与姜、附并用，所以清上热，温下寒也。

乌苓丸

乌梅百枚（米蒸，捣膏）　人参二两　桂枝二两　干姜二两　附子二两　川椒二两（去目，炒）　当归二两　茯苓三两

炼蜜同乌梅膏，丸梧子大，每服三十丸，日二次。

若虫积繁盛者，加大黄二两，巴霜二钱。下尽为佳。

蛔虫生化，原于土湿木郁，法以燥土疏木为主。线白虫证，是肝木陷于大肠，木郁不达，是以肛门作痒。虫生大肠之位，从庚金化形，故其色白。而木陷之根，总由土湿，当于燥土疏木之中，重用杏仁、橘皮以泄大肠滞气，佐以升麻，升提手阳明经之坠陷也。

便　坚

便坚者，手足阳明之病也。阳主开，阴主阖，阳盛则隧窍开通而便坚，阴盛则关门闭涩而便结。凡粪若羊矢者，皆阴盛而肠结，非关火旺也。盖肾司二便，而传送之职，则在庚金；疏泄之权，则在乙木。阴盛土湿，乙木郁陷，传送之窍既塞，疏泄之令不行。大肠以燥金之府，闭涩不开，是以糟粕零下而不粘联，道路梗阻而不滑利，积日延久，约而为丸。仲景谓之脾约，其色黑而不黄者，水气旺而土气衰也。

阿胶麻仁汤

生地三钱　　当归三钱　　阿胶三钱（研）　　麻仁三钱（研）

煎一杯，去渣，入阿胶烊化温服。

治阳盛土燥，大便坚硬者。结甚加白蜜半杯，胃热加芒硝、大黄，精液枯槁加天冬、龟板。

肉苁蓉汤

肉苁蓉三钱　　麻仁三钱　　茯苓三钱　　半夏三钱　　甘草二钱　　桂枝三钱

煎一杯温服。治阳衰土湿，粪如羊矢者。

凡内伤杂病，粪若羊矢，结涩难下，甚或半月一行，虽系肝与大肠之燥，而根缘土湿。以脾不消磨，谷精埋郁而化痰涎，肝肠失滋，郁陷而生风燥，故也。法宜肉苁蓉滋肝润肠以滑大便。一切硝、黄、归、地、阿胶、龟板、天冬之类，寒胃滑肠，切不可用。

泄　利

泄利者，肝脾之陷下也。水之消化，较难于谷，阳衰土湿，脾阳陷败，不能蒸水化气，水入二肠而不入膀胱，则乙木疏泄之令，不行于膀胱而行于大肠，是以泄而不藏也。木气抑遏，郁极而发，其发之过激，冲突脏腑，则生疼痛。奔冲抵触而不得上达，盘郁结塞，则生

45

胀满。皆缘土败而木贼也。

苓蔻人参汤

人参二钱　甘草二钱　白术三钱　干姜三钱　茯苓三钱　肉蔻一钱（煨，研）　桂枝三钱

煎大半杯温服。

大便寒滑不收，小便热涩不利，加石脂以固大肠，粳米以通水道。

泄利缘肠胃寒滑，法以仲景理中为主，而加茯苓燥土，肉蔻敛肠，桂枝疏木，泄利自止。若滑泄不禁，则用桃花汤，干姜温其湿寒，石脂固其滑脱，粳米益其中气而通水道，无有不愈也。

泄利之原，率因脾肾寒湿，法宜温燥。间有木郁而生风热者，投以温燥，泄利愈加。然乙木虽为风热，而己土则是湿寒，宜清润其肝，而温燥其脾。仲景乌梅丸方，连、柏与椒、姜、桂、附并用，治蛔厥而兼久利，最善之方也。

《伤寒》：太阳与少阳合病，自下利者，与黄芩汤。《伤寒》：厥阴之为病，消渴，气上冲心，心中疼热，饥而不欲食，食则吐蛔，下之利不止，此乌梅丸证也。

少阳之利，但有上热，故第用芩、芍以清胆火；厥阴之利，兼有下寒，故以连、柏清上，而并以姜、附温下。此虽伤寒之病，而亦杂证所时有，凡泄利之不受温燥者，皆此证也。杂证湿寒者多，燥热者少，千百之

中，偶尔见之，不得与伤寒少阳之利同法治也。

泄利之家，肝脾下陷，则肺胃必逆。胃逆不能降摄甲木，肺逆不能收敛相火，相火上炎，多生上热，久泄不已，相火郁升，往往喉舌生疮，疮愈则利作，利止则疮发。口疮者胆胃之逆甚，下利者肝脾之陷剧也。迭为盛衰，累年不愈。是宜温燥水土，驱其湿寒，下利既瘳，口疮亦平。庸工见其口疮而清上热，则脾阳益泄，利愈加而疮愈增矣。

痢　疾

痢疾者，庚金乙木之郁陷也。湿土与金木俱陷，则金愈郁而愈欲敛，木愈郁而愈欲泄。金愈欲敛，故气滞而不通；木愈欲泄，故血脱而不藏。木气疏泄而金强敛之，隧路梗阻，传送艰难，是以便数而不利。金气凝涩，而木强泄之，滞气缠绵，逼迫而下，血液脂膏，剥蚀摧伤，是以肠胃痛切，脓血不止。其滑白而晶莹者，金色之下泄；其厚重而腥秽者，金气之脱陷也。久而膏血伤残，脏腑溃败，则绝命而死矣。

桂枝苁蓉汤

甘草一钱　桂枝三钱　芍药三钱　丹皮三钱　茯苓三钱　泽泻三钱　橘皮三钱　肉苁蓉三钱

煎大半杯温服。

湿寒加干姜，湿热加黄芩，后重加升麻。

痢家肝脾湿陷，脂血郁腐，法当燥湿疏木，而以苁蓉滋肝滑肠，尽行腐瘀为善。若结涩难下，须用重剂苁蓉，荡涤陈宿，使滞开痢止，然后调其肝脾。其脾肾寒湿，则用桃花汤，温燥己土。其木郁生热，则用白头翁，凉泄肝脾，湿热自当应药而瘳也。

附吴东旸痢疾案

张葵卿患赤痢，少腹疼痛，里急后重，至圊不爽，用苓、泽、苡仁、车前，重用桂枝、丹皮、焦楂、苁蓉，略佐羌防、升麻、炙草，两剂而病失。

此缘内蕴湿邪，郁其木火而色赤，故用苓、泽、苡仁、车前以理脾湿，桂枝、丹皮疏其木火之郁陷，佐羌、防、升麻，逆换其下陷，顺升其清阳，重用焦楂利府气而消滞，加苁蓉以滑肠，炙草和协诸味以安中，其病自不难治矣。

予于治痢之法，已愈多人，然症之寒热虚实，变现不一，果能悟其理而审证明确，投无不效也。

淋沥

淋沥者,乙木之陷于壬水也。水欲藏而木泄之,故频数而不收;木欲泄而水藏之,故梗涩而不利。木欲泄而不能泄,则溲溺不通;水欲藏而不能藏,则精血不秘,而悉由于太阴之湿。湿则土陷而木遏,疏泄不行,淋痢皆作。淋痢一理,患由木陷。乙木后郁于谷道则为痢,前郁于水府则为淋。其法总宜燥土疏木,土燥而木达,则泄之令畅矣。

桂枝苓泽汤

茯苓三钱　泽泻三钱　甘草三钱（生）　桂枝三钱　芍药三钱

煎大半杯热服。肝燥发渴加阿胶。

脾为湿土,凡病则湿;肝为风木,凡病则燥。淋家土湿脾陷,抑遏乙木发生之气,疏泄不畅,故病淋涩。木郁风动,津液耗损,必生消渴。其脾土全是湿邪,而其肝木则属风燥。血藏于肝,风动则血消,此木燥之原也。

苓、泽、甘草培土而泄湿,桂枝、芍药疏木而清风,此是定法。土愈湿则木愈燥,若风木枯燥之至,芍药不能清润,必用阿胶。仲景猪苓汤善利小便,茯苓、猪苓、泽泻、滑石利水而泄湿,阿胶清风而润燥也。

土陷木遏,疏泄不遂,而愈欲疏泄,则相火泄露,而膀胱热涩。膀胱之热涩者，风木相火之双陷于膀胱也。膀胱热涩之极者，加栀子、黄檗以清三焦之陷，则水府清矣。其肝与膀胱之热不得不清，而脾土湿寒，则宜温燥，是宜并用干姜以温己土。惟温肾之药不宜早用，恐助膀胱之热。若膀胱热退，则宜附子暖水，以补肝木发生之根也。

肾主藏精，肝主藏血。木欲疏泄，而水莫蛰藏，则精血皆下。其精液流溢，宜薯蓣、山萸以敛之。其血块注泄，宜丹皮、桃仁以行之。淋家或下沙石，或下白物，砂石者膀胱热癃，溲溺煎熬所结；白物者脾肺湿淫所化，与脾肺生痰，其理相同。淋家下见白物，上必多痰。泄湿宜重用苓、泽，若其痰多，用仲景小半夏加茯苓、橘皮以泄之。

一切带浊、崩漏、鼓胀、黄疸，凡是小便淋涩，悉宜熏法。用土茯苓、茵陈蒿、栀子、泽泻、桂枝研末布包，热熨小腹，外以手炉烘之，热气透彻，小便即行，最妙之法。

附吴东旸淋沥案

周少愚热淋痛，脉象弦细而数。夫弦为风木之象，郁而生火则数。木火郁于湿土，湿被木火蒸淫而为热，木生风火，不得上升，下注而泄于小便，则成淋浊。其下注者，风之力也，痛甚者，火之郁也。方用术、苓等以理脾，亦用柴、桂等以升木。其下陷之火，用丹皮、栀、柏以清之，两剂痛定。而余沥未清，前方去丹皮减柴、桂，病如失。

世于湿热症，每每畏用桂枝，以为辛热，不知桂枝乃木之枝干，其性入足厥阴肝经。故肝木之下郁者，必得此以疏通之而上行。故有湿郁木火之证，非桂枝不为功。

中　风

中风者，土湿阳衰，四肢失秉，而外感风邪者也。四肢诸阳之本，营卫之所起止，而追其根原，实秉气于脾胃。脏腑者肢节之根本，肢节者脏腑之枝叶。本根既拔，枝叶必瘁，非尽关风邪之为害也。

桂枝乌苓汤

桂枝三钱　芍药三钱　甘草二钱　茯苓三钱　首乌三钱　砂仁一钱

煎大半杯温服。治左半偏枯者，中下寒加干姜、附子。

黄芪姜苓汤

黄芪_{三钱}　人参_{三钱}　甘草_{二钱}　茯苓_{一钱}　半夏_三
_钱　生姜_{三钱}

煎大半杯温服。治右半偏枯者。中下寒加干姜、附
子。病重者黄芪、生姜可用一二两。

中风之证，因于土湿，土湿之故，原于水寒。寒水
侮土，土败不能行气于四肢，一当七情内伤，八风外
袭，则病中风。肝藏血而左升，肺藏气而右降。气分偏
虚则病于右，血分偏虚则病于左，随其所虚而病枯槁，
故曰偏枯。究之太阴脾土之湿，乃左右偏枯之原也。

土湿则肾水必寒，其中亦有湿郁而生热者。总宜温
燥水土以达肝木之郁。风袭于表，郁其肝木，木郁风
生，耗伤津血，故病挛缩。其血枯筋燥，未尝不宜阿
胶、首乌之类，要当适可而止，过用则滋湿而败脾阳，
不可不慎。

风家肢节挛缩，莫妙于熨法。右半偏枯，用黄芪、
茯苓、生姜、附子；左半偏枯，用首乌、茯苓、桂枝、
附子，研末布包，热熨病处，关节药气透彻，则寒湿消
散，筋脉柔和，拳曲自松。

其神迷不清者，胃土之逆也；其舌强不语者，脾土
之陷也。以胃土上逆，浊气郁蒸，化生痰涎，心窍迷
塞，故昏愦不知人事；脾土下陷，筋脉紧急，牵引舌
本，短缩不舒，故蹇涩不能言语。此总由湿气之盛也。

惟经脏病轻，但是鼻口偏斜，可以解表。用茯苓、桂枝、甘草、生姜、浮萍，略取微汗，偏斜即止。

其大便结燥，缘于风动血耗，而风动之由，则因土湿而木郁。法宜阿胶、苁蓉清风润燥以滑大肠。结甚者，重用苁蓉滋其枯槁。其痰涎胶塞，迷惑不清者，用葶苈散下之。

葶苈散

葶苈三钱　白芥子三钱　甘遂一钱

研细每服五分。宿痰即从便下。

历　节

历节者，风寒湿之邪，伤于筋骨者也。其病成则内因于主气，其病作则外因于客邪。汗孔开张，临风入水，水湿内传，风寒外闭，经热郁发，肿痛如折，久而臃肿拳屈，跋蹇疲癃。此亦中风之类也。而伤偏在足，盖以清邪居上，浊邪居下。寒湿地下之浊邪，同气相感，故伤在膝踝。诸如膝风、脚气，色目非一，而究其根原，正自相同。

凡腿上诸病，虽或木郁而生下热，然热在经络，不在骨髓。其骨髓之中，则是湿寒，必无温热之理。《金匮》义精而法良，当思味而会其神妙也。

桂枝芍药知母汤

桂枝_{四钱}　芍药_{三钱}　甘草_{二钱}　白术_{二钱}　附子二
钱　知母_{四钱}　防风_{四钱}　麻黄_{二钱}　生姜_{五钱}

水煎大半杯温服。

历节风证，肢节疼痛，足肿头眩，短气欲吐，身羸
发热，黄汗沾衣，色如蘗汁。此缘饮酒汗出，当风取
凉，酒气在经，为风所闭，湿邪淫泆，伤于筋骨。湿旺
土郁，汗从土化，是以色黄。其经络之中，则是湿热；
其骨髓之内，则是湿寒。

法宜术、甘培土，麻、桂通经，知母、芍药泄热而
清风，防风、附子去湿而温寒。湿寒内消，湿热外除，
肿痛自平。若其病剧不能捷效，加黄芪以行经络，乌
头以驱湿寒，无有不愈。一切膝风、脚气诸证，不外
此法。

乌头用法：炮，去皮、脐，切片，焙干蜜煎，取汁
入药汤服。

痉　病

痉病者，汗亡津血而感风寒也。太阳之脉，自头下
项，行身之背。发汗太多，伤其津血，筋脉失滋，复感

风寒，筋脉挛缩，故颈项强急，头摇口噤，脊背反折也。病得于亡汗失血之后，固属风燥，而汗血外亡，温气脱泄，实是阳虚。滋润清凉之药，未可肆用也。

栝蒌桂枝汤

栝蒌根四钱　桂枝三钱　芍药三钱　甘草二钱　生姜三钱　大枣四枚

煎大半杯热服，覆衣，饮热稀粥，取微汗。治风伤卫气，发热汗出者。

葛根汤

葛根四钱　麻黄三钱（先煎，去沫）　桂枝二钱　芍药二钱　甘草二钱　生姜三钱　大枣四枚

煎大半杯热服，覆衣取微汗。治寒伤营血，发热无汗者。

痉病是太阳证，亦有在阳明经者。若胸满口噤，卧不着席。脚挛齿介（介即齘）者，胃土燥热，筋脉枯焦之故。宜重用清凉滋润之味，不可拘太阳经法。甚者，宜大承气汤，泄其胃热乃愈。

湿　病

湿病者，太阴湿旺而感风寒也。土湿则肺气壅郁，不能化水，膀胱闭癃。一遇风寒感冒，闭其皮毛，通身

经络之气，壅滞不行，则疼痛热烦，而皮肤熏黄。湿陵上焦，则痛在头目；湿淫下部，则痛在膝踝；湿浸肝肾，则痛在腰腹。湿遍一身，上下表里，无地不疼，而关窍骨节，更为剧焉。其火盛者郁蒸而为湿热，其水盛者淫泆而为湿寒，而总之悉本于阳虚。法当内通其膀胱，外开其汗孔，使之表里双泄也。

茵陈五苓散

白术　桂枝　茯苓　猪苓　泽泻

等分为散，每用五钱。调茵陈蒿末一两，和匀，空腹米饮调服一汤匙，日三服。多饮热汤取汗。

湿家日晡烦疼，以土旺午后申前，时临未支，湿邪旺盛也。若发热恶寒，是表邪闭固，加紫苏、浮萍以发其汗。

元滑苓甘散

元明粉　滑石　茯苓　甘草

等分为末，大麦粥汁和服一汤匙，日三服。湿从大小便去，尿黄粪黑，是其候也。

湿旺脾郁，肺壅而生上热，小便黄涩，法宜清金利水以泄湿热。若湿邪在腹，肺气壅滞，以致头痛鼻塞，声音重浊，神气郁烦，当于发汗利水之中，加橘皮、杏仁以泄肺气。

苓甘栀子茵陈汤

茵陈蒿三钱　栀子二钱　甘草二钱　茯苓三钱

煎大半杯热服。治小便黄涩，少腹满胀者。

服此小便当利，尿如皂角汁状，其色正赤。一宿腹减，湿从小便去矣。

湿家腹满尿涩，是木郁而生下热，法当利水泄湿，而加栀子以清膀胱。若湿热在脾，当加大黄、芒硝。如湿热但在肝家，而脾肾寒湿，当加干姜、附子。若膀胱无热，但用猪苓汤利其小便可也。

黄　疸

黄疸者，土湿而感风邪也。其病起于湿土，而成于风木。以黄为土色，而色司于木，木邪传于湿土，则见黄色也。或伤于饮食，或伤于酒色。病因不同，总由于阳衰而土湿。湿在上者阳郁而为湿热，湿在下者阴郁而为湿寒。其游溢于经络，则散之于汗孔；其停瘀于膀胱，则泄之于水道。近在胸膈，则涌吐其腐败；远在肠胃，则推荡其陈宿。凡诸疸病，莫不应手消除也。

甘草茵陈汤
茵陈三钱　栀子三钱　大黄三钱　甘草三钱（生）

煎大半杯热服。治谷疸腹满尿涩者。

服后小便当利，尿如皂角汁状，其色正赤。一宿腹减，黄从小便去也。

茵陈五苓散

白术　桂枝　猪苓　茯苓　泽泻

等分为散，每用五钱，调茵陈蒿末一两，空腹米饮和服一汤匙，日三服。多饮热汤，取汗。治日暮寒热者。

硝黄栀子汤

大黄四钱　栀子三钱　芒硝三钱

煎大半杯热服。治汗出腹满者。

栀子大黄汤

栀子三钱　香豉三钱　大黄三钱　枳实三钱

煎一杯，热分三服。治酒疸，心中懊恹热疼，恶心欲吐者。

元滑苓甘散

元明粉　滑石　甘草　茯苓

等分为末，大麦粥汁和服一汤匙，日三服。治色疸额黑身黄者。

服后病从大小便去，尿黄粪黑，是其候也。

色疸日晡发热恶寒，膀胱急，小便利，大便黑溏，五心热，腹胀满，身黄额黑。此水土瘀浊之证，宜泄水去湿，通其二便。仲景用硝矾散，硝石清热，矾石去湿。此变而为滑石、元明粉，亦即硝矾之意。用者酌量而通融之，不可拘泥。

黄疸之家，脾肾湿寒，无内热者。当用姜、附、茵陈，不可误服硝、黄也。

暍　病

　　暍病者，暑热而感风寒也。盛暑汗流，元气蒸泄，披清风而浴寒水，元府骤闭，里热不宣，故发热恶寒，口渴齿燥，身重而疼痛，脉细而芤迟也。法当补耗散之元气，而不至于助火；清烦郁之暑热，而不至于伐阳。清金而泄热，益气而生津，无如仲景人参白虎之为善也。

人参白虎汤

石膏三钱　知母三钱　甘草二钱　粳米半杯　人参三钱
米熟汤成，取大半杯热服。

附吴东旸暑邪案

　　杨廷兰六月初求诊，病已三日。发热恶寒少汗，头重脘闷，咳呛有痰，大便直泻，小便短赤。脉象濡涩，右大左小。

　　方用薄荷、柴胡、淡芩、砂仁、杏仁、陈皮、半夏、苓皮、苡仁、滑石、秦皮、黄檗、浮萍，两剂诸恙悉平。尚有微咳，易方清肺而痊。

　　大凡脉之右大左小者，无不由于少阳相火熏蒸肺胃也。遇痰喘之症，其象必见浮滑，火升不得降也，惟暑邪之症，每见濡涩，暑必夹湿也，白头翁汤一方。春温之木火犯肺，肺急，移热于大肠而见泄泻，用无不验。因春温木火内蕴，故用川连。

今仿此意，用薄荷清其头面，不用白头翁，而用柴胡和解少阳，淡芩救肺，砂仁逐秽。热邪陷于庚金，用秦、柏清之，杏、陈治上逆之呛咳，半夏降胃浊之上泛。暑必夹湿，与春温之燥火伤液者不同，必用苓皮、苡仁、滑石清上渗下，加生草和中，引用浮萍以泄外闭。外解即内平，治效颇捷。

附吴东旸暑邪案

马春源六月就诊。脉象左涩右滑，舌苔黄浊，寒热往来微汗，头胀脘闷，口渴溺赤，四肢酸软。盖湿郁于中，则左脉濡涩。火郁肺胃，则右脉数滑。邪犯少阳，则见寒热。湿浊迷漫，则头胀脘闷。胆木不降，三焦火陷，则口渴溺赤矣。

大凡暑邪初起，将成暑疟，必用轻清泄浊，和解少阳。用薄荷、青蒿、前胡、云苓、杏仁、花粉、苡仁、象贝、通草、滑石、生草、荷叶边等味，易方宗此增减。旬日之后，饮食如常。

附吴东旸伏暑案

马贡三年逾七旬，中秋后三日来诊，脉象右涩左滑，已见肺胃不和。是岁白露节后，犹有非时酷热，高年吸此蒸淫之气，迷漫三焦。时值燥金司权，外卫渐束，腠理渐闭，闭则内郁，郁则外燥内湿，两不相和而互斗。

证见寒热往来，头重脘闷，咳痰不爽，胸胁吊疼，身痛溺赤矣。夫三焦，乃手少阳之经。少阳受邪，因见寒热胸闷溺赤之象。暑浊逆郁于上则头重，所谓因于湿者首如裹也。肺乃清虚之脏，浊邪犯之，故生咳呛。手少阳之火，既不循经，致足少阳之火，亦不得和协而下降，扰乱于肺胃之间，而痰出不爽，胸胁吊疼矣。治以渗湿肃肺和解少阳之法。

方用苓、苡、滑石，淡渗脾湿而利下窍。半夏、高粱米，降其浊邪。杏、陈、瓜蒌、象贝、淡芩，润燥金而利肺气，且清其犯肺之火。青蒿、前胡，疏泄少阳升降之机。少用生熟草，和胃安中。服数剂而病如失。

霍　乱

霍乱者，饮食寒冷而感风寒也。其吐者胃气之上逆，其泄者脾气之下陷。胃土之逆者，胆木之上逼也；脾土之陷者，肝木之下侵也。肝胆主筋，水寒土湿，木气不荣，是以筋转。

外有寒热表证，宜以麻、桂发之，而温以理中、四逆之辈。若其不能吐泄，腹痛欲死，可用大黄、附子温药下之。是以仲景立法，率主理中、四逆。变通理中、四逆之意，则病有尽而法无穷矣。倘泥时令而用清凉，是粗工之下者也。

桂苓理中汤

人参一钱　茯苓二钱　甘草二钱　干姜三钱　桂枝三钱　白术三钱　砂仁二钱　生姜三钱

煎大半杯温服。

吐不止，加半夏。泄不止，加肉蔻。外有寒热表证，加麻黄。转筋痛剧，加附子、泽泻。

朋著按亦有热证，参观《王孟英霍乱论》。

疟　疾

疟疾者，阴邪闭束，郁其少阳之卫气也。寒邪伤人，同气相感，内舍三阴。少阳之卫气，在三阳之内，三阴之外，内与邪遇，则相争而病作。阴邪被逼，外乘阳位，裹束卫气而生外寒。裹束既甚，少阳之相火郁隆，内热大作，阴退寒消，则卫气外出而病解焉。

寒邪浅在六经，则卫与之昼遇而日发；深在五脏，则卫与之夜遇而暮发。夫阴束于外则恶寒，阳郁于内则发热。阳旺而发之速，则寒少而热多；阳虚而发之迟，则寒多而热少。阳气日盛，则其作日早；阳气日衰，则其作日晏。阳气退败，不能日与邪争，则间日乃作。

此暑蒸汗泄，浴于寒水，寒入汗孔，舍于肠胃之外、经脏之间。秋伤于风，闭其腠理，卫气郁遏，外无泄路，内陷重阴之中，鼓动外出，则成疟病也。

柴胡栝蒌干姜汤

柴胡三钱　黄芩三钱　甘草二钱　人参一钱　生姜三钱　大枣三枚　干姜三钱　栝蒌三钱

煎大半杯热服，覆衣。呕加半夏。治寒疟先寒后热者。

柴胡桂枝干姜汤

柴胡三钱　甘草二钱　人参一钱　茯苓三钱　桂枝三钱　干姜三钱

煎大半杯热服，覆衣。治牝疟寒多热少，或但寒不热者。

白虎桂枝柴胡汤

石膏三钱　知母三钱　甘草二钱　粳米半杯　桂枝三钱　柴胡三钱

煎大半杯热服，覆衣。治温疟先热后寒，热多寒少，或但热不寒者。

伤　风

伤风者，中虚而外感也。阳衰土湿，中脘不运。胃土常逆，肺金失降。遇饮食未消，中气胀满，阻隔金火沉降之路。被风寒闭其皮毛，肺气壅遏，胸中宗气不能外达，故逆循鼻窍，嚏喷而出，湿气淫蒸，清涕流溢。水生于金，肺气上逆，无以化水，故小便不利。

法宜泄肺而开皮毛，理中而泄湿郁。湿消而郁散，气通而水调，无余事矣。

紫苏姜苓汤

苏叶三钱　生姜三钱　甘草二钱　茯苓三钱　半夏三钱　橘皮二钱　干姜三钱　砂仁二钱

煎大半杯热服，覆衣。

齁　喘

齁喘者，即伤风之重者也。其阳衰土湿，中气不运，较之伤风之家倍甚。脾土常陷，胃土常逆。水谷消迟，浊阴莫降。一遇清风感袭，闭其皮毛，中脘郁满。

胃气愈逆。肺脏壅塞，表里不得通达，宗气逆冲，出于喉咙。而气阻喉闭，不得透泄，于是壅闷喘急，不可名状。此鼽喘之由来也。

此当温中燥土，助其推迁。降戊土于坎中，使浊阴下泄于水道；升己土于离位，使清阳上达于汗孔。中气一转，而清浊易位，汗溺一行，而郁闷全消，则肺气清降，喘阻不作。若服清润之剂，中脘愈败，肺气更逆，是庸工之下者也。

苏杏姜苓汤

苏叶三钱　杏仁三钱　橘皮三钱　半夏三钱　茯苓三钱　干姜三钱　甘草二钱　砂仁二钱　生姜三钱

煎大半杯热服，覆衣。

若皮毛闭束，表邪不解，则加麻黄。若言语谵妄，内热不清，则加石膏。

附黄氏鼽喘案

赵彦威，病鼽喘，秋冬病作，嚏喷涕流，壅嗽发喘，咽喉闭塞，呼吸不通，腹胀呕吐。得后泄失气稍差，胀微则病发略减。

少时素患鼻渊。二十余岁，初秋晚食后，偶因惊恐，遂成此病，自是不敢晚饭。嗣后凡夜被风寒，或昼逢阴雨，或日昃饱噉，其病即发。发则二三日，或八九日、二十余日方愈。病十二年矣。

此其素禀肺气不清。肺气郁升，皮毛蒸泄，凉风一袭，腠理闭敛，肺气膹塞，逆冲鼻窍，鼻窍窄狭，奔气迫促，出之不及，故嚏喷而下。肺气遏阻，爰生嗽喘。津液湮瘀，乃化痰涕。吐泄去其陈宿，中脘冲虚，升降续复，故病差也。而肺逆之原，则在于胃。

平日湿旺胃逆，相火之下蛰不秘，一遇非常之事，动其神志，胆木上拔而惊生，肾水下沦而恐作。己土侮于寒水，故脾气下陷，戊土贼于甲木，故胃气上逆。初因惊恐而病成者，其故如是。雨降则湿动，日暮则阴隆，病所以发。日昃阳衰，阴停不化，中气一郁，旧证立作，故不敢晚饭也。

用茯苓、甘草、干姜、细辛、橘皮、半夏、桂枝、砂仁，燥土疏木温中降浊之品。十余剂，不再作。

附吴东旸用药法

柏叶：凉降、敛肺、止血。
艾叶：温通血络，使血由络而行。
炮姜：温脾。

马通：敛血下行。

半夏：降胃之浊邪。

泽泻：渗脾湿。

生姜：温脾、泄卫。

大枣：和中。

车前：理脾湿。

焦楂：消滞。

苁蓉：滑肠。

炙草：和中。

石斛：淡渗脾湿。

附子：温肾水而通经。

桂枝：疏肝木。

紫苑：和肺。

柴胡：疏解少阳。

藿香：芳以逐秽，开中焦结。

灶心土：镇治脾气。

浮萍：开汗孔。

青蒿：和解少阳之火。

丹皮：清风逐瘀，疏泄肝火。

淡芩：清犯肺之火。

生甘草：泻火、生津、和中。

元参：清胃热。

滑石：理三焦下陷之火，而利膀胱。

茜草：通离经之血。

薄荷：清在上之风火，而泄卫。

白术：燥脾。

前胡：开少阳相火下行之路。

砂仁：逐秽、疏滞、温脾。

蚕沙：降浊升清。

麦芽：通腑消滞。

麦冬：养胃阴而清君火。

茯苓：渗湿。

生地：滋脾土之阴。

白芍：敛胆火而和阴。

橘红：利气行郁。

羌活、防风、升麻：挽清阳之下陷。

防己、萆薢：驱经中湿邪。

羌活、防风：通太阳经。

豆豉、山栀：交通水火，而涤胸中陈腐。

川贝、杏仁：利肺气。

地丁、益母：凉营。

银花、连翘：清肺。

通草、丝瓜络、菖蒲：通络利窍。

瓜蒌、象贝：润燥利肺。

秦皮、黄檗：清下郁火湿之邪。

归身、白芍、川芎、秦艽、红花、梅桐皮、片子姜黄、五加皮、苍耳子、紫荆皮：祛风养血，流利经络。

牡蛎、五味：敛肺金。

当归、首乌、阿胶：滋肝木之燥。

龙骨、牡蛎：降敛。

人参、甘草：养胃。

人参、黄芪、白术、甘草：实脾和胃。

知母、元参、天冬：清肺金而壮肾水。

茴香、川椒、延胡：温下调血。

黄芩、黄连、石膏：清上湿热。

附子、干姜：温下湿寒。

五色诊钩元

杨如侯先生事略

杨如侯先生，讳百城，江苏泰兴人，名儒杨君实先生之孙也。少孤贫，颖悟嗜学，九岁为文有奇气，宿儒咸惊异之。弱冠入泮食饩，继肄业南菁书院，学益大进，山长黄元同先生叹为奇才。

归而设帐授徒，远近从学者日众，顾先生困于场屋，秋闱七战堂备者五，而终不获售。遂慨然曰："为学贵崇实，胡为乎必争科名。"于是弃举子业，访求藏书，自兵事、刑律、方舆、泉刀、医方，以及训诂、音韵之书，诸子所讲农政、性理、引导、延年之术，无所不周，而尤精于小学。

当时海禁渐开，欧美学说日以输入，先生观察时势，知非研究科学不足以有裨国计而利民生，遂潜心理化诸科，于声光电化之术，必躬自试验，炼质取气。乡党目为异士焉，迨科举废，新政兴，泰兴创设学校，延先生主讲国学。宣统建元，应山西法政学校之聘，著有《文体伦理》等书。改革后，任事警务处卫生科，著《辨证比较表》若干卷。时财政厅长朱公复，初雅通医，所藏医籍多为世所仅见者。耳先生名，延之馆舍，发所藏书相与讨论，先生之医得力于此者不少。

晋督阎公创设中医改进研究会，聘先生充理事兼编辑主任，与予共编杂志六年之久，益我良多，全国医界声应气求焉。嗣医会附设医校，复聘先生执教鞭。北地风高寒冽，向多伤寒证，自交通便，户口繁，而温疫多于伤寒矣！乃著《温病讲义》教授生徒，复以中医之长在气化，西医所精在体象，欲治医学，非从《内经》入手，参合西说，分门别类，纂成一有系统之学科不可，苦心焦思历数寒暑，先成《灵素生理新论》一书刊行于世，融合中西阐发幽微，医林推重，谓为仲景替人。日美医界亦争相购读，其价值从可知矣。

继又思，"气化"二字无迹象之可寻，遂为世所诟病，其实"气化之学"为中医之真基本、真精神，历万古而不可磨灭者，时先生目病已深，终日默坐精思，静极生悟，一有所得辄笑谓予曰："轩歧有灵，鬼神来告矣！"于是又有《气化新论》之作，以灵素为经，以电光热力四者为纬，旁及天文、地质、历法、算数之术，俾气化之学。虚者实之，诚为沟通中西文化之先声，不仅医界空前之著作已也。

综观先生之学，约可分为三期：少年时代一经学家也，壮年时代一科学家也，老年时代一医学家也。而其著述则经学、科学、医学之结晶品也。究生理以言人，穷气化以言天，盖深得天人一贯之道矣，此就先生之学言，至先生之为人，尤有不可及者，先生以医行世数十年，无论显者窭人，予有所邀请必立往，往必详究病理，精察色脉神明变化，奇效莫测，沉疴痼疾应手而愈。计其所活不知凡几，而先生面无矜色，不求报谢，行若无事者。

然人或以先生年老，终日冒风尘犯雾露非所以养生，劝其微节勤劳，先生辄曰："救病如救火，吾何忍使病家引领久望哉，吾身虽劳，吾心甚逸也。"束修所入，或置医籍或施药饵，绝不事生产自奉甚俭，而慷慨济人无吝色，尝曰："吾祖吾父以廉洁持躬，以道学闻世，箪食瓢饮怡然自得。今吾所处，以视吾祖吾父已胜数倍矣！宁敢不知足而事奢靡，以坠先人之家声耶。"

故先生一生布衣蔬食，乐而不厌，独处则手不释卷，家人以先生素有目病，劝其稍稍静养。则曰："吾无其他嗜好，此心非书莫寄也。"至其处世接物慈祥和蔼，一出以诚，忠实长厚，人争称为三代上人焉。

客秋，乃弟芷雪逝世，先生哭之痛既而曰："六十年手足，暂时离别，迟数月又团聚矣，何痛为？"家人莫知所谓。冬至病作，其子以服药请，先生曰："吾六十二岁大病，一夜服姜附五剂，吾催之，汝煮之，宁忘之耶。今也化机将绝，虽有灵丹奈气不布，何然？未至期也，汝忧奚为？"从此绝口不言病，日惟与子侄辈，讲解医术或方药或理论，有所述辄令记之。曰：此得之经验也，此得之某书无字处也。每言及母氏含辛茹苦，少年守节抚孤事，兄弟终身友爱，早岁苦读事，辄泣数行下。先生天性之笃如此，比年丧母、丧弟哀痛逾恒，尤为致病之原。

今春三月中旬，作气化论自叙，一篇既毕掷笔长叹曰："吾精神团聚似不至死，然大肉脱下病，断无生理，精神与肉体本属二事，期且不远矣！"既又泫然曰："吾竟无生望耶，吾所贡献于医界者，仅如是而已耶。使天假予数年，将病理、诊断、治疗、方剂、药物，各成专书，吾不虚生矣！"属纩之夕，犹以中医列入学校系统案，教育部置未实行，为一大遗憾，盖先生为此案之提议人进行最力者也。

翌日，谈笑自若安坐而逝，年六十七岁。遗著待刊者，有《文集》若干卷、《灵素气化新论》若干卷、《温病讲义》若干卷、《脑病新论》若干卷、《五色诊钩元》若干卷、《医案》若干卷、《辨证比较表》若干卷、《家庭医学须知》若干卷、《内经历法新诠》若干卷、其余《文体学》、《名医学案》、《伦理学》、《地理学》、《仲师圣法》、《丹溪四诀》、《新刑律释义》诸作，或编辑未竣，或原稿散失，尚有待于补缀搜访也。嗣君达夫，家学渊源，世继其美，先生殁而犹视达夫，泣曰："得勿以气化新论功亏一篑欤！儿必勉力刊成之。"乃瞑。噫异矣。

丁卯仲夏赵意空谨识

序

　　泰兴杨如侯先生，大江以南名儒也。于书无所不读，尤精于医，余服务晋省军旅，余暇获从先生游，宏论卓识佩服久矣。哲嗣达夫与余为忘形交，戊辰之春，养疴晋祠山中，无事时与达夫携经史，讨论于青山白水间，于扁鹊传之见垣一方人，则曰："此与纪昌贯虱同义，乃扁鹊练习望诊法也，注家之说误矣！"于扁鹊诊齐侯案，则曰："此与内经病邪传次之次序同，所谓：上工治未病也。"于仓公传之诊舍人奴及宋建案，则曰："此先医相传五色诊法，所谓望而知之之谓神也。"以医理解史籍，是医家之说欤，亦儒家之说也。夫通天地人始得称儒，亦通天地人始得称医，医岂易言乎？如侯先生著述等身，久为世所推崇。达夫复能爱护手泽梓行流传，通儒明医，家世相承，懿欤盛哉。爰缀数言以志景仰。

　　　　　　　　　　一九三一年五月张建谨序

第一章　望色篇

第一节　总论

经云："望而知之谓之神。"曷神乎尔？谓能凝我之神，以察人之神，有神无神，可于一望之顷，得其要而知其妙，色诊其第一义也。是以色曰神色，色者神之彩也。神之得失，气血之盛衰系之，气血之盛衰，色泽之荣枯随之。

间尝推究其原，窃以肺主气，心主血，经谓中焦取汁，受气变赤，是谓血者，肺与心之作用也，而脑气筋从头颅而出，其最长脑筋，连系心肺与胃之部分，而肺之呼吸力、心之翕辟力、胃之消化力，皆其所主，此其在上之一大机捩也。

有此一大机捩，提挈于上，由胃所化生之营气，输之于肺，为一小循环。吸有养气，奉心而化赤，由心所发出之血液，入之于脉，为一大循环。带有炭气，迴肝而变紫，炭养二气之转换，其出入心肺，无一刻停，故气血调和，命为平人。若气血不调，则炭养二气或有偏胜之处，而形色必因之有异，是在察色者观之于微焉。

第二节 论五色缘于气味而生

经云："天食人以五气，地食人以五味，五气入鼻，藏于心肺，上使五色修明，音声能彰。五味入口，藏于肠胃，味有所藏，以养五气，气和而生，津液相成，神乃自生。"

此言五色缘于气味，而推本于天地阴阳之运化也。天有五气：臊气凑肝，焦气凑心，香气凑脾，腥气凑肺，腐气凑肾，此五气者。换言之，即空气含有淡养炭轻也。空气中以养气为最多，人赖之以生，一呼一吸，由鼻而入，藏于心肺，于以起换气转血之作用，而气血以和。气血和则五色修明，音声能彰，此天食人以五气使然也。

夫天有五气，而地应之化生五行，而为五味。五味入口，酸走肝，苦走心，甘走脾，辛走肺，咸走肾，五味各走于所喜之脏。所云藏于胃肠者，胃肠乃化精微泌糟粕之所也，其糟粕由下排泄，其精微上输心肺，排出炭气，收纳养气，而还以奉心。是以经言其荣色也，味以养气，大旨在是。故结之曰："气和而生，津液相成，神乃自生。"

第三节　论五脏通入五色之由

经云："南方赤色，入通于心；北方黑色，入通于肾；东方青色，入通于肝；西方白色，入通于肺；中央黄色，入通于脾。"

此言人体内脏，各含色素，故五方之色，以入而相与通也。宇宙之间，形形色色，皆繇天地气化而生。试就各种植物花叶而论，本无色也，无色而何为有色？则以植物花叶中含有色素，各因感受日光而异焉者也。西人谓日有七色，测以三棱镜，则色可实验。据此凡一切植物所呈色相，无一不从日中光线而生，是光线即属色线。

故经云：南方生热，其色赤。赤色西人亦云"热色"。经云：北方生寒，其色黑。黑色西人亦云"冷色"。然则经以五方配五色，即证以西说，亦无不合。人身五脏所含色素，犹植物然。植物不见日光，枝叶脆嫩；人身不见日光，形体萎弱。是五脏所含色素，必摄收日光，始以敷荣，视五气五味之滋养五脏，其功用殆属相等。玩经言五色入通五脏，一"入"字"通"字，是真能探造化之秘，而倾箧出之也，后世学者，乌能及此。

第四节　论五色五脏之分配

经云："以五色命脏，青为肝、赤为心、白为肺、黄为脾、黑为肾。"此以五色命五脏也。

上言五脏各具色素，分摄日光中所含之色线，是以有色，且更进而实证之。肺主气，炭气呼出，养气吸入，气清且洁，是肺含白素也。心主血，迴血退换，新血化生，血鲜且红，是心含赤素也。肝制胆汁，其色绿，是肝含青素也。肾生外膜其色紫，是肾含黑素也。脾居油网之上，脂肪皆其所司，一黯则变而为黄矣，是又脾含黄素也。

再论人于食物，五味既各走其脏，五色亦然。凡人所食之物，色赤皆入心，色黑皆入肾，色青皆入肝，色白皆入肺，色黄皆入脾。如以物质分析上考察之，鲜有不笑其谬妄者。然植物之色，既从摄收日光中色线而生，则人五脏之色，亦必自摄收日光中色线而成，此亦气化相感之至理。

故即二者观之，人得天地气化之全，物得天地气化之偏。以物之偏，补益人之偏，此食饵家之说也；以物之偏，救济人之偏，此医治家之说也。然则五色之气化犹五行也，故经以五色命五脏，具有至理寓乎其中，积数千年经验之学说，吾辈当于经验上求之也。

第五节　论五脏所生之正色

经云：“生于心，如以缟裹朱；生于肺，如以缟裹红；生于肝，如以缟裹绀；生于脾，如以缟裹栝蒌实；生于肾，如以缟裹紫。”

此言五脏所生之正色。荣于外者，尤宜含于内也。人生气血之流行，如环无端，周而复始，输入养气，排出炭气，故血液赤而紫，紫而赤。其色之由内荣外者，有生气而无死气，是以朱红绀黄紫等色，由肌肉透出，光泽明润，辉映于皮肤之间，而经以如缟裹状之者，色泽外露，神光内含也。神宜敛而不散，气宜藏而不泄，血宜和而不败。犹水火然，火宜温养，微则熄，甚则烈矣；水宜静涵，微则涸，甚则溢矣。故经以如缟裹朱红绀黄紫等色状之者，取其神气之荣泽故为平也。否则如脉然，弦钩毛石之独见，是谓无胃气。真脏脉见，人必死；真脏色见，则人亦必危矣！

按此节以朱红绀黄紫等色为五脏所生，实指血液而言，而以赤色为要素，血中有生气，则赤；血中有生气兼有死气，则紫；血中无生气尽存死气，则黑。譬如猪羊血，初宰其血全涵生气故赤，继则变紫，生气死气参半矣，终则变黑，有死气而无生气矣。

故经以赤红绀黄紫色为五脏所生，以见动脉血赤，静脉血紫，炭养二气，互相轮转，而生气不绝，其色明而润且密也。故心色赤，而又曰如缟裹朱，朱者红之深也；肺色白，而又曰如缟裹红，红者淡白红也。肝色青，而又曰如缟裹绀，绀者青扬红也；脾色黄，而又曰如缟裹栝蒌实，栝蒌实者红黄色也；肾色黑，而又曰如缟裹紫，紫者赤黑之间色也，以明血液中，具有赤色之要素。

第六节　论五色之见生

经云："青如翠羽者生，赤如鸡冠者生，黄如蟹腹者生，白如豕膏者生，黑如乌羽者生。"

此言五色之见生也。鲜明泽润为生色，生色者言有生气也。如青黄赤白黑者色也，而如翠羽、鸡冠、蟹腹、豕膏、乌羽者生气也。有生气则气随血荣，即色随血华，鲜明而不晦，润泽而不枯故生。

第七节　论五色之见死

经云："青如草兹者死，黄如枳实者死，黑如炲者死，赤如衃血者死，白如枯骨者死。"

此言五色之见死也。五脏内藏五神，五气外见五色。五脏之气受伤，则生气消亡，败色立见，或晦暗而不泽，或悴槁而不荣，气沮色败，生机绝矣。曰如草兹者，死草之色，青而带白也；枳实者，黄带青色也；炲者烟尘也，色黑而黄；衃者败恶凝聚之血也，色赤而黑；枯骨者，白而干枯也。五色干枯，而兼有所胜之色故死。

第八节　论面部配脏腑之位次

经云："明堂者鼻也，阙者眉间也，蕃者颊侧也，蔽者耳门也。明堂骨高以起，平以直，首面上于阙庭，王宫在于下极，五脏次于中央，六腑挟其两侧，阙上咽喉也，阙中者肺也，下极者心也，直下者肝也，肝左者胆也，下者脾也，方上者胃也，中央者大肠也，挟大肠者肾也，当肾者脐也，面王以上小肠也，面王以下膀胱子处也。"

此言人之面部分配脏腑，以诊色也。考经云：头为精明之府。故西人云面部之视觉、听觉、嗅觉、味觉皆为脑气筋所贯注，其数凡十二对，而其自和脑气筋且与脏腑相连结，东洋所谓"神经丛"是也。故脏腑之血气，有脑气筋以提挈之，皆上荣于面，而感觉极灵。丹经云：面为灵宅。诊色者所以首取于面也。爰就经文所分位次释之如下：

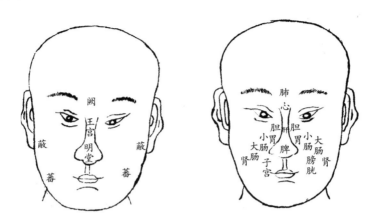

面分三停，上为阙，即印堂也，阙下为下极，以阙论则处下，合鼻言之则适居中，故称极焉，是为王宫，心之应也，鼻居王宫之下，故曰明堂，即准头也。诊法则当以五脏自下而上，配于中央，而六腑各随其脏配于两侧，有诸内形诸外，亦各从其类也。

经云：阙上喉也，阙为眉间，阙之上则至高，咽喉之位，在诸脏腑之上，故应于此。阙中者肺也，肺居胸中，高于五脏，故应于此。下极者心也，心居肺之下，肺应于阙中，故心应于此。直下者肝也，当鼻梁之位，肝应于此。肝左者胆也，（举左以赅右）肝应于鼻梁，其左右附鼻梁者则胆之应也。下者脾也，当准头之位，脾应于此。方上者胃也，脾应于准头，其准头两孔旁者，则胃之应也。中央者大肠也，胃之外为大肠，大肠之外为肾，则大肠为中央。胃与肾所以挟大肠也，当肾者脐也，肾与脐前后相对，故当肾之下，即以诊脐。

面王以上小肠也，面王以下膀胱子处也。面王者，鼻准之端也，当即明堂。取北面朝王之义也，故亦曰面王。小肠膜油连及肝胆脾胃，故配于胆胃之交、肝脾之际，位在鼻梁上两旁夹鼻之处，故曰面王以上小肠也。子处即子宫也，膀胱子宫皆在脐下，与肾位相等，肾两枚居背后，故分配两旁，应肾在后也，膀胱子宫在前，则当次位于前，居鼻下，故曰面王以下膀胱子处也。明堂今名准头，王宫今名山根。阙今名印堂，蕃今名颊，蔽今名耳门。

若心额肾颐之说，是又诊家之一配法也。阙属肺，阙旁生眉，即当属肺。世多以眉属肝，不知眉实属肺。《内经》云："肺风之状，其诊在眉上。"足见眉实肺气所发泄。然肝血如不交于肺，即不能生化眉毛。凡毛皆是血化为气而发泄者也，单有血不能生毛，单有气亦不能生毛。目之部位统属肝窍所司，由目之部上交阙旁，系肺之所司矣，为肝血上交于肺气，所以化生眉毛。肺为华盖，相书称眉亦名华盖。盖肝木主怒，侮肺金而难制，故眉粗之人，性最刚烈。

至阙至明堂分配五脏，而以六腑配于两侧详矣。惟三焦包络未曾分配，按经文义实具于言下，盖三焦为肾之府，肾位配于蕃，正当颊侧，则三焦当配于蔽，正当耳门也，肾开窍于耳，三焦之脉，又绕耳，护肾窍，以蔽诊三焦自不爽。至于包络配在山根两旁，其义更可类推。

第九节　论面部分配肢节之位次

经云："颧者肩也，颧后者臂也，臂下者手也。目内眦上者膺乳也，挟绳而上者背也，循牙车以下者股也，中央者膝也，膝以下者胫也，当胫以下者足也，巨分者股裹也，巨屈者膝膑也。"

此言人之面部，分配肢节以诊色也。面部脏腑分配之位次，上文已详言之，至于肢节亦各有其部。颧者所以应肩，颧之后，所以应臂，臂之下，所以应手。又推而上之，其目内眦之上，所以应膺与乳也。又推而下之，颊外为绳，挟绳而上者，所以应背。循牙车以下所以应股，其中央所以应膝，膝之下所以应胫，当胫以下为足，其巨分者所以应股之里，巨屈者所以应膝膑，此又肢节之部分也。

颧者肩也，颧后者臂也，臂下者手也，目内眦上者膺乳也，挟绳而上者背也，循牙车以下者股也，中央者膝也，膝以下者胫也，当胫以下者足也，巨分者股里也，巨屈者膝膑也。此五脏六腑肢节之部也。

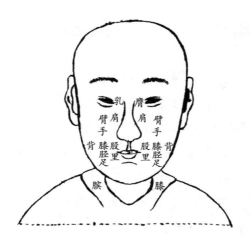

故尝统而论之，内而五脏，外而肢节，各有所主之部分。故当明其部分，照五色以断病。如两眉心候肺也，色红是火，色青是风，色黄是湿，色黑是痛，色白是寒。其他部皆一如肺经法诊断之，无不神验。

但其中有生有克，如青者而有黄色，木克土矣；红者而有黑色，水克火矣；黄者而有红色，则火生土矣；黑者而有白色，则金生水矣，克者死，生者生也。治之法，克者救其生，生者制其克，否则病不能即瘥。

然其中有从外入内者，有从内出外者，病欲解而不欲藏，从外入内者，病欲深而不欲散，欲解者病轻，欲深者病重也。治之法，解者助其正，深者遂其邪，否则病不能遽衰，或用阳以和阴，或用阴以和阳，能明乎此，万举万当。凡此大法，备载于经，爰述经旨而条次之。

第十节　论外因之病色一

经云："五脏六腑，固尽有部，视其五色，黄赤为热，白为寒，青黑为痛，此所谓视而可见者也。"

此言审查其色，而知外因之病为热为寒为痛，候之面部而可得其状也。夫病之缘于外因者，无非内无抵抗力，而后外邪得乘罅而入之。其入之之道，多繇于呼吸。风寒之邪，自皮毛入；暑湿燥火之邪，自口鼻入。盖口鼻主呼吸，皮毛亦呼吸也。

夫人赖呼吸空气以生，而空气中冷热激荡，清浊混淆，所含毒素，有属于植物性者曰"细菌"，有属于动物性者曰"微生虫"，是等毒素，中医统名之曰"邪气"，以其为致病之媒也。设令人身抵抗力不足以抵抗之，渐浸淫于血液之中，血液即为之改色。故邪气由外而入于内，病气由内而现于外。于是而黄赤色见，吾知其为火色也，是其为病也热；反是而白色见，吾知其为冷色也，是其为病也寒；而青黑色见，吾知其为风寒阴湿之色也，是其为病也痛。故经曰："黄赤为热，白为寒，青黑为痛。"

第十一节　论外因之病色二

经云："审查泽夭，谓之良工，沉浊为内，浮泽为外，黄赤为风，青黑为痛，白为寒，黄而膏润为脓，赤甚为血，痛甚为挛，寒甚为皮不仁。五色各见其部，察其浮沉，以知浅深；察其泽夭，以观成败；察其散搏，以知远近；视色上下，以知病处；积神于心，以知往今。故相气不微，不知是非，属意勿去，乃知新故。色明不粗，沉夭为甚；不明不泽，其病不甚。"

此言审察其色，而知外因之病有风寒痛痹种种，候之面部而可识其甚不甚也。夫色之沉浊者为内，浮泽者为外。欲知病之外内，当察色之浮沉，其色为沉为浊，病在脏，故为内；其色为浮为泽，病在腑，故为外。其为病也，黄与赤者风也，阳邪也；青与黑者痛也，阴痹也；白者为寒也；黄而膏润者为痈脓也。然赤为风，而赤甚者则为留血也；青黑为痛，而痛甚者则为拘挛也；白为寒，而寒甚者又为皮肤之不仁，不仁者不知痛痒也。

此五色者，各见于部分之中。察其色之浮，可以知病之浅；沉则深矣。察其色之泽，可以知功之成；夭则败矣。察其色之散，可以知病之近；搏则久矣。视其色在上，可以知病在上；视其色在下，可以知病在下，于此可以得病所焉。（东洋谓病所曰病灶）

夫人之患病也，有经过及现在，经过谓之往，现在谓之今。积神于心以求之，从经过之阶级，以及现在程度，而后可以断其病属于何等种类，至于何等期间，方能灼见真知，了无疑殆。故相气不微者，终茫然于病之为是为非，惟属意勿去者，始晓然于病之为新为故也。且何以知病之为甚？其色贵于明，若明不能粗大，而反见沉夭者，病之所以为甚也。何以知病之不甚？其色虽贵于明泽，然不明不泽而不至于沉夭者，病之所以不甚也。张志聪曰："外因之病，宜外散而不宜内入也。"斯得其治矣！

第十二节　论外因之病色三

经云："风者，百病之长也；厥逆者，寒湿之起也，别之奈何？常候阙中，薄泽为风，冲浊为痹，在地为厥。此其常也，各以其色言其病。"

此言审察其色，而知外因之病有风、有痹、有厥。候之面部，可分其脏也。风为百病之长，病乃上部所感；厥逆为寒湿之起，病乃下部所感。风中于上，是天气也，故候于阙庭；寒湿中于下，是地气也，故候于地阁。何以别之？阙中色薄而润泽者风也；色冲浊而不清者非风也，痹也。风为阳邪，痹为阴邪，一薄泽，一冲浊，此风与痹之别也。至于冲浊之色，不见于阙庭，而见于地阁，是又非痹也，厥也。盖厥自足经而上逆者也，此皆其常色可验者。若夫欲知五脏之分病，则又以青为肝，赤为心，黄为脾，白为肺，黑为肾，各以其色而分五脏之分风痹厥焉。

按张志聪曰："风寒湿邪可并于脉中，可入于脏腑，而为猝死之不救。故邪风之至，疾如风雨，而为百病之长。故善治者治皮毛，其次治肌肤，其次治筋脉，其次治脏腑。治脏腑者半死半生，是以当明分部，审察外内，用阴和阳，用阳和阴，勿使邪入于脏而成不救，斯谓之良工。"旨哉言乎！此圣人教人察色辨脉，不治已病治未病，不治已乱治未乱也。

第十三节　论内因之病色一

经云："其色散，驹驹然，未有聚；其病散而气痛，聚未成也。"又云："肾乘心，心先病，肾为应，色皆如是。（皆如是者，指赤色出两颧，大如拇指。黑色出于庭，大如拇指，皆如是聚而不散言。）"

此言内因之病，有聚散生死之别也。夫脏病之散而不聚，则其色散，驹驹然如驹马之逸也，而未有所聚，故知其所痛者气焉而已。病出于气分，而未入于血脉，是犹在腑而不在脏也。若一入于脏，则非复如昔日之病气驹驹然，行而不留矣。昔之色行散而病亦散，今之色搏聚而病亦聚。

试举一例，如肾乘心则心先病，而赤色出于两颧，大如拇指矣，肾即为应，而黑色出于庭，亦即大如拇指矣。此脏邪聚于脏，从血脉相乘，故色皆如是聚而不散也。《金匮要略》云："血气入脏即死，入腑即愈。"非惟一病，百病皆然，在外者可治，入里者即死。

第十四节　论内因之病色二

经云："人不病而猝死，何以知之？大气入于脏腑者不病而猝死矣。病小愈而卒死者，何以知之？赤色出于两颧，大如拇指者，病虽小愈必猝死，黑色出于庭，必不病而猝死。"

此言外因内因之病，并于血脉而入于脏者，皆为猝死也。大气入脏者，外淫之邪，入于脏腑，故不病而猝死。不病者，无在外之形证也。病小愈而卒死者，内因之病，脏腑相乘也。经注赤色出两颧，黑色出于庭，即所谓肾乘心，心先病，肾为应，色皆如是。盖赤者火之色，黑者水之色也。小愈者，水济其火也；卒死者，水淫而火灭也。盖五行之气，制则生化，淫胜则绝灭矣。

夫病在气者，其色散而不聚；乘于脉中者，其色聚而不散。大如拇指者，血脉之聚色也，肾脉注胸中，上络心，赤色出两颧者，肾上乘心，而心之火气外出也；黑色出于庭者，肾乘心，心先病，肾为应，而亦随之外出也，故色皆如是。皆如是者，色皆如拇指大也。盖脏者藏也，五色之见于面者，五脏之气见于色也。聚色外见者，脏真之外泄也。

第十五节　论病色之间甚内外

经云："以色言病之间甚奈何？曰其色粗以明，沉夭为甚。其色上行者病益甚，其色下如云彻散者病方已。五色各有脏部，有外部有内部也。色从外部走内部者，其病从外走内；其色从内走外者，其病从内走外。病生于内者，先治其阴，后治其阳，反者益甚。其病生于阳者，先治其阳，后治其阴，反者益甚。"

此言病之间甚内外，可即色以知之，而有治病之法也。粗明为阳，沉夭为阴，阴阳交见，故为病甚。夫色乃五脏五行之气，从内而出，自下而上，以见于面。其色上行于面部之上者，则邪气有升而无降，病之方为益甚；若其色乃降于面部之下，则邪气有降而无升，病所以方衰也。

且其色各有脏腑之分部。五脏次于中央，此内部也；六腑挟其两侧，此外部也。色从外部走内部者，此外因之病从外走内也；色从内部走外部者，此内因之病从内走外也。盖腑为阳而主外，脏为阴而主内。所谓从内走外者，即病生于内也。内属脏阴，外属腑阳，当先治其阴，后治其阳，若先治其阳，后治其阴，则病反甚矣。所谓从外走内者，即病生于外也。外为腑阳，内为脏阴，当先治其阳，后治其阴，若先治其阴，后治其阳，则病反甚矣。此则治者之过也。

第十六节　论左右部分之色

经云："左为左，右为右。有邪聚散而不端，面色所指者也。"

此言部分之色，当分左右，以知其邪也。凡男女之色，见于左者则病必在左，见于右者则病必在右。其色有邪气，或聚或散，皆斜而不端，其搏聚之面色，即有所谓如拇指大者然。以斜而不端论，则其聚也犹有散状，是腑病而非脏病也。夫血脉传溜，大气入脏则为猝死。今腑病而为狐疝阴瘕之属，因邪搏而为聚病，故见其聚色，要非入脏之死征也。

第十七节　论男女部分之色

经云："男子色在于面王为小腹痛，下为卵痛，其圜直为茎痛，高为本，下为首，狐疝阴㿗之属也。女子在于面王为膀胱子处之病，散为痛，搏为聚，方圆左右各如其色。形其随而下至胝为淫，有润如膏状为暴食不洁。圜同圆"

此言部分之色，当分男女以知其病也。男子之色在面王，当为小腹痛。其色见于面王以下为阴卵痛。若圆而且直，当为茎垂痛。凡色见于面部高者为本，以男子属阳上也。下者为首，其色从上而之下，似物之有首者向下而行，故病在于内，即如其色当为狐疝阴㿗之属也。

女子之色在于面王，当为膀胱经及妊子处之有病，即胞络宫也。其气色散者为痛，而不至成聚。若气色搏聚不散，则成聚而不止于痛。然其聚之在内者，或方或圆，或左或右，各如其外色之形，盖病聚于内，则见聚色于外。形方则色方，形圆则色圆，此病形而不病脏，虽有聚色，非死色也。若其色随而下行至胝，胝者面王之下部也，则其病在下，当有淫浊之物，润泽如膏之状者在也，不然则为暴食间出。此不洁之物耳，何也？其下行之势内外一也。

第十八节　论五色分部之别乡

经云:"色者,青黑赤白黄,皆端满有别乡。别乡赤者,其色亦大如榆荚,在面王为不日。"

此言色之搏聚而端满者,乃大气入脏,而为猝死也。青黄赤白黑,五脏五行之色也。别乡者,如小肠之部在面王,乃心之别乡;胆之部在肝左,胆部乃肝之别乡。大如榆荚者聚色,即如拇指之状也。不日者,不终日而猝死也。此言五脏之病色,见于本部;五脏之死色,见于别乡。如心受外淫之邪而卒死者,见于面王;心受内因之邪而卒死者,其色出于两颧,皆非心之本部。但在脏者其色端满而不斜,在腑者其色斜而不端满,此脏腑死生之别也。

第十九节　论病邪上下行之色状

经云:"其色上锐,首空上向,下锐下向,在左右如法。"

此言病邪上下行之色状也。试即其色状辨之,有上锐者,有下锐者。锐者尖也。上锐则上向,下锐则下向,而其所向之处,气色之尖端必锐。曰首者如物之有首,上行则首上向,下行则首下向。曰空者言其虚浮也，故其色上行者，上锐首虚浮而上向；其色下行者，下锐首虚浮而下向。盖病从内而外者，其本在下，其首在上；病从外而内者，其本在上，其首在下。是以本沉实而首虚浮，此端满之色状也。有斜而不端者，其本在左，其首向右行；其本在右，其首向左行。皆如上锐首空，下锐首空之法。此病在腑，而搏聚为聚色也。

按朱永年曰："榆荚上下皆锐，但虚浮者，其锐形外见，所沉之本不见锐形也。经曰察其浮沉，以知浅深。"其斯之谓欤！

第二十节　论五色之相生

经云："五色之见也，各出其色部。部骨陷者，必不免于病矣。其色部乘袭者，虽病甚，不死矣。"

此言五色以相生者吉也。夫五脏之病色各见于本部，如肺之本部阙中也，心之本部下极也。曰部骨陷者，谓本部之色陷于骨间也，此必不免于病矣。盖病生于内者，从内而外，色隐现于骨间者，病已伏而成矣。承袭者，谓子袭母气也。如心部见黄，肝部见赤，肺部见黑，肾部见青。此子之气色，承袭于母部，虽病甚不死，盖从子以泄其母病也。

第二十一节　论五色之相克

经云："心病者其舌必卷而短，颧赤；肾病者额与颜黑。"

此言病色各有本部，客色侵之，则以相克者凶也。夫颧者亦肾之部也，而见赤色，斯心火来克矣；额与颜者，亦心之部也，而见黑色，斯肾水来克矣。五色之见于面也，皆属五脏之外候，相生者吉，相克者凶。

今举上文所言证之，下极者心也，心之色主赤；挟大肠者肾也，肾之色主黑，而赤色出于两颧，黑色出于天庭，皆大如拇指者主猝死。虽其猝死也繇于邪搏聚使然，抑亦繇于客色来侵，不生而相克也。此不惟心肾之部被克为然，凡肝部见肺色，脾部见肝色，肺部见心色，肾部见脾色，及六腑之相克者，皆如是法以推之。

第二十二节　论五脏风状之色诊

经云："肺风之状，多汗恶风，色皏然白，时欬短气，昼则差，暮则甚，诊在眉上，其色白；心风之状，多汗恶风，焦绝（唇焦，而文理断绝也），善怒嚇，赤色，病甚则不可快，诊在口，其色赤；肝风之状，多汗恶风，善悲，色微苍，嗌干善怒时憎，女子诊在目下，其色青；脾风之状，多汗恶风，身体怠惰，四肢不欲动，色薄微黄，不欲食，诊在鼻上，其色黄；肾风之状，多汗恶风。面疣然浮肿，脊痛不能正立，其色炲，隐曲不利，诊在肌上，其色黑。"

此言五脏之风状，以示色诊所在也。经以五色命五脏，肺白心赤肝青脾黄肾黑，此定例也。准是以诊五脏之风状，而先以多汗恶风为风证之特征。仲景伤寒论之中风恶风有汗，即是撰用内经之一证也。

其在于五脏现状，如时咳短气，昼差暮甚，知其风薄于肺也；如唇焦而纹理绝，怒嚇而神明乱，甚则言不可快，知其风薄于心也；如嗌干善悲，而又善怒时憎，女子知其风薄于肝也；如身体怠惰，四肢不欲动，不欲食，知其风薄于脾也；如面疣然浮肿，脊痛不能正立，且隐曲不利，知其风薄于肾也。

于是随各脏所见之色，诊在眉上以候肺（肺位当两眉之间阙庭之部也），其色白；诊在口以候心（心位当下极之部，经云诊在口，疑误），其色赤；诊在目下以候肝（肝位当鼻梁之部），其色青；诊在鼻上以候脾（脾位当鼻准之部），其色黄；诊在肌上以候肾（肾位当蔽之部颊侧也），其色黑。盖风无定状，随所薄之脏而显其状，即随所薄之脏而呈其色也。

第二十三节　论五脏热病之色诊

经云："肝热病者左颊先赤，心热病者颜先赤，脾热病者鼻先赤，肺热病者右颊先赤，肾热病者颐先赤。病虽未发，见赤色者刺之，名曰治未病。热病从部所起者，至期而已。"

此言五脏之热病，以示色诊所在也。夫五脏各有本脏之色，惟赤色属心，以心为火脏也。热病而见火色，则又不独心脏为然。心气合火，火气炎上，颜部属心之位，而见赤色，此心热之先兆也，斯固然矣。若鼻赤者，则脾热之先兆也，脾气合上，土王于中，以鼻当之，是脾之位，故占在此。若颐赤者，则肾热之先兆也，肾气合水，惟水润下，以颐当之（古人不薙发故不占颜而占颐），是肾之位，故占在此。若左颊赤者，则肝热之先兆也，肝气合木，木气应春，南面正理之，则其左颊也，故占在此。肺气合金，金气应秋，南面正理之，则其右颊也，故占在此。

凡此皆五脏热病之兆，发见于未病之先也，故古圣人见微知著，不治已病治未病。及其病也，则又从部所起者，以知其愈期，肝甲乙、心丙丁、脾戊已、肺庚辛、肾壬癸，皆如是。盖以各藏皆有王时，王则胜邪，故各当其王时之期，大汗出则愈矣。至颊下逆颧为大瘕，下牙车为腹满，颧后为胁痛，颊上者鬲上也，凡经发明腹中之病，又皆得候色于面部知之。

第二十四节 论色以有神为贵

经云："形者神之舍也，色者神之旗也。"

此言形色皆有神所在，得神者昌，失神者亡也。夫人之五官百骸，赅而存者，神居之耳。而色者即神所表示，神旺则色旺，神衰则色衰，神藏则色藏，神露则色露。而究神之所由生，则在血气。盖人生血以养气，气以养神，血气调故神乃和也。所以丹经有炼精化气，炼气化神之说。

观于失睡之子，神有饥色；丧亡之子，神有呆色，斯可知气索而神失所养，色之所以不荣也。形由气充，而色随血华。有神以主宰其中，出于心（心为君主之官，神明出焉），栖于脑（心之神栖于脑），而以面为灵宅（丹经云：面为灵宅），头则精明之府，脉络则游行之路，是以其常也。喜怒哀乐之状形于面，其变也，明暗夭泽之色亦形于面也。故经曰："形者神之舍，色者神之旗。"察色者辨其有神无神，斯可以断人之死生矣。

第二十五节　论五形生人

经云："先立五形，金木水火土，别其五色。异其五形之人，而二十五人具矣。

木形之人，苍色小头，长面大肩，背直身小，手足好，有才，劳心少力，多忧劳于事，能春夏不能秋冬，感而病生；

火形之人，赤色广𦙶，锐面小头，好肩背髀腹，小手足，行安地，疾心行摇，肩背肉满，有气轻财少信多虑，见事明。好颜急心，不寿暴死，能春夏不能秋冬，秋冬感而病生；

土形之人，黄色圆面，大头美肩，背大腹美，股胫小，手足多肉，上下相称，行安地，举足浮，安心好利人，不喜权势善附人也，能秋冬不能春夏，春夏感而病生；

金形之人，方面白色，小头小肩背，小腹小手足，如骨发踵外骨轻，身清廉，急心静悍，善为吏，能秋冬不能春夏，春夏感而病生；

水形之人，黑色面不平，大头廉颐，小肩大腹，动手足发行摇身，下尻长背延延然，不敬畏善欺绐人，戮死，能秋冬不能春夏，春夏感而病生。"

按此就生理之偏，以推求人易感疾病之时期，亦为诊色者所不可不知也。人之禀赋，各有不同。经以五形区别之，证以西说，其理正同。希腊医学家黑卜克拉德司等之研究，以四质分之：

一为神经质。其人皮质苍白，目光锐利，身瘦而细长，性质沉默，无决断多忧虑，此与经所谓木形之人同；

一为胆汁质。其人血色佳，目光锐，牙齿长而大，颜面多棱角，性强坚，喜怒不现于色，言语明晰，不忧虑，能决断，此与经所谓水形之人同；

一为多血质。其人血色佳，肌肉丰满，牙齿形圆，性质爱活动，喜交际，虽时激怒，并无存心，成为乐天派，此与经所谓火形之人同；

一为淋巴质。其人皮质苍白，肥如水泡，或赤黑暗暗无光，举动迟钝，牙齿不整，性质忍耐节俭，善良从顺，此与经所谓金形之人同。

以上金、木、水、火、四形与神经、胆汁、多血、淋巴四质之说，俱一一可证。若土形者，则秉胆汁与神经二质之人也。人之秉质多不纯一，或具有二质三质者，故我国细分为二十五人。又木火盛于春夏，不胜秋冬之寒肃，故秋冬有感于邪则病易生；土金水旺于秋冬，不胜春夏之升发，故春夏有感于邪则病易生。征之经验，又多有不爽者也。

第二十六节　论心脏之外候

经云："赤色小理者心小，粗理者心大。无髑骬者心高，髑骬小短举者心下，髑骬长者心下坚，髑骬弱小以薄者心脆，髑骬直下不举者心端正，髑骬倚一方者心偏倾也。"

又云："心小则安，邪弗能伤，易伤以忧；心大则忧不能伤，易伤于邪。心高则满于肺中，悗而善忘，难开以言；心下则脏外易伤于寒，易恐以言。心坚而脏安守固，心脆则善病消瘅热中。心端正则和利难伤，心偏倾则操持不一，无守司也。"

此就色理与髑骨，以诊察心脏之状态，就心脏之状态，而知其善病何病也。以色理言，心色赤，肉理应之，而理有粗细，小理者肉理细密，粗理者肉理粗疏，理者肌肉之文理也。人生之大肉䐃脂，皆五脏所生，故候肉理之粗细，即知其脏形之大小。经云膏人纵腹垂腴，肉人身体容大。盖人之䐃肉本于脏腑募原之精液，溢于膏肓，而外养于䐃肉。故欲知其内者，即可候之于外也。

又就髑骬而言，髑骬者，胸下蔽骨也，名蔽心骨。心体大小、高下、坚脆、正偏，又可即髑骬骨之长短、举陷等体状而候之。心小则神气收藏，故邪弗能害，易伤以忧也。心大则神旺而忧不能伤，神气外驰，故易伤与邪也。肺者心之盖，故心高则满于肺中，在心主言，在肺主声，满则心肺之窍闭塞，故闷而善忘，难开以言也。经云心部于表，故心下则脏外易伤于寒，易恐以言也。心坚而脏安守固，心脆则善病消瘅热中，盖以五脏主藏精者也，五脏脆弱则津液微薄，故皆成消瘅。心正则精神和利，而邪病难伤。心偏倾则操持不一，无守司也。

第二十七节　论肺脏之外候

经云："白色小理者肺小，粗理者肺大。巨肩反膺陷喉者肺高，合腋张胁者肺下。好肩背厚者肺坚，肩背薄者肺脆。背膺厚者肺端正，胁偏疏者肺偏倾也。"

又云："肺小则少饮不病喘喝，肺大则多饮善病胸痹喉痹逆气。肺高则上气肩息欬，肺下则居贲迫肺善胁下痛。肺坚则不病欬上气，肺脆则苦病消瘅易伤。肺端正则和利难伤，肺偏倾则胸偏痛也。"

此就色理与肩背膺腋，以诊察肺脏之状态，就肺脏之状态，而知其善病何病也。肺色白，肉理应之，而理有粗细，则知肺脏之大小，而脏形以定。至肩膺之内，胁腋之上，则肺之所居也，故视其肩背膺腋而肺之高下、坚脆、端倾即可以是得之。

肺主通调水道，故小则少饮，大则多饮。肺居胸中，开窍于喉，以司呼吸，故小则不病喘喝，大则善病胸痹喉痹。肺主气，故高则上气息肩而欬也。贲乃胃脘之贲门，在肺之上口，肺下则居贲间而胃脘迫肺，血脉不通，故胁下痛。胁下乃肺脉所出之云门中府处也，肺坚则气不上逆而欬，肺脆则苦病消瘅而肺易伤也。肺藏气，气舍魄，肺端正则神志和利，邪不能伤，肺偏倾则胸偏痛也。

第二十八节　论肝脏之外候

经云："青色小理者肝小，粗理者肝大。广胸反骹者肝高，合胁兔骹者肝下。胸胁好者肝坚，胁骨弱者肝脆。膺腹好相得者肝端正，胁骨偏举者肝偏倾也。"

又云："肝小则脏安，无胁下之痛。肝大则逼胃迫咽，迫咽则苦膈中，且胁下痛。肝高则上支贲切，胁悗为息贲；肝下则逼胃，胁下空，胁下空则易受邪。肝坚则脏安难伤，肝脆则善病消瘅易伤。肝端正则和利难伤，肝偏倾则胁下痛也。"

此就色理与胸骹膺腹，以诊察肝脏之状态，就肝脏之状态，而知其善病何病也。骹者胸胁交分之肩骨，前连于胸之鸠尾，旁连于胁，后连于脊之十一椎。肝在膈之下，故广胸反骹者肝高，合胁兔骹者肝下，兔者骨之藏伏也。肝脉下循于腹之章门，上循于膺之期门，在内者从肝别贯膈，故膺腹好相得者肝端正。

肝居胁下，故小则脏安，而无胁下之痛；肝居胃之左，故大则苦于膈中，且胁下痛。肝脉贯膈上注肺，故高则上支贲切胁悗为息贲；肝居胃旁，故下则逼胃而胁下空，空则易受于邪，盖胁乃邪正出入之枢部也。肝坚则脏安难伤，脆则善病消瘅而易伤也。肝藏血，血舍魂，端正则神志和利，偏倾则胁痛也。

第二十九节　论脾脏之外候

经云："黄色小理者脾小，粗理者脾大。揭唇者脾高，唇下纵者脾小。唇坚者脾坚，唇大而不坚者脾脆。唇上下好者脾端正，唇偏举者脾偏倾也。"

又云："脾小而脏安，难伤于邪也；脾大而苦凑眇而痛，不能疾行。脾高则眇引季胁而痛；脾下则下加于大肠，下加于大肠则脏苦受邪。脾坚则脏安难伤，脾脆则善病消瘅易伤。脾端正则和利难伤，脾偏倾则善满善胀也。"

此就色理与唇，以诊察脾脏之状态，就脾脏之状态，而知其善病何病也。唇者脾之候，故视唇之揭纵、坚脆、正偏，即知脾之高下、坚脆、正偏。脾为中土，而主于四旁，故小则脏安而难伤于邪也；脾居腹在胁骨之朡，故大则苦凑朡而痛，脾主四肢，故不能疾行也。胁在朡之上，故高则朡引季胁而痛；下则加于大肠，加于大肠则脏苦受邪，盖脏虚其本位也。脾坚则脏安难伤，脾脆则善病消瘅而易伤也。脾藏意，意舍营，端正则神志和利，偏倾则善满善胀也。

第三十节　论肾脏之外候

经云："黑色小理者肾小，粗理者肾大。高耳者肾高，耳后陷者肾下。耳坚者肾坚，耳薄不坚者肾脆。耳好前居牙车者肾端正，耳偏高者肾偏倾也。"

又云："肾小则脏安难伤；肾大则善病腰痛，不可以俛仰，易伤以邪。肾高则苦背膂痛，不可以俯仰；肾下则腰尻痛，不可以俛仰，为狐疝。肾坚则不病腰背痛，肾脆则苦病消瘅易伤。肾端正则和利难伤，肾偏倾则苦腰尻痛也。"

此就色理与耳，以诊察肾脏之状态，就肾脏之状态，而知其善病何病也。耳者，肾之窍。经云："肾者主为外，使之远听，视耳好恶，以知其性，非但可知其性。"即脏形之高下、坚脆、正偏亦可于耳得之。

肾小则脏安难伤，大则善病腰痛。腰乃肾之腑也，夫腰节者身之大关节也，故腰痛、背脊痛、腰尻痛皆不可以俛仰。肾附于腰脊间，故病诸痛也。狐疝者偏有大小，时时上下，狐乃阴兽，善变化而藏，睾丸上下，如狐之出入无时，此肾脏之疝也。肾坚则不病腰背痛，脆则苦病消瘅而易伤也。肾藏精，精舍志，脏体端正则神志和利而难伤，偏倾则苦腰尻痛也。

第三十一节　论六腑之外候

经云："肺合大肠，大肠者皮其应。心合小肠，小肠者脉其应。肝合胆，胆者筋其应。脾合胃，胃者肉其应。肾合三焦膀胱，三焦膀胱者腠理毫毛其应。"

此言六腑内合五脏，外应于皮脉肉筋骨。经又云："视其外应，以知其内脏。"盖六腑之厚薄缓急大小而为病，与五脏正相同也。

第三十二节　诸家学说一

《中藏经》云："黑色，起于耳目鼻上，渐入口者死。赤色，见于耳目额者，五日死。黑白色，入口鼻目中者，五日死。黑，或如马肝色，望则如青，近则如黑者死。面青人中反者，三日死。面无光，牙齿黑者死。面青目黑者死。面白目黑者，十日死。面赤眼黄，即时死。面黑目白者，八日死。面青目黄者，五日死。齿忽黑色者，三十日死。

唇口乍干黑者死。爪中青黑色者死。面黑直视者死。面青目白者死。面黄目白者死。面目俱白者死。面目青黑者死。面青唇黑者死。面色苍黑卒肿者死。手足爪甲肉黑色者死，筋绝魂惊虚恐。手足爪甲青，呼骂不休者，八九日死。肝绝汗出如水，恐惧不安，伏卧，目直面青者，八日死，又曰即时死。胃绝齿落，面黄者，七日死，又曰十日死。"

《千金方》云："病人肝绝八日死，何以知之？面青目赤，但欲伏眠，目视而不见，人汗出如水不止（一曰二日死）。病人胆绝七日死，何以知之？眉为之倾。病人筋绝九日死，何以知之？手足爪甲青，呼骂不休（一曰八日死）。病人心绝一日死，何以知之？两目回回直视，肩息立死。

病人肠（一曰小肠）绝六日死，何以知之？发直如干麻，不得屈伸，白汗不止。病人脾绝十二日死，何以知之？口冷足肿，腹热胪胀，泄利不觉，出无时度（一曰五日死）。病人胃绝五日死，何以知之？脊痛腰中重，不可反覆（一曰腓肠平九日死）。病人肉绝六日死，何以知之？耳干舌皆肿，溺血大便赤泄（一日足肿九日死）。病人肺绝三日死，何以知之？口张但气出而不还（一日鼻口虚张短气）。病人大肠绝不治，何以知之？泄利无度，利绝则死。病人肾绝四日死，何以知之？齿为暴枯，面为正黑，目中黄色，腰中欲折，白汗出如流水（一日人中平，七日死）。病人骨绝齿黄落，十日死。"

第三十三节　诸家学说二

《医学准绳六要》云："《内经》曰：望而知之者，望见其五色，以知其病。肝青象木，肺白象金，心赤肾黑，脾土色黄，一或有病，色必变，见于面庭矣。然肺主气，气虚则面白。肾属水，水涸则面黧。青为怒气伤肝。赤为心火炎上。痿黄者内伤脾胃。紫浊者外感客邪。憔悴黔黑，必郁悒而神伤。消瘦淡黄，乃久病而体惫。山根明亮，须知欲愈之疴。环口黧黑，休医已绝之肾。有诸内必形诸外，见其表以知其里。眉目一占，肺肝立见。"

又云："人之大体为形，形之所充者气。形胜气者夭，肥白是也。气胜形者寿。修长黑瘦有神者是也。形盛为有余，邪气实也。消瘦为不足，正气虚也。"

《古今医统》云："青色见于太阴太阳及鱼尾正面口

角，如大青蓝叶怪恶之状者，肝气绝主死；若如翠羽柏皮者，只是肝邪，有惊病风病目病之属。

红色见于口唇及三阴三阳上下，如马肝之色，死血之状者，心气绝主死；若如橘红马尾色者，只是心邪，有怔忡惊悸及夜卧不宁之象。

白色见于鼻准及正面。如枯骨及擦残汗粉者，为肺绝，丙丁日死；若如腻粉梅花白绵者，只是肺邪，有咳嗽之病。

黄色见于鼻，干燥若土偶之形，为脾气绝主死；若如桂花，杂以黑晕，只是脾病，有饮食不快四肢倦怠之证。

黑色见于耳或轮廓内外，命如悬壁，若污水烟煤之状为肾气绝主死；若如蜘蛛网眼乌羽之泽者，只是肾虚火来乘水之病。"

《证治准绳》云："色有青黄赤白黑，见于面部皮肤之上。气有如乱丝乱发之状，隐于皮里也。盖五脏有五色，六经有六色，皆见于面，以应五行。相生者吉，相克者凶，滋荣者生，枯夭者死。自准头、年寿、命宫、法令、人中皆有气色，其滋润而明亮者吉，暗而枯燥者凶也，又当分四时生克之理而通察之。

青色属木，主风，主寒，主痛，乃足厥阴肝经之色也。凡面青唇青者，阴极也。若舌卷囊缩，宜急温之。如夹阴伤寒，小腹痛，则面青也。《内经》曰：青如翠羽者生，青如草滋者死。青而黑，青而红，相生者生；如青白而枯燥者，相克乃死也。脾病见青气多难治。

赤色属火，主热，乃手少阴心经之色。在伤寒见之，而有三阳一阴之分也。如足太阳属水，寒则本黑，热则红也。经曰面色缘缘正赤者，阳气怫郁在表，汗不彻故也，当发其汗。若脉浮数，表热汗不出者，面色红赤而光彩也。经言阳明病面合赤色，不可攻之。合者通也，谓表邪未解，不可攻里也。若阳明内实，恶热不恶寒，或蒸蒸发热，日晡潮热，大便秘结，谵语面赤者，此实热在里，可攻之也。如表里俱热，口燥舌干饮水，脉洪面赤，里未实者，且未可下，宜人参白虎汤和之也。如少阳经病热在半表半里，面红脉弦者，宜小柴胡汤和之，不可下也。

经言少阴病，下利清谷，里寒外热，面赤者，四逆汤加葱白主之。此阴寒内极，逼其浮火上行于面，故发赤色，非热也。若不察仔细，误投寒凉之剂即死。又夹阴伤寒，虚阳上泛者，亦面赤也，但足冷脉沉者是。又烦躁面赤，足冷脉沉，不能饮水者，此阴极也，宜温之。若久病虚人，午后面两颊颧赤者，此阴火也，不可作伤寒治之。

然三阳之气皆会于头额，其从额上至巅顶络脑后者，太阳也；从额至鼻下于面者，阳明也；从头角下耳中耳之前后者，少阳也；但有红气或赤肿者，以此部分别之。盖大头伤寒证，正要知此部分可也。

《内经》云：心热则颜先赤，脾热则鼻先赤，肝热则左颊先赤，肺热则右颊先赤，肾热则颐先赤。若赤而青，赤而黄，为相生则吉；如赤而黑，为相克则凶。经言赤如鸡冠者生，如衃血者死。盖准头印堂有赤气，枯夭者死，明润者生。如肺病见赤气者则难治。

黄色属土，主湿，乃足太阴脾经之色。黄如橘子明者热也，黄如熏黄而暗者湿也。凡黄而白，黄而红，相生则吉；若黄而青，相克者则凶也。《内经》曰：黄如蟹腹者生，黄如枳实者死。若准头、年寿、印堂有黄气明润者，病退而有喜兆也，若枯燥而夭者死。凡病欲愈者，目眦黄也。长夏见黄白则吉，若黄青则凶也。

白色属肺金，主气血不足也，乃手太阴肺经之色，肝病见之难治。《内经》曰：白如豕膏者生，白如枯骨者死。凡印堂年寿白而枯夭者凶，白而光润者吉。若白而黑，白而黄，相生吉也；若白而赤，相克则凶矣。凡伤寒面白无神者，发汗过多，或脱血所致也。

黑色属水，主寒，主痛，乃足少阴肾经之色也。凡黑而白，黑而青，相生则吉；黑而黄，相克则凶。《内经》曰：黑如乌羽者生，黑如炲者死。若准头、年寿、印堂黑气枯夭者死，黑中明润者生也。黑气自鱼尾相牵入太阴者死，自法令人中入口者死，耳目口鼻黑气枯夭者死。凡面、准头、命宫明润者生，枯暗者死。若心病见黑气在头者死。华佗曰：凡病人面色相等者吉，不相等者凶。如面青目白、面赤目青、面黄目青、面赤目白、面白目黑、面黑目白、面白目青，皆为不相等，故曰凶也。相等者，面目俱青俱红之类也。"

第三十四节　诸家学说三

《医门法律》云："《内经》举面目为望色之要，谓面黄目青、面黄目赤、面黄目白、面黄目黑，皆不死；面青目赤、面赤目白、面青目黑、面黑目白、面赤目青，皆死。盖以黄为中土之色，病人面目显黄色，而不受他色所侵，则吉；面目无黄色，而惟受他色所侵，则凶，虽目色之黄，湿深热炽，要未可论于死生之际也。"

又云："久病之色，必有受病之应：肺热病者，色白而毛败应之；心热病者，色赤而络脉溢应之。肝热病者，色苍而爪枯应之；脾热病者，色黄而肉蠕动应之；肾热病者，色黑而齿槁应之。

夫病应其色，庸工亦多见之，然冀嘘枯泽槁于无益之日，较之治未病者，不啻倍蓰无算矣。更有久见病色，其人原不病者，庸工且心炫而窃疑之，殊不知此络脉之色，不足畏也。盖阴络之色，随其经而不变，色之变动无常者，皆阳络之色也。寒多则凝泣，凝泣则青黑；热多则淖泽，淖泽则黄赤。《内经》谓此皆无病（应春青夏赤秋白冬黑，故曰无病）。何反怪之耶？（按此言，阳络色变阴络色不变，格致之精即，西说亦无以胜之也"）

《石室秘录》云："五色既见于部位，必细察其浮沉，以知其病之浅深焉；细察其枯润，以观其病之死生焉；细辨其聚散，以知其病之远近焉。细观其上下，以知其病之脏腑焉。其间之更妙者，在察具五色之有神无神而已：色暗而神存，虽重病亦生；色明而神夺，虽无病亦死。然有神无神，从何辨之？辨之于色之黄明。倘色黄而有光彩，隐于皮毛之内，虽五色之分见，又何患乎？此观神之法，又不可不知之也。"

第三十五节　结论

昔仓公受公乘阳庆所传，有五色诊一篇，其书今不传，医界窃以为憾，余谓不然，闲尝细绎灵素经旨，推本天地阴阳五行之理，而原人生五色所由来，皆禀天气地味以成，故以五色配五脏，理至确也。

古医经亡过半矣，犹幸歧黄遗册，尚存僦贷季之绪余，何宝如之！或曰中国以脏腑就面位而分配之，未免强合，然观虚损证颧赤，则身危；女劳疸症额黑，则势殆，此固征之实验，历历不爽者，数千来之神秘，全在乎此。故经曰："望而知之之谓神。"

近世西医诊断，亦有皮色一篇。其诊视以面部最为正确，分色有苍白（即白色）、红（即赤色）、青红（青黑二色）、黄（黄色）、青铜（青黑二色）、银色六种，除银色为硝酸银中毒，乃古代所无者，其余所论颇多相同。可见望诊一法，中西并重。兹采其说，附录于篇，以资参证焉。

第三十六节　附录西医望诊法

《汤译诊断学》云：皮色在健体亦人各不同，人种风土年岁职业等，均有极大之关系，而与一切疾病，相关亦颇密切。其变色就颜面皮肤判定之，最为正确。因面部为皮肤最红之处，且随时可得而目视故也。

惟仅凭面色，或有过误，故亦须检查口唇、口腔、咽头结膜等色泽。盖病时，则此等黏膜，亦随皮肤变色，但结膜则虽在贫血者，亦多有潮红充血之象，须注意。此外，亦时有检查面部以外之皮色者。皮肤变色寻常别为下列数种：（一）苍白、（二）红、（三）青红、（四）黄、（五）青铜、（六）银色。

（一）皮肤苍白色

苍白皮色见于面者，至一定程度为止，属于生理。不常与户外新空气接触者，常见之。检其黏膜，不为苍白色，故可知其非病。惟苍白色之果为病理与否，抑为生理，惟有据经验以判之。至果为病理，则颜面多为灰白色，或多带黄色。

皮色视乎皮肤毛细血管之盈虚，皮肤苍白者，皆由一般贫血症，及毛细血管贫血。一般贫血症有种种原因：或仅由于血少（贫血症），或仅由于赤血球减少（赤血球减少症），或由于血色素灭亡，血液因而脱色（血色素减少症），其余则由于：创伤外科手术内脏出血（尤甚者为胃肠出血、动脉瘤破裂、外伤性内脏出血）、慢性肾脏病（尤甚者为慢性肾脏实质炎）、慢性消化器病、十二指肠虫病、萎黄病、恶性贫血、白血病、假性白血病、热性诸病及饥饿时，亦能使皮肤呈苍白色。

皮肤毛细管血少之故，半属生理，而半属病理。或以血管运动神经之刺戟，小血管暂发痉挛；或则以心脏机能猝然衰减。前一种见于精神感动（惊愕恐怖）及恶寒之际，后一种则于失神时见之。苍白色发现之部位，如口唇结膜耳翼之类，表皮菲薄，富有小血管，寻常为鲜红色之处，显而易见。贫血至于高度，则皮肤有如黄蜡，或黄中带绿，黏膜则微作酒红色而已；高度苍白色，于恶性贫血或痨病大失血之际见之；但亦有贫血虽著明，而营养佳良者，如萎黄病或恶性贫血是也；若既为贫血，又复羸瘦者，一见即知其为重症，其皮肤多带污秽土色，所谓恶病质，尤多见诸结核、癌肿、白血病、脂肪变性、重症疟疾、慢性铅中毒及水银中毒等症。

（二）红色

皮肤红色之由于多血者，不常有。而在异常则泛发性皮肤红色，多为毛管充血之征，于高热病人（尤著者为稽留热），或温浴后见之。又或因各种中毒而生，以鱼蟹中毒尤为著。限局部性皮肤红色，则平时在屋外操业者，或锻工爨婢之类，其头面常暴露于热气者多见之，两颊尤为鲜红色，盖以皮肤血管持续扩张故也。

又健体及病人，往往以神经作用，致皮肤红晕者，以面部尤为易见，如精神感动（愧怒）及热病时之红色，麻痹性偏头痛之半面潮红，又结核病人之两颊潮红皆是。盖一以血管收缩神经之麻痹，一以血管扩张神经之刺戟，致有此象也。结核病人身体安静不发热时，面色常为苍白，至发热或精神感动，或在饭后，则两颊多有限局性鲜红色，此名消耗性潮红。又轻度贫血病人，倘兼有心脏神经兴奋性者，或局部之血管运动神经有障碍时，面部潮红甚著，足使医师不知其为贫血者有之。

（三）皮肤青红色或紫蓝色

此色有轻重之差。轻者仅限于皮肤最嫩软且血管最多处，又身体末梢部，即颊部、口唇、结膜、耳翼、鼻尖、指趾终节（指爪）等处；重者浑身为青赤色，而上记各处，尤为明显，自黯青色至带黯黑色，若此者仅于先天性心脏异常见之。因心脏异常之轻重，或持续发现，或仅见诸过劳之际，又同时可见表面静脉怒张，而带青色者不少。

除此以外，则高度之紫蓝色，往往于死战期及痉挛重证，兼有呼吸困难者见之。盖紫蓝色之由来，实血液乏于酸素（即养气）而多碳酸（即炭气）之故，其原因：（一）血液与肺内空气之瓦斯交换减少，既不能多收酸素，而排出碳酸量又减少。（二）毛细血管内血行缓慢，与组织以过量之酸，而吸收多量碳酸，职是之故。凡紫蓝皮色必起于呼吸障碍，或血行障碍之际，但皮色既见青蓝，则呼吸、血行两障碍多兼有之。

呼吸器病，使皮肤起紫蓝色者，必为肺脏内妨碍空气流入，或则使呼吸面狭小之病，妨碍空气流入者，即使气道狭小一切疾病，如声门痉挛、声门浮肿、格鲁布喉头及气管白喉证、甲状腺肿大、动脉弓或无名动脉干之动脉瘤、许多小气管枝加答儿性肿胀是也。呼吸面狭小者，或系肺泡内积有液体；或凝固物（肺水肿、肺炎、肺楔状出血）；或系肺组织缺损（结核性空洞、肺脓肿、肺坏疽）；或肺受压迫（胸膜腔，或心囊内积蓄液体，或前后隔膜肿疡）；或肺泡弹力减少，不甚扩张（肺气肿）皆足以致此。

偶亦因著明之腹水或下腹部大肿疡，横膈膜压迫向上，妨碍肺脏扩张，使呼吸面狭小，致皮肤起紫蓝者有之，如麻痹（延髓性麻痹、末梢神经炎，或横膈膜内腹膜炎而麻痹）、痉挛（癫痫、破伤风，偶有Hysterie性癫痫）及呼吸筋自身之疾病（进行性筋萎缩、旋毛虫病、化骨性筋炎）等是也。

循环器病致皮肤变为紫蓝色者，则静脉血还流于右心室时，受有妨碍，静脉系因而瘀血所致。（是时毛血管内之血行徐缓）故每于代偿机缺陷之心瓣膜病、心肌疾病、心囊内积蓄液体及较大之大静脉瘤，可见此种变色。

恶寒时皮肤小血管内之血行迟缓，故现紫蓝色。抑紫蓝色在营养佳良之人，反较贫血者易起。盖贫血之人，苟非呼吸血行有极大之障碍，不见此色，其所以然。则以欲使缺少血球之血液变作紫蓝色，较血球多者非失却大量酸素，而碳酸又极富饶不可，故虽重证结核病，往往不可见此种变色。

局部之血行障碍，仅足使局部变为紫蓝色。（局部紫蓝色或瘀血）盖因较大之静脉干闭塞，或著明狭窄之故。其所以闭塞者，大抵由于静脉压迫或因血塞而起，例如：大静脉或四肢静脉干为肿疡所压，或腹腔渗出物，或腹腔肿疡，压迫下大静脉干，或股静脉发生衰耗性血塞之际，其局部遂见紫蓝色（瘀血）是也。

（四）皮肤黄色或黄疸

此因胆色素为血液及组织所吸收，遂发此种变色。轻重殊不一致。最轻者，仅柔软皮肤含色素本不甚多之处，微作黄色（衣裳被覆之体部较著于暴露之部分）；稍稍高度者，虽亦有等差，而全身皮肤作黄色或橙黄色；最高度者为带绿黄色或带黑色，所谓黑性黄疸是也。

黄疸证之黏膜亦为黄色，检时以指压黏膜逐退血液（最佳者以载物玻璃压口唇里面或压舌背），其最易显明者，为眼球结膜及软口盖，余部黄色虽退，独结膜黄色经久不去。

轻度黄疸，虽先发于眼球结膜，但在老人，此处发生黄色脂肪，每有误认作黄疸者，又据剖检所证明。黄疸病人，内脏诸器，殆无不变色，如其分泌物者、尿及汗亦以含有胆色素之故。病人衬衣染为黄色，又喀痰带黄疸色者，时亦有之。

皮肤黄疸色，不能以灯光检之，盖用灯光则黄白二色无从区别故也。服匹格林酸及珊笃宁时，皮肤及黏膜亦变黄色，但检尿则与真黄疸易于鉴别。E.Baelz氏尝实验七例，日人食橘过多者，手足皮肤即作橙黄色，因名之为橙皮症。此外皮肤有此种变色，多甚清淡，不见于黏膜，而尿色亦复不变。近渡边、森田两氏各报告一例，其皮肤黄变（尤著者手掌、足踱及面皮），纯系食橘过多所致云。

黄疸原因，多以胆汁不能流入十二指肠，停积于小胆管，其压力较血管及淋巴管强盛时，即为所吸收，因此发病。若此类名曰：肝发黄疸、器械性黄疸、郁积黄疸，或曰吸收黄疸。盖因其原因之最大者，为十二指肠加答儿肠黏膜肿胀，闭塞输胆管总口，使胆汁难于流出，或完全封闭之（加答儿性黄疸），胆汁入肠甚少，或竟不能流入时，粪即变为灰白污色，所谓黏土色，盖乏于胆色素，而又富于脂肪故也。

又输胆管内生有胆石，或胆管内之寄生虫（蛔虫包虫），及压迫胆管之肿疡（尤以膵癌为甚），亦足闭塞管口而发相同之障碍。又肝内许多小胆管受压迫时（肝内多发性小胆石、强度之肝静脉枝瘀血等），亦发黄疸。惟亦有肝虽受病而不发黄疸者，当此时制造胆汁，日形减少故也。此外如门脉系统之血压，较少于胆管内胆汁压力时，亦使发生吸收性黄疸，所谓婴儿黄疸，亦由门脉血压骤减之故，但其原因未尽明白。

如上所言，因器械性障碍所发黄疸之外，或又因病理作用，血中之赤血球分解，其游离之血色素化成胆色素，而发黄疸者有之，此名血黄疸。亦曰化学性黄疸。盖此系一种中毒症，如Chloroform依的儿、含水格鲁拉儿、砒化水素、盐酸加里、Treulendiamin等中毒。及重证传染病，且多于脓毒证及黄热见之。亦有发见于伤寒肺炎（黄疸型肺炎）及猩红热者，一说谓婴儿黄疸，其原因亦与此相同云。

与肺炎俱发之黄疸，往往学说不一，或谓本证兼发十二指肠加答儿之故；或谓肺炎毒作用于赤血球；或谓心脏机能因肺炎而减弱；故肝脏毛管之血压减少，遂有此证云。

某种中毒及传染病，可发黄疸，既如上述，此二证均以血球崩坏，发赤血球减少证。故昔时仅以为由血色素发生，Haematoidin（与Bili-rubin同）故发直正血性黄疸。惟据晚近之说，则单纯血性黄疸，极为稀有，不仅动物，恐在人体亦然。胆汁素不仅出于肝脏，赤血球因中毒崩溃之际，肝亦分泌浓厚胆汁，中含胆色素极富，胆管道路因而闭塞，而胆汁遂郁于肝中。以此言之，血性黄疸亦有与肝性黄疸并发者，不如名为血肝两发黄疸，较为妥当。

血性黄疸，亦如肝性黄疸，尿中多含胆色素，然亦有不含胆色素者。且血性黄疸，血中不生胆酸，故尿中亦无此物，而肝性疸则常可检出之。此外，则血性疸之粪不变色，与肝性疸异。时亦有慢性肝病，且如中酒性肝硬变证及心脏病。余若急性传染病（如脓毒症），皮肤亦作微黄色或污黄色，但尿中毫无胆色素，盖其变色因组织内生一种色素，与胆色素绝异云。偶亦有上记诸证，及稍著明之溢出物，吸收时，尿中排泄多量尿色素，与胆色素类似，当是时皮肤发轻度黄疸者有之，恐系起于尿色素，故此种黄疸名曰尿色素黄疸。

但胆色素之产地，今尚未能确知。Tissier氏谓主要系产自肝脏健全之肝细胞，自血色素化生胆色素，肝细胞受病或蒙障碍时，则生尿色素，或化生此二者之中间体，著明之Urobilin尿仅于慢性肝病赤血球崩溃增进时见之；OS.Muller氏所主张则与此相反，谓尿色素由肠内腐败细菌之作用，从胆色素化生，但胆汁不能达于肠内，或在初生儿肠内尚未发酵之时，则尿及肠中决无尿色素云。

（五）皮肤青铜色

上述皮肤变色，皆起于血液充盈，及其性质之变常。本节所言皮肤青铜色者，即Addisson氏病之主征。其原因在Malpighi氏网之细胞内及胞间，色素沉着，大抵为副肾病，其中尤多并发结核证者，或谓因交感神经之神经节及其径路与副肾联络者，一有变性，即生本病云。

本病皮肤自黄褐秽色或烟状灰白色，至近于青黑色不等，每易误认为最度之紫蓝色，压之以指，不如紫蓝色之消退，据此可以辨别其最早发亦最著明之部位。为颜面手背露出外面之处，如乳头腋窝阴部者，寻常已富于色素。又如股间等常受摩擦之部，变色较迟。

迨病势日进，则全身皮肤宛如黑种者有之，但巩膜指甲独不变色，其尤为重要者。则口腔黏膜，又偶于口唇有灰白色或黑暗之色素小斑纹（限局性）是也。久服砒石者，有时量虽极少，而皮肤变色宛如Addisson氏病，口腔黏膜为所侵者亦有之，是名砒素黑斑。其变色部虽停止服砒，亦不能十分消退，或竟不消者亦有之。

（六）皮肤银色

此色于久服硝酸银者，偶一见之。其皮肤作透明灰白色、青灰白色或黯灰白色。乍观之与先天性心脏病最高度紫蓝色酷似，但指压不褪色，可据以区别。此色盖以矿银沉着于真皮，汗腺固有膜而生，或谓银及蛋白化合物，成为小颗粒而沉着于皮肤云。

迨既经发诸皮肤，则以面手等露出部，尤为显著。稍高度者，巩膜亦呈灰黑色，口唇及口腔黏膜上生灰黑色斑纹，剖验之，一定脏器亦复变色（肾肠二者），但于器官之机能毫无障碍，而体亦健康。上述各种皮肤变色时，亦有合并而来者，其主要如次：

一、青红色与黄疸之合并证：静脉瘀血代偿机缺如之，心脏病尤易见之，肝静脉瘀血压迫胆管，因发黄疸者兼有青红色。

二、皮肤苍白与紫蓝色之合并证：所谓青斑者于贫血人窒息时见之。

第二章　色脉篇

第一节　论色脉由心所发生

经云："心之合脉也，其荣色也。"

此言色脉所由发生也。人生血液之循环，以心为机揉，回血由心上肺，而吹去紫色，新血由肺奉心，而化生赤色。故经有云：心生血。血生于心，传于脉，而荣于面，察其色之明暗枯润，斯可知血液之变状矣；察其脉之浮沉迟数，斯可知血流之趋势矣。

西人论脉属于心是矣，曰速脉及迟脉者，谓一分时间，脉之至数甚觉急迫者为速脉，反是者，为迟脉，是乃关于心室收缩之次数也；曰疾脉及徐脉者，谓以指按之，脉波之经过迅速者为疾脉，反是者为徐脉，是乃关于心室收缩之速力也；曰大脉及小脉者，谓血管之扩张甚觉宏大者为大脉，反是者为小脉，是乃关于心脏动作之势力也；曰硬脉及软脉者，谓以指按之，大有抵抗之力者为硬脉，反是者为软脉，是乃关于血压之强弱也。

中国则以色脉合论，测心脏之虚实，此自古诊断上所最有价值者。昔万氏有云：心主血脉。色者血之华，脉者心之合。如色见红润，脉来大数者，此为心气有余之象。如色见昏暗，脉来沉细者，此为心气不足之征。观其色脉，即以知其心中之虚实也，是可谓要言不烦矣。他如心属火，火盛则津干而病渴；心恶热，热盛则风生而病瘛；心藏神，神乱则心烦而病昏谵，皆无不有证象所候而凭色脉以决吉凶也。

第二节　论色脉合诊之道

经云："能合色脉可以万全。"

此言治病非合于色脉，莫之能全也。盖尝论之，容色所见，左右上下，各有其部。脉息所动，寸关尺中，皆有其位。左颊者肝之部，合左手关脉肝胆之分，应于风木；颜为心之部，合左手寸口，心与小肠之分，应于君火；鼻为脾之部，合右手关脉脾胃之分，应于燥金；颐为肾之部，合左手尺中，肾与膀胱之部，应于寒水。脉主内，色主外，内外相合以为治，此所以谓之万全也。

假令肝色如翠羽之青，其脉当微弦而急，是为相生；若浮涩而短，色见如草兹者则死矣。心色如鸡冠之赤，其脉当浮大而散，是为相生；若沉涩而滑，色见如衃血者则死矣。脾色如蟹腹之黄，其脉当来缓而大，是为相生；若微弦而急，色见如枳实者则死矣。肺色如豕膏之白，其脉当浮涩而短，是为相生；若浮大而散，色见如枯骨者则死矣。肾色如乌羽之黑，其脉当沉濡而滑，是为相生；若脉来缓而大，色见如炲者则死矣。

死生之理，惟望其五色，青黄赤白黑，以合于五脏之脉，穷其应不应；诊其五脉，急大缓涩沉，以合于五脏之色，察其顺不顺。本阴阳五行生克之理，以消息之，则药证相投，勿致错谬，厥疾弗瘳者，未之有也。

第三节　论色脉占病之新故

经云："征其脉，小色不夺者，新病也；征其脉不夺，其色夺者，此久病也；征其脉与五色俱夺者，此久病也；征其脉与五色俱不夺者，新病也。"

此言征之脉色，可以知有故病暴病之异也。故病者久病也，暴病者新病也。言欲知病有久新，必合色与脉而参论之。故征其脉小，小者虚也，而色则不夺，神不病也，正以其暂时得病，颜色未改，脉则一时之虚，所以谓之新病也；征其脉不夺，其色夺者，正以脉气不夺，故能久延，而色则以病久而夺，所以谓之久病也；征其脉与五色俱夺者，必其病日已久，故脉俱色败；征其脉与五色俱不夺者，正以病日不久，故脉色俱全。

繇此观之，则脉小色不夺者，虽曰新病，而脉病矣，形即不病，未必其易治也；若脉与五色俱不夺者，则新病之易愈者矣；脉与五色俱夺者，既曰久病，固病之难治者矣；若形色夺而脉不夺，则又久病之易愈者矣。

第四节　论色脉之相得与相胜

经云："色青者其脉弦也，赤者其脉钩也，黄者其脉代也，白者其脉毛，黑者其脉石。见其色而不得其脉，反得其相胜之脉，则死矣；得其相生之脉，则病已矣。"

此言色脉相得则生，相胜则死，示人以决吉凶断死生之机也。夫青黄赤白黑者，五脏五行之气色也。弦钩代毛石者，五脏五行之脉象也。

色脉之相得，殆如影响之相应者然，故色青者其脉弦，色赤者其脉钩，见其色而得其脉之相应，是不翅坤道之顺承天也；如色青而反见毛脉，色赤而反现石脉，此阴阳五行之反胜故死；如色青而得石脉，色赤而得代色，此色生于脉，阳生于阴，得阳生阴长之道，故其病已矣。

而病愈期与死期之迟速，且验之色脉生克历试不爽。大抵脉生色愈速，色生脉愈迟，色克脉死迟，脉克色死速，此又不可不知也。

第五节 论色脉为治之要极

经云："治之要极，无失色脉；用之不惑，治之大则。"

此言治之要道，以色脉为极则也。夫病之来也，不外表里阴阳虚实，此六者殆所以为治也。余谓经云用之不惑，治之大则者，尤重在虚实。古之上医，色脉为先，以色合脉，以脉合色，而后知虚实，定补泻。确然有所主于中，用能以祛群疑排众议，独行其是者，盖必真知灼见，而无所用其惑也。

例如：两腮红者，色实也。脉急数者，脉实也。大便秘，小便黄，渴不止，上气急，足胫热者，证实也。有此三实者，宜以寒凉之药泻之，所谓不可服热者，有七也；如面色㿠白者，色虚也。脉微沉者，脉虚也。粪色青，腹虚胀，呕吐，眼珠青，足胫冷者，证虚也。有此三虚者也，宜以辛温之药补之，所谓不可服寒药，有七也。

今之粗医，此而不知，其犯实实虚虚之戒者多矣。当泻不泻，当补不补，以致危殆，莫可挽救，此皆未识治之大纲者也。

第六节　论色脉合证之关系

经云："察色按脉，先别阴阳，审清浊。"

此言合色脉以分别病证也。李梴有云：四时之邪，以从前来者为实邪，后来者为虚邪。例看假令色红心病，热、痰火、癫狂、斑疹等证，其脉当浮大而散；色青肝病，胁痛、干呕、便血等证，其脉当弦而急；色黄脾病，湿热、肿胀、伤食、呕吐、关格等证，其脉当中缓而大；色白肺病，气喘、痰饮、痿悴、咳嗽等证，其脉当浮涩而短；色黑肾病，腰脚疝瘕、淋浊、漏精等证，其脉当沉濡而滑。

其间多动则为火为虚，静则为寒为实，皆当色脉相应。又五积六聚，尤宜察色与脉证相应，故言赤脉白脉合色而言之也。又五色应五脏，间有绿色者，乃任督阴阳之会也。此李梴所论，历举诸证以示崖略，后人缘此门径，可以深造堂奥矣。

第七节　论色脉合时之关系

经云："色之变化，以应四时之脉。"

此言察色诊脉，当于时相应也。肝色青，时主春，其脉弦；心色赤，时主夏，其脉钩；脾色黄，主旺四季，其脉代；肺色白，时主秋，其脉毛；肾色黑，时主冬，其脉石。昔我先师之理色脉也，以色青脉弦而合木应春，色赤脉钩而合火应夏，色黄脉代而合土应长夏及四季，色白脉毛而合金应秋，色黑脉石而合水应冬。以五行之休旺，副四时之往来。故六合之内，八风鼓荡，不离常候，尽可与期者在此，观其移精变气，所以通神明之妙也。

夫色脉相应则吉，相胜则凶。色脉之臧否，死生之征兆寓焉。《中藏经》有云："面青无右关脉，脾绝；面赤无右寸脉，肺绝；面白无左关脉，肝绝；面黄无左尺脉，肾绝；面黑无左寸脉，心绝。"故断之曰五绝者死。而又申言之曰："当其时则死，非其时则半岁死耳。五色虽见，五脉不见，即非死矣。"是其间有当时与非当时之分。死期有速有迟，而色见脉不见者，则又非可以一概断以死亦。

第八节　论色脉合形气之关系

经云："凡治病，察其形气色泽，脉之盛衰，病之新故，乃治之，无后其时。"

此言形气色脉之当参合以治也。夫五脏相传，有浅有深，所当察其形气色脉，急治之，稍缓焉，则后时，以致不救者多矣。故经申明其义曰："形气相得，谓之可治；色泽以浮，谓之易已；形气相失，谓之难治；色夭不泽，谓之难已。"一新病乘逆浅，一久病乘传深，此经合色与形气而言之如此。

又曰形盛脉细，少气不足以息者危；形瘦脉大，胸中多气者死。一邪气盛而正气脱，形胜气也；一正气衰而病气进，气胜形也。此经合脉与形气而言之如此。是故治病者当于形气色脉中，参合求之，斯病无遁情矣，于以决吉凶断死生，虽谓扁鹊仓公至今存焉可也。

第九节　论色脉合尺之关系

经云："色脉之与尺相应也，犹桴鼓影响之相应也，不得相失也。"

此言色脉之与尺相参应也。夫天地之道，曰阴与阳，在人曰气与血。气卫于外，色者其气之华也；血营于内，脉者其血之府也。人生气血相资而行，行里则通于五脏六腑十二经络，行表则濡于九窍四肢百节毫毛，昼夜循行，如环无端，以成其度，会于寸口。寸口者，掌后腕骨之部也，经所谓色脉之与尺相应者，即指此部而言。

谓脉外之血气，循手阳明之络，而变见于尺肤；脉

内之气血，循手太阴之经，而变见于尺寸，此皆胃腑五
脏所生气血之出候也。上工于此，按脉动静，循尺滑
涩寒温之意（此二句见方盛衰论）。脉滑者尺之皮肤亦
滑，脉涩者尺之皮肤亦涩。尺肤滑，其淖泽者风也；尺
肤涩，风痹也。尺肤粗如枯鱼之鳞者，水跌饮也。尺肤
热，其脉甚躁者，尺病温也；其脉盛而滑，病且出也。
尺肤寒，其脉小者，泄少气。尺肤炬然，先热后寒，寒
热也；尺肤先寒，久之而大热者，亦寒热也。故善调尺
者不待于寸，善调脉者不待于色，此所以为上工也夫。

第十节　论经以肝脏之色脉起例

经云："假令色青，其脉浮涩而短，若大而缓为相
胜；浮大而散，若小而滑为相生也。"

此经举色青为例，以明相胜相生也。青者肝之色，
浮涩而短，肺脉也，为金克木，大而缓，脾脉也，为木
克土，此相胜也；浮大而散，心脉也，为木生火，小而
滑，肾脉也，为水生木，此相生也。经以五色当与五脏
相应，特举一例以明生克之候，使人偶反耳，准此而推
演之。

赤色见，而脉小而滑，肾脉也，为水克火，浮涩
而短，肺脉也，为火克金，此相胜也；若弦而急，肝

脉也，为木生火，大而缓，脾脉也，为火生土，此相生也。

白色见，而脉浮大而散，心脉也，为火克金，弦而急，肝脉也，为金克木，此相胜也；若缓而大，脾脉也，为土生金，小而滑，肾脉也，为金生水，此相生也。

黑色见，而脉缓而大，脾脉也，为土克水，浮大而散，心脉也，为水克火，此相胜也；若浮涩而短，肺脉也，为金生水，弦而急，肝脉也，为水生木，此相生也。

黄为中土色，而脉弦而急，肝脉也，为木克土，小而滑，肾脉也，为土克水，此相胜也；若浮大而散，心脉也，为火生土，浮涩而短，肺脉也，为土生金，此相生也。

经曰："见其色而不得其脉，反得其相胜之脉，则死矣；得其相生之脉，则病已矣。"其斯之谓欤。

第十一节　论肝肾色脉当病之征候

经云："肝与肾脉并至。其色苍赤，当病毁，不见血，已见血，湿若中水也。"

此言色与脉反，而详诊病之不同也。试举一例言之：如肝之脉弦，肾之脉沉，则肝与肾脉并至，宜乎肝之色青，肾之色黑，其二色当并见也。今则见其苍，不见其黑，而见其赤。赤者心脏发生之色象也，心生血，斯有见血之征兆焉，何者？肝脉而见肝色必曾有恚怒，当病毁伤。然见肾之沉脉，色虽赤而必不见血也。若赤不徒见，而已曾见血，或口有所吐，或伤处亦有所出，则肾脉亦必不徒见，是当病湿若中水状也。正以沉脉属水故耳，否则色与脉反，宁无诸经之病，互见于中耶。

第十二节　论肝胃脾肾色脉当病之征候

经云："肝脉搏坚而长，色不青，当病坠。若搏，因血在胁下，令人喘逆；其耎而散色泽者，当病溢饮，溢饮者渴暴多饮，而易入肌皮肠胃之外也。

胃脉搏坚而长，其色赤，当病折髀；其耎而散者，当病食痹。

脾脉搏坚而长，其色黄，当病少气；其耎而散，色不泽者，当病足胻肿若水状也。

肾脉搏坚而长，其色黄而赤者，当病折腰；其耎而散者，当病少血，至今不复也。"

此言诸脉见本经之气，而色不应者，皆非病从内生，是外病夹内病。病以脉有刚柔而异，而以色征之。

如肝脉搏指，坚而长，色当青，而不青者，血蓄于下也，当病坠伤，或为手博所伤，因血凝胁下，令人喘逆不止也。若耎而散而色泽者，当病溢饮，盖面色浮泽，是为中湿，血虚中湿，水液不消，故病溢饮。溢饮者，当渴之时，暴多饮水，肝失疏泄，是以水溢入肌皮肠胃之外也。

胃脉搏指，坚而长，是胃气虚极，母气乘之，其色赤。若是当病折髀，盖足阳明之脉，从气冲下髀，抵伏兔，故病则髀如折也。其耎而散者，当病食痹，何者？饮食入胃，由中焦之腐化，胃气不足，则消化力弱，是以为痹也。

脾脉搏指，坚而长，是脾气虚极，其色之黄赤见。脾为肺母，脾虚则肺无所养，是当病少气。其软而散色不泽者，当病足胻若水肿状，盖色泽乃水肿之候，今色不泽，而若水状者，非真水也，足太阴之脉所循，故如是也。

肾脉搏指，坚而长，其色黄赤。外应于肌肤间者，心脾干肾也，肾受客伤，是当病腰如折，腰为肾府也。其脉耎而散者，当病少血，盖肾为牝脏，受五脏之精而藏之，而复上入心而为血，精虚则至令不复化赤而为血也。

第十三节　论筋病色脉之征候

经云："人尺脉数甚，筋急而见，此为何病？曰此所诊筋，是人腹必急，白色黑色见，则病甚。"

此言筋病之色脉也。夫奇恒之势，诊有十度，筋度者十度之一，诊筋之为病也。人身内有阴阳，外亦有阴阳，在外者皮肤为阳，筋骨为阴，是以筋病急而脉数。诸筋之会，聚于宗筋，冲脉主渗灌谿谷，而与阳明合于宗筋，是以筋病而腹必急。考十二经之筋病，惟手太阴与足少阴为甚。手太阴肺也，筋病则成息贲，胁急吐血。足少阴肾也，筋病甚者死不治，是以白色黑色见，皆所大忌也。

第十四节　论肌病色脉之征候

经云："脉至如颓土之状，按之不得，是肌气予不足也，五色先见黑白，垒（垒蔂义通）发死。"

此言肌病之色脉也。脾主肌肉，如颓土者，脉至按之不得，无来去上下之象，是肌气受所予之不足也。土位中央，而分旺四季，当五色具见，而先主黄。若五色之中，先见黑白，是水泛土崩之象，至葛蔂发时，木气旺而土气绝矣。

第十五节　论五脏积聚之色脉及病因

经云："赤脉之至也，喘而坚，诊曰有积气在中，时害于食，名心痹。得之外疾思虑而心虚，故邪从之。白脉之至也，喘而浮，上虚下实，惊，有积气在胸中，喘而虚，名曰肺痹寒热。得之醉而使内也。青脉之至也，长而左右弹，有积气在心下、支胠，名曰肝痹。得之寒湿，与疝同法，腰痛、足清、头痛。黄脉之至也，大而虚，有积气在腹，中有厥气，名曰厥疝。女子同法，得之疾使四肢，汗出当风。黑脉之至也，上坚而大，有积气在小腹与阴，名曰肾痹。得之沐浴清水而卧。"

此言诊色以得病因也。

赤脉之至也，心色赤，脉至喘而坚，喘为心气不足，坚主积气在中。积气在中，故时害于食也，食气不下，由于心气不宣，名曰心痹。得之思虑心虚，外邪乘虚留止矣。

白脉之至也，肺色白，脉至喘而浮，上虚而下实。以其虚，故善惊。以其上虚，故邪积于上而为虚，喘由肺不足，心气乘之，营卫不和则寒热作也，名曰肺痹。得之醉甚入房，故心气上胜于肺矣（按脉喘而浮者，上下俱不足之效象也，虚也，上寸脉有喘象，是上正气虚，下尺脉有浮象，是下邪气实，正气虚于上故善惊，邪气实于下故肺气不降，肾气不纳，积气胸中，发而为喘，是非喘而实，乃喘而虚，名曰肺痹，然肺其标也，肾其本也，标本俱虚，所谓阳维为病苦寒者是已，得之饮酒使内而伤肾也）。

青脉之至也，肝色青，脉至长而左右弹，是为弦紧。脉论有云：紧者如切绳状，言左右弹人手也。紧为寒，中湿乃弦，气积心下，又支胠者，肝主胠胁也，名曰肝痹。得之寒湿，疝之为病，亦寒湿而生，故经言与疝同法。寒湿在下，故腰痛也。肝脉起于足，上行至头出额，与督脉会于巅，故病则足冷而头痛也。

黄脉之至也，脾色黄，脉至大而虚。脉大为气，脉虚为虚，既气又虚，故脾气积于腹中也。若肾逆上，则是厥疝，肾气不上，则但虚而脾气积也。女子同法者，言同其候也。得之汗出当风，风通于肝，故汗出当风脾气积于腹中也。

黑脉之至也，肾色黑，脉至上坚而大。肾脉应小而滑，反上坚而大者，肾脏有积也，当有气积小腹与阴，名曰肾痹。肾主下焦，而湿由下受，是以归肾。得之沐浴而卧也。

第十六节　论五脏色脉内外证之现状

经(《难经》)云："假令得肝脉，其外证：善洁，面青，善怒；其内证：脐左有动气，按之牢若痛；其病：四肢满闭、淋溲，便难、转筋。有是者肝也，无是者非也。"

假令得心脉，其外证：面赤、口干、喜笑；其内证：脐上有动气，按之牢若痛；其病：烦心、心痛、掌中热而哕。有是者心也，无是者非也。

假令得脾脉。其外证：面黄、善噫、善思、善味；其内证：当脐有动气，按之牢若痛；其病：腹胀满、食不消、体重节痛、怠惰思卧、四肢不收。有是者脾也，无是者非也。

假令得肺脉。其外证：面白、善嚏、悲愁不乐、欲哭；其内证：脐右有动气，按之牢若痛；其病：喘咳、洒淅寒热。有是者肺也，无是者非也。

假令得肾脉。其外证：面黑、善恐欠；其内证：脐下有动气，按之牢若痛；其病：逆气、小腹急痛、泄如下重、足胫寒而逆。有是者肾也，无是者非也。(如读而)

此言五脏之色脉及内外证也。

一、肝脏：诊得肝脉其脉弦而急。其面青，青者肝之色也。肝与胆合，为清净之府，故善洁。肝者将军之官，故善怒。此其外证之色脉情好也。若夫属于内者，脐左肝之部也，按之有动气，坚牢不移而或痛也。冯氏谓肝气膜郁，则四肢满闭。传曰：风淫末疾是矣。厥阴脉循阴器，肝病故溲便难。转筋者，肝主筋也。此内证之部属所主病也。

二、心脏：诊得心脉，其脉浮大而散。其面赤，赤者心之色也。心火脏主热，故口干。心火脏志喜，发声为笑，故善笑。此外证之色脉情好也。若夫属于内者，心位高，下应脐上，脐上有动气，按之坚牢不移而或痛也。其病烦心，心主烦也，甚或痛。掌中热者，掌中手心主所过之处也。心不受邪，受邪者手心主耳。哕者干呕也，心病火盛故哕。经曰：诸逆冲上，皆属于火。诸呕吐酸，皆属于热是也。此内证之部属所主病也。

三、脾脏：诊得脾脉，其脉大而缓。其面黄，黄者脾之色也。脾胃相表里，寒气客于胃，复出胃则噫，故善噫。脾藏意智，故善思。脾消水谷，故善味。此其外证之色脉情好也。若夫属于内者，当脐者脾之位也，当脐有动气，按之坚牢不移而或痛也。其病腹胀，饮食不消，脾气弱也。体重节痛思卧，脾湿困也。脾主四肢，故脾病而四肢不收。此内证之部属所主病也。

四、肺脏：诊得肺脉，其脉浮涩而短。其面白，白者肺之色也。阳气和利，满于心出于鼻则嚏，故善嚏。肺志忧，故善悲愁不乐欲哭。此外证之色脉情好也。若夫属于内者，肺居上配右，下应脐右，脐右有动气，按之坚牢不移而或痛也。其病喘咳，肺主气，气逆上肺也。洒淅寒热者，肺主皮毛也。此内证之部属所主病也。

五、肾脏：诊得肾脉，其脉小而滑。其面黑，黑者肾之色也。肾在志为恐，肾气不足故善恐。欠者阴阳相引，俗呼呵欠也。此外证之色脉情好也。若夫属于内者，肾居下，故应在脐下，脐下有动气，按之坚牢不移而或痛也。其病逆气，小腹急痛，肾不纳气。上实下虚，而寒冱之也。泄则下重，少阴泄也。此内证之部属所主病也。

第十七节　论五脏色脉之死候

经云："真肝脉至，中外急，如循刀刃责责然，如按琴瑟弦，色青白不泽，毛折乃死。真心脉至，坚而搏，如循薏苡子累累然，色赤黑不泽，毛折乃死。真肺脉至，大而虚，如以毛羽中人肤，色白赤不泽，毛折乃死。真肾脉至，搏而绝，如指弹石辟辟然，色黑黄不泽，毛折乃死。真脾脉至，弱而乍数乍疏，色黄青不泽，毛折乃死。诸真脏脉见者，皆死不治也。"

此言真脏脉至者，又当验之气色皮毛也。

真肝脉至如循刀刃之形，责责然可畏也。又如琴瑟之弦至急，盖脉不微弦，非脉来耎轻弱虚而滑，端直以长之本体，乃但弦而无胃气也。色虽见青，而白来乘之，不泽者，是金克木也。其毛已折，元气败也，乃死。

真心脉至，坚而搏，如循薏苡子，累累然，盖脉不微钩，非来盛去衰之本体，乃但钩而无胃气者也。色虽见赤，而黑来乘之，不泽者，是水克火也。其毛已折，元气败也，乃死。

真肺脉至，大而虚，过盛也，如以毛羽中人肤，浮而无着也，盖脉不微浮，非轻虚以浮，来急去散之本体，乃但浮而无胃气者也。色虽见白，而赤来乘之，不泽者，是火克金也。其毛已折，元气败也，乃死。

真肾脉至，搏击而绝，如指弹石，辟辟然，盖脉不微沉，非沉以搏之本体，乃但沉而无胃气者也。色虽见黑，而黄来乘之，不泽者，是土克水也。其毛已折，元气败也，乃死。

真脾脉至，弱而乍数乍疏，欲灌不能，脾气欲绝也。色虽见黄，而青来乘之，不泽者，是木克土也。其毛已折，元气败乃死。

按五脏色脉死候，皆以毛折断之，血气先绝也。

第十八节　诸家学说

《外科精义》齐德之云："气血者，人之神也。脉者，气血之神也。所以治病之始，五决为纪。盖五决者，五脏之色脉也。脉应于内，色应于外，其色之与脉，当参相应，故曰能合色脉，可以万全也。"

《医学入门》云："肥白人多湿痰，瘦黑人多火热。或形肥色黑，形瘦色白，临时参证。或从形，或从色，不可拘也。又云肥人沉结，瘦人长浮，谓肥人肉厚，脉宜沉结，瘦人肉薄，脉宜长浮也，繇此推之。

人形矮则脉宜短促，人形长则脉宜疏长，相违相反，而又不和者皆死。非但形体相应，虽皮肤滑涩宽紧，亦宜与脉相应。经言脉数尺之皮肤亦数，脉急尺之皮肤亦急，脉缓尺之皮肤亦缓，脉涩尺之皮肤亦涩，脉滑尺之皮肤亦滑是也。"

《医门法律》云："五脏之色，在王时见者，春苍，夏赤，长夏黄，秋白，冬黑。五脏所主，外荣之常。白当肺当皮，赤当心当脉，黄当脾当肉，青当肝当筋，黑当肾当骨。五脏之脉，春弦，夏钩，秋毛，冬石，强则为太过，弱则为不及。四时有胃曰平，少曰病，无胃曰死。有胃而反见所胜之脉，甚者即病，微者至所胜之时而病。合其色脉而互推之，此非显明易遵者乎？

仲景亦出方便法门，谓寸口脉动者，因其王时而动。假令肝色青而反白，非其时色脉见，皆当病。盖两手太阴经之脉，总称寸口。因王时而动者，肝王色青，其脉之动当微弦，设反见白色，反得毛脉，至其所不胜之时而死矣。惟木王之色，脉青而且弦，为得春令之正。此外不但白色脉为鬼贼，即见赤黄黑之色，得钩代石之脉，皆当主病，特有轻重之分耳。《内经》言法已详，仲景复以金针度之，学者可不明哉？"

《张景岳》全书云："脉色者，血气之影也。形正则影正，形斜则影斜，病生于内，则脉色必见于外。故凡察病者，须先明脉色。但脉色之道，非数言可尽，欲得其要，则在乎阴阳虚实四者而已。四者无差，则尽善矣。

第脉法之辨，以洪滑者为实为阳，微弱者为虚为阴，无待言也。然仲景曰：若脉浮大者，气实血虚也。陶节庵曰：不论脉之浮沉大小，但指下无力，重按全无，便是阴证。《内经》以脉大四倍以上为关格，皆属真虚，此滑大之未必为阳也。

形色之辨，以红黄者为实热，青黑者为阴寒。而仲景云：面赤带阳者为阴不足。此红赤之未必为实也。总之求脉之道，当以有力无力辨阴阳，有神无神察虚实。和缓者乃元气之来，强峻者乃邪气之至。病值危险之际，但以此察元气之盛衰，邪正之进退，则死生关系，全在乎此。此理极微，谭何容易，姑道其要，以见凡欲诊病者，既得病因，又必须察脉色，辨声音，参合求之，则虚实阴阳方有真据，否则得此失彼，以非为是。医家之病，莫此为甚，不可忽也。"

五色诊钩元终

新中医五种

新中医五种序

革命之名，肇自汤武，而最著于民国。自鼎革后，凡种族政治社会诸舍旧图新者，无不以革命二字，为当今之急务。盖人类有大同，政治有升降，民智有通塞。时地不同，潮流顿易，是皆有改革之趋势。况医学一业，藏府具生存之形，药物本一定之用，使一失其真，则以讹传讹，杀人反手，是乌可以不革。

慨自神农作本草，岐黄传灵素，扁鹊设问难，长沙著伤寒。或有方而无法，或有法而无方。其间荒渺难稽，疑信参半。下此叔和撰伪诀，思邈托龙方，以及金元明清诸大家，大都述而不作，泥古薄今，此医学之所以日落下乘也。例如言疾病而附会五运六气，言内藏而强释包络三焦。一方药也，而动谓久服轻身延年；一脉管也，而强以寸关尺三部分配藏府。种种荒谬！

余初读其书，而即怀疑似。然以性嗜古，不忍卒废，故屡经黑暗阶级而不稍却步，盖将以有待也。厥后验症较多，治理较明，复览得楮彦适王勋臣张飞畴，及晚近丁氏丛书，俱独具手眼，先得我心。而益信吾见之不左，此医学之所以有革命也。先是吾医学脱稿而难其名，有谓此书性质非若守旧，可名维新；有谓此书论理据实，可名笔记。

余口唯唯而心否否，终不自安也。忽吟咏推敲而得医学革命四字，不禁拍案狂叫曰：此真吾医学之真精神也。或疑其名近夸，难免世人诟病。是时余亦有难色，独吾弟兆民，力反众议，并谓此书于旧医学，虽非根本破坏，实带有革命之彩色。大声疾呼，正欲唤醒庸俗耳。

若维新笔记云：何以力矫前人之弊，而深儆后人之盲从乎？此言实洽吾意，而革命之名乃定。然则种族政治社会之改造，吾虽不能列入党传，而革命医学，实自我始也。虽然，此为萌芽时代之革，而非完全美满之革也，识者谅之。

一九三〇年四月四川泸县王仁叟自序

新中医五种秦序

新中医五种，一九三〇年蜀南王仁叟先生著，翌岁举以示。并乞为序。按是书力矫前人之弊，而儆后人之盲从。虽非根本破坏，而实含革命之色彩，故初名医学革命。会西医中先有医学革命集刊印，遂易为中医革命以别之。先生曰：现今之世，中西医战益剧，欲持我国固有医粹，非举累朝积弊而刷新之，焉能长此适存。故吾书之作，譬之汤武革命，革辛受秽德之乱命，非革尧舜禹启执中之顺命也。善哉言乎！余更奚敢赞一辞。

顾革命之目的，在改革原有之不良而使之完善。进言之，促其臻于新之境界。故革命者所以致美致新之道，而新者革命之结果，总理之国民革命，在使天下大同，造成新中国新世界。其最近最显者也。是书历无数黑暗阶级。由验症而治理而创造新医学，则实为医学之结晶，非指示革命之方略。与其名中医革命，毋宁名新中医之为愈。矧新之历程，率皆由革命生乎。乃举以商先生，驰函报可，复易今名，并仍存其原序，以示创作之苦心。

虽然，世界之进化无量，即新之境界无限。在今日视为新者，安知他日不视为旧。凡事物之进步，必由旧而半新旧而新，至新矣，倏又为旧，复由旧而半新旧而新，无在非一正一反一合之循环往复。是则新中医之境界，正无时不需要革命精神以扶助之。先生之作，特发其凡耳，尤有说者。吾侪既从事中医革命，即当认定为促进中医而革命，时时以中医为前提，在中医之本身上求其完善，庶几愈显中医之真精神，而立于永不倾覆之地位。今人迷于西洋为新，窃取西医之名词，以实中医书籍，酿成非驴非马之混合物。不特结果无丝毫裨补，反使如治丝之益棼，以此言医学革命，破坏而已，建设云何。然则先生之作，不啻又树一正鹄，辟一光明之途径。噫亦盛巳。

犹忆民十六年五月，余有新中医社之组织。惟一工作，即为中医学术革命。当时曾撰宣言万余言，虽属一时气盛，实亦骨鲠在喉，不得不吐。而卒为人才经济所限，不能实现，不谓越五载而得见先生之伟著。千里关山，心心相印，能不令人景慕。而先生倘亦许引为知己乎！因拉杂书耑，并促付梓，序云何哉。

一九三一年五月十日上海秦伯未

例　言

一本书以变革中医历来积弊，务求理与实符为主旨。

一本书共五种，凡三册。一气化、二经脉、三症治、四病案、五药性。其他内藏方义，多详古籍，兹不赘。

一本书对于药性病案诸篇，皆录其可凭者，其余无大关系之药，及影响模糊之病，不敢自信者，姑存而不论。

一本书案中纯系写实，不分人我，不讳短炫长，或出自心裁，或拾人牙慧，皆著实录出，不蒙假面而自居奇也。

一本书案中有同症异治，有同症同治，或设为问答而多发明，或但写事实而少论断，其关系因一时兴会不同，不作无病之呻吟故。

一本书案中分三因。伤寒杂病为外因，虚劳内伤为内因，外有不内外因。然有此类而可加以他类者，有他类而可列入此类者，取其一方面便是。读者须知其可以分、不可以分。

一本书文字意思，概从自然流露，不事丝毫修饰勉强。或白话而兼文言，或有目而无纲，在作者偶有所得，便索笔直书。后虽欲逐类修改为文，恐反失当时真意。不过少将前日片片碎金，略编次序，以便观览而已。笔墨则非所计，读者谅之。

对于历代名医著作之平论

医学源流，本神农黄帝岐伯雷公为最著。故本草灵枢素问，即儒门之六经也。然后人或以黄岐之经藉为伪书，或又指神农之本草为伪撰。盖以古不以甲子纪年，秦始称民为黔首，且常山真定临淄诸郡县，为古无今有，据此种种罅隙，不无启人之滋疑也。虽然，作内经本草者，必秦汉间人，观其笔墨骎骎与晚周诸子相上下，故文人多喜读之。况所述医理，或得之传闻，或得之历试，除去荒诞不经之语，而确实者亦复不少。扁鹊长沙，尚且宗之。后世之医，漫无学识，何敢出其范围，此众口相传以至于今日也。扁鹊战国时秦越人，所著有八十一问难，多阐发内经之旨。

至汉季，长沙太守张机，号仲景，著伤寒杂病论、金匮玉函经，至此始有方有法，而医学始臻完善，故后人目仲景为医中之圣，然后世以伤寒杂病分编。或删改原文，或附以己意，或加入三百九十七法，或撤去重集诸篇，更有自为义例，以麻王桂枝青龙为三大纲者，是皆各逞已见。考之古籍，未必确实无讹也。总之内难经无论真不真，伤寒无论全不全，除去荒诞错误之处，得其片语一方，亦足以治病。此真公论矣。

晋有王叔和，述而不作，信而好古，为伤寒序例。宋之林意成无己辈，无不以叔和去古未远，其功当亚于仲景。奈何高阳生假叔和之名而成七言脉诀，岂知七言诗何有于晋时乎。叔和为脉诀累，疑之者众也。高阳生诬之于前，方喻程又诋之于后，并以一切伪撰，皆自叔和始。而叔和之名，自此一落下乘也。虽有貌方喻两家，独具只眼之柯琴出，然而一切皆尊仲景，图叔和，又，未尝不由方喻之作俑也。同时有葛洪肘后备急方。

李唐有孙思邈千金方、千金翼方，更有王焘外台秘要，此四种皆罗列古方为医家类书。而仲景之学，于斯一变矣。至宋有王衮博济方、无名氏传信适用方、急救仙方，皆有宋一代著名之书，而世之阅者少也。迄金元刘完素专主泻火，张子和专主攻破，李东垣专重脾胃，朱丹溪专主补阴。虽各执一说，不协大中之道，而补偏救弊，因时制宜，故其书皆著名，尚不失为金元四大家之伟称也。

明以后王肯堂著证治准绳，江灌著名医类案，薛立斋吴鹤皋，著医按医统，以及李时珍著本草纲目、与廿七脉，张介宾著景岳全书。盖有明一代，无大作手，称名家者，皆循循矩规，其功仅与汉儒等。至于张石顽之张氏医通，以百病多宜温补，论本景岳。李士材之医宗必读，以血症尽入虚劳，说更平庸。赵养葵著医贯大旨，合二张之法而行之，始终以六味八味丸为主，更不足道也。

明清之间，注素问灵枢者，以钱塘张隐庵高士宗为最。注伤寒金匮者，以柯琴徐彰为最。求其笔力之大，气魄之雄。具有任道之器者，莫如喻嘉言，惜其逞才使气，好创新论，纯以心为师，不求理与病符，而以温病认为少阴证误矣，后吴仅洛程郊倩均极尊喻氏。然嘉言治温，用姜附之温，其弊显；郊倩治温，用麦地之清润，其弊隐。且嘉言认疫症在三焦，颇得当，惟用药反常。郊倩治疫用麦地，未尝不是，但不能治承气大症耳。

治疫全书，当推吴又可之瘟疫论。又可以疫为天地之疠气，非四时伤寒温热可比，初起治法不过清凉，入藏府不过泻下，补养不过甘润。意以为伤寒始太阳，瘟疫始阳明。有太阳头痛症，而无太阳邪气，故不可汗，以内热浮越于太阳经故也。其说理极是，堪为治疫中之鼻祖。但不知瘟疫系温疫，故治法纯用清凉，而不能包寒疫一门。其所制达原饮一方，苦寒兼消导，用药夹杂，兼食积者宜之。若云攻膜原之邪，恐非确论。盖疫邪从口鼻而入，传染最速，死亡亦最速。虽不必传六经。而六经之治法，不外温清两途。如温疫，则借用伤寒之芩连膏黄；如寒疫，则借用伤寒之椒姜桂附，推之普济消毒圣散等。亦无不合者，乃又可书，转为伤寒正误，与喻氏尚论篇同时行世。推其心，皆欲抹杀伤寒，而自为温病瘟疫也。但吴之意识才力，不及嘉言能牢笼一世耳。

若周禹载分温热暑疫，王孟英集温热湿疫，不知温热暑湿，是一人病，而非老幼传染之疫症。如以为传染之疫，则又少寒疫一层也。余意寒温二疫，固是天然对子。但据现症，则温疫极多而寒疫极少耳。吴鞠通又本叶天士弟子顾景文温邪上受首先犯肺送传心包之十二字，而为温病条辨，更自制桑菊银召散之辛凉轻剂，及清宫增液一甲二甲三甲等方，清热养阴。余意治阴虚不宜重下之温病，或小伤风热不宜大清之症，固无不可。若火伤阳明，既传府而不急下，纯用清润，鲜不引邪入藏而死者，乃章虚谷王孟英反乐取之。谓叶氏所论温热是外感，殆别有所见钦。叶天士，壅乾人，生平不事著述。其徒华邵辈，托其名作临症指南，观伤寒六方，俱非伤寒大症，殆亦外感之伤寒钦，人谓自名有指南书，而世不知有伤寒，殆非真出自叶之手眼也。厥后徐灵胎亦疑编书者之过，英左所见，大抵皆同。灵胎著作有六种，外有慎疾刍言，谓阴虚无发热之理，又谓老人勿用热药，又谓内外十二因，无一因当用补药，病去则虚者亦生，病留则实者亦死。故生平所深恶而痛绝者，惟温补药。其言虽能力矫当日之弊，自成一家，然而一偏矣。

其时又有黄坤载，以木火左升，金水右降，土居中央之交，是为平人。病则水寒土湿，木郁金滞，而成气逆血滞下寒上热之症，百病不能出此范围。立论高，尚颇能自圆其说。醒快绝伦，惜其用药不出温水，燥土，升肝木，降肝金之套法。而又袭经方，以桂支白芍云苓自片均姜为主药。其言堕入理障，而非临症老于医者比也。又谓阳太盛而生病者，多缘生意不足，而生风燥之症，亦似伤寒寒火，杂病虚火实火。一切苦寒清下之法，俱是为扶阳而设者。其实黄氏对于杂病之火炎，伤寒之土燥，亦明知清火以保金，夺土以救水，岂症宜辨，药宜用，而扶阳抑阴之理必当争乎。不过先入阳贵阴贱、阴易长而阳易消之言。故必牵病就理，以炫独得之长。此其过也。

近人陆九芝谓其终身不识阳明病，又岂公论哉。陈修园者闽人也，作伤寒论、金匮要略浅注，至三十六种，文笔颇善，足称大家。其返约之三字经，以时方为标，经方为本。真仲景之功臣，惜其信古太深，辨理太详，不脱仲景之窠臼耳。岂知善学仲景者，期于至善而不袭其为。若方必传自仲景，药必出之神农，理必根于内经。则仲景未著之方，神农未尝之药，古人未辨之理，如今之生理学、药物学，安得不本于古者，遂不可用于今耶？

医家之稍带革命思想者，自南齐褚澄而后，惟清初王勋臣，特具只眼，黜内经经络错误，仲景之方效论错，集医林而改张之。虽其间气门水道之考据未必真，补虚逐瘀之法未必善，而不拘古籍，力求试验。启今日解剖学生理学之先声，亦医门之豪杰也。至舒弛远，虽不能特树一帜，始终以喻为主，而偏于温补。然驳伤寒，正谬误，言简意赅，有条不紊。或讥其以黄芪党参统治百病，殆矫枉过中之刻论也。他如戴北山，改温热为广瘟疫。秦皇士，误伤寒为北方病，甚有讹痘为疡，以痧作疹者。此又自以为是，而不管人之公是公非也。若夫张景岳，则痛诋刘氏之泻火，朱氏之补阴，陈修园辈又转黜景岳之偏于温补，徐灵胎谓刘河间专主内经，而实不得其精义。朱丹溪平易浅近，未睹本原。李东垣专执理脾胃之说，意见偏而方法乱，贻误后人。黄坤载更以钱乙为悖谬，李杲为昏蒙，刘完素朱震亨为罪孽深重。诋诃古人，无所不至。是皆门户之见，相逼而来，如狂吠日，无足重轻矣。甚至方中行，喻之所自出，而反驳方氏，喻嘉言，高之所由来，而反诋嘉言，盖不如是。则人知有方而不知有喻，知有喻而不知有高。故不得不吹毛求疵，以高己见也。即如方喻三纲鼎立之说。柯琴非之，以为非仲景本来面目。然柯氏之言，又岂独得仲景之心法哉。无怪林北海吴塘辈，又从而訾之议之也。更有杨栗山伤寒瘟疫条辨一十五方，以姜虫蝉蜕之不担重任，加入芩连膏黄内，暗用伤寒方，而反戒人勿用伤寒方。

嗟乎！自世衰道微，而私心自用，作伪欺世者，愈出愈奇矣。余意以为不必分某某短，某某长，取节焉耳。不必此之是而彼之非，固时焉耳。盖凡著一书、立一说，必有一长。地不同，人不等，各有所见。必欲以倍蓰什佰之数，强而同之。内圣外王之学，兼而通之。岂不惑哉。岂不惑哉。故以著作而论，除以上所序之书籍而外。医宗金鉴，取其详而备也。素灵类纂，取其简而易也。验方新编、寿世保元，取其分门而别类也。珍珠囊、药性赋、脉诀规正、取其汤头歌诀，便于诵读也。其他锦囊秘录，尊生养生，及本草备要，卫生编，遂生编，集验方，经验方，皆大同小异，各有短长也。

以人而论，除以上所引之名医而外。桐君有采药之录，伊尹有汤液之传，其后西汉太仓公之方，晋皇甫谧之甲乙，隋杨上善之太素，此皆最著名者也。至若刘宋雷敩，吾知其著炮炙也；梁之陶隐居，吾知其有别录也；唐之陈藏器，吾知其有拾遗也。他如秦和缓以医国名，魏华佗以出蛇显，范文正以良相名，陆宣公以活人著。下此金元间，张洁古为东垣之业师，王海藏为东垣之高弟。明清间，刘松峰与吴又可并驾，薛一瓢与叶天士齐名。此皆吾道中之特出者也。外此秦汉而后，王冰之注，滑寿之脉，马玄台之铖，徐之才之撰，巢元方之病源论，朱南阳之活人书，许叔微之本事方，庞安常之总病论，葛可久之十药神书。推之现代之齐氏医案，郑氏医法，丁氏丛书，唐宗海中西汇通。一切汗牛充栋之医籍，凡我涉焉而不精，略焉而不详，姑置勿论可也。若读其书，深知其人者，取而尚论之。轩轻之亦，无不可也。然安知我是而人非乎，抑人是而我非乎。抑我之论，人之论，公是而公非乎。总之我信我心，心信此理，理求符病，病求历试历验，如此而已。故曰知其要者一言而终，神而明之存乎其人。

气化真理

气化真理

　　阴阳、气血、水火、升降、标本等。体物不遗，古今不易。惟宜即物深造，不当革其本始也。若五行、五运、六气、标本中等。前人不过以天干、地支，三阴、三阳，验人身藏府之寒、热盛衰，为一种符号。今则久假忘母，直以甲乙寅卯木，丙丁巳午火，庚申辛酉金，壬癸亥子水，戊己辰戌巳未土，为藏府本来面目，一定不移。更以甲己乙庚丙辛丁壬戊癸为阳年，阴年，有太过不及之分。以子午丑未寅申卯酉辰戌巳亥为司天在泉，分主四季，有上下加临之别，不特此也。且三阴三阳，有从标之气，有从本之气，有不从标不从本而从中之气。亦似人身百病之寒热虚实，无不以此为标准者。而不知愈求愈远，反令人捉摸不定。此当根本变革，而不容依阿于其间者也。

阴阳气血水火离合论

阴阳二字，古今不易，中外不殊，体诸物类而不可遗。其在人身，阳主气，阴主血，气有余便是火，血之化即成水。气血水火合而为一，则为真阴真阳，主生；离而为二，则为孤阴独阳，主死。医者明于阴阳气血水火离合之理，斯过半矣，其微义散见篇内。

真阳真阴，总统于一气，以人生活一口气。盖气为阳，阳主生；水为阴，阴主死。故人死气散火去，血化而水存。盖气是真阳，血是真阳所生之真阴。人死真阳亡，则气散而火去，真阴之血亦变化，惟尸水独存。可知从前之气血，皆一气之阳，而水乃为阴矣。故古人用药扶阳而抑阴，泄水而补火，即本此意。

阴阳合而为一，为真阴真阳，则有生长之气。有生长之气，则真阴亦可谓之阳。阴阳离而为二，为孤阴独阳，则为不生不长之死物。为不生不长之死物，则独阳亦可谓之阴；不沾泥之净水为孤阴，不能生物，故谓之阴；不沾泥之白石为独阳，不能生物，亦为之阴。以阴始不能生也。石上得水而生苔，水中沾泥而生草。得阴阳合一之气以生，总谓之阳，以阳始能生故也。

物必将腐而虫生之，极则化也。盖真阴真阳不生虫，孤阴独阳亦不生虫。真阴真阳不生虫者，以物之生气旺时而言。孤阴独阳亦不生虫者，以物之极乾极湿时而言。惟阴阳二气郁蒸，则虫乘湿热浸润之处而微生焉。

大抵生我之真阳真阴，俱难补起，只可以水谷培养之。待劳极气弱精枯，则油干火微而灯熄。故人寿多至百年，断无长生不老之理。假使灯内火尽则继以火，油干则重添油，何有尽时。所贵医治者平时则养之，火郁则泄之，火微则拨之而已。若油干灯尽者总无益矣。

菜油为已化之真阴，故能着火。水为未化之阴，故不能着火，且以熄火。人身精血为已化之真阴，故能藏火。水为未化之阴，故不能藏火，而反以熄火，亦一理也。今之医者，奈何以精血之真阴枯弱，不求化生真阴以藏火，而直以苦寒滋阴之品，补水以灭火，是不为无益而反害之矣。按菜子之所以有油，生气化生耳，非雨露即油也。人身之所以有精血，亦生气化生耳，非水即精血也。盖水但为生真阴之具，气乃为化生真阴之原矣。

阳一而实，阴二而虚。阴之二，从阳一而分。故阳常有余，阴常不足。此补阴之功，一日不可缺也。然阴阳互为其根，议补阴者须以阳为主，无阳则阴无以生也。按既曰阳常有余，阴常不足，何以议补阴以阳为主。盖水虚由于火衰，未有精泄已亏，而元气能独全者。谓阳常有余，阴常不足者，以人生阴阳之平时而言。非谓既病阴虚，而真阳犹有余也。神田气化，气本乎天，生吾身者，即真阳之气也。形以精成，精生于气。成吾身者，即真阴之精也。人生天癸未至时，本由乎稚气，到四十阴精减少，亦由乎气弱，是精气实一而二者也。故人生通体温者阳气，及其死也，则形存气去而身冷也。可见生死壮老，俱在一气之间。若谓阳常有余，阴常不足，而遂任意以苦寒滋阴伐阳则误矣。

血由气生，气由血长，故曰阳生阴养。血由气生者，阳能生阴也；气由长养者，阴能藏阳也。故少壮血肉多人，其阳气必旺，血由气生之验也。老弱将死人，形肉既脱，有出气而无收气，气无血长养之征也。气无血长养，譬之薪尽则火灭，非无故而火衰也，其实火无藏身之地也。欲留此火种，须常于炉内焙以干柴，使火不熄。但炉内之干柴难尽，而人身之干柴有尽，非干柴之有尽也，所以受干柴之器有尽也。故曰无形无患。

世有血盛而气虚者，其血虽多，必清淡不甚红。其实非血之盛，乃水之盛也。若真血盛，其色必鲜红，其汁浮浓沾，此血之盛而气亦必盛者也。世又有气盛而血虚者，其气虽壮，必脉息不甚调。其实非气之盛，乃火之盛也。若真气盛，其脉必和缓，其呼吸必调匀。此气之盛，而血亦必盛者也。

凡人气血盛衰，由初生时所禀阴阳盛衰而成。阳气盛，则阴血何由而虚；阳气虚，则阴血何由而盛。气藏血中，血藏气中。气多则血多，气少则血少。气血实一物也，而或以为火旺则水灭，水旺则火灭，是殆以为气旺则血灭，血旺则气灭。将气血阴阳分而为二也，乌乎可，然亦有说焉。火旺则水灭者，谓外来之邪热过甚，郁久恐伤真阳气中之真阴血，故治法必清下之。清下之，即所以攘外热而安本身之真火也。水旺则火灭者，谓外来之凉邪过甚，郁久恐伤真阴血中之真阳气，故治法必温燥之。温燥之，即所以去外寒而安本身之真水也。以上二者，皆外来之水火为病，其实非气血之水火为病。若气旺只能生血，血旺只能藏气，安有相灭之理。

水之行止，听命于气。水在身为血，血不自行，挟气以行。气不条畅，有错杂妄行之患。庸医不治其气而塞其窍，则此窍塞而彼窍复流，害益甚矣。

人身之火，如火炉一般。火炉灰少则火现，人身虚极亦火现。火炉紧覆则热甚，人身闭汗亦烧甚。火炉覆冷灰，如药用滋润。火炉覆热灰，如药用温补。火炉抽炭出，如药用消黄。火炉加炭入，如药用桂附。火炉去蔽盖，如药用发表。火炉拨空间，如药用行气。

相火为龙，龙藏于精水之中。故真阴损一分，即水盛一分，即龙火露一分，龙遂不能藏于精水之中也。其浮热之气，随泛滥无主之水而上逆，形为阴火上冲之症。斯时若温养其气，去其水湿，久之脾土健旺，化气有权，气化精生。则阴火之上浮者，遂潜消于无何有之乡。而相火之在下者，仍藏于精水之内也。若一味寒凉，败其胃气，则化气少而真精日减，不惟已逆之阴火不能消。即在下一线之真龙火，不随水之上逆而露尽不止矣。

按坎水中之一阳为相火，为龙火。此龙乃初生时之龙，惟潜于润中，以水为家。若人之君火弱而阴水盛，阴水犯上。水高一尺，龙亦高一尺，是为虚火上乘之病。故其病反喜热汤，冷物全不受。治法以姜桂附消其在上之阴水，阴水消尽，则阴火自无。盖一阳潜于水中，水逆而阳亦逆，水消而火亦消也。岂真引火归源哉。

再按引火归源之理。因夏时阴气在下，龙雷不能安其身而出于上。人之阴水旺，相火不能安其身而出于外。桂附与相火同气，直入肾中，消其荫翳。据其宅而招之，同气相求，相火安得不引而归源哉。譬如群阴之小人入朝，则君子不能安其身而下于野，斯时若有一势力之正人，能弹压群阴，据其位而召下野之君子。则君子有所恃，安得不复入朝任事耶。所谓引火归源者，此诚善喻也。问曰少阴中有龙火，厥阴中有雷火。所谓龙雷者何也？按天之阳火二：大阳真火也，星精飞火也。天之阴火二：龙火也，雷火也。二火必阴雷四合，大雨降注乃见。人之阳火二：君火也，相火也。人之阴火一，失位之火也。内经云君火以明，相火以位。肾中阳虚，则火不安其位而飞走，犹龙雷之火也。若肾阳复位，则火不妄行，犹太阳一照，则龙潜雷伏而收声也。故谓失位之火为龙雷火。然龙火在于少阴者，以肾中有真阳之火也。雷火在于厥阴者，以肝中有相火也。肾中真阳一虚，则龙火上升。肝中相火失位，则雷火妄行。故少阴中有龙火，厥阴中有雷火也。

水有三，平人水有精、有血、有汗尿唾液。盖津液由胃出津门津管，分三权。精者入髓府化髓化精，浊者入血府化血，其水液上潮于廉泉而为唾，外泄于毛孔而为汗，下输于膀胱而为尿。素补精髓宜龟鹿地黄；补血行血，宜当归桃红；滋水利水，及发汗止汗助汗，宜增液汤、五苓散，及青龙白虎稀粥温覆之类，此治水之大概也。外有尸水，即人死后之孤阴。孤阴即阴水，不能生物者也。

火亦有三，伤寒有实火，绝无虚火。治实火宜清，如芩连膏黄之类。杂症有虚火，亦有实火。因人身本有少火，病则气郁，变为壮火，壮火即实火也，实火不去，久而阴虚，又变为虚火，治宜生地玄参二冬等。虚火实火之外，又有阴盛格阳、阴极似阳、重阴必阳之阴火。此即前言之相火，即龙火雷火。治宜桂附等大辛大热之品，引火归源。所谓太阳一出，雷雨收声也。外有真火，即生命之真阴真阳。发露已尽，不可治者也。

伤寒少阴症，虽阴精未竭，而阳气已微。若不急回其阳，亦能死人。若急温燥补火，则火复存而人不死。以阴精未竭，火有依附故也。例如灯中油虽未干，而火滞欲熄，若不急拨其灯心之火，则熄必矣。若急挑其灯心，则火燃而灯不熄，以油未干，火有住脚故也。至虚劳症，精血已枯，阳气无多。虽急回其阳，阳无阴而必散，故主死。即大滋其阴，阳愈伤而散愈速，亦主死。如灯内油已枯，而灯火必微，若急挑其灯心，火无油而旋即灭，故主熄。若不拨火而陡然加油，亦主熄。至不加油而以水加之，则愈伤而灭愈速也。此外感壮盛病可治，而内伤老弱症之所以难治也。

阴盛无消阴之法，但有补阳以破阴。阳盛无补阴之法，但有伐阳以保阴。故仲景一百一十三方，无养阴以退阳者，按此指伤寒承气症而言。若温病阴虚，亦宜增液，不可一概抹杀也。

世之目为阳盛者，多阴盛格阳。看似阳盛，实是阴盛。若作阴虚阳亢治，不补阳而补阴，鲜不殆者。按此指前条重阴必阳之阴火，宜桂附引火归源者也。

又有阴虚而阳亢，看似阳盛，实是阴虚，宜补阴而阳始不盛也。然则阴盛阴虚两症，皆目为阳盛。若遇真是阳盛之病，或反补阳，或但补阴，其害尚可深言。况复有指阴作血，不知阴阳俱以气言。但用补血之药，认为退阳，其害更可深言。按人身气既有阳有阴，血则有阴而无阳。观此则阳贵阴贱之理，不待辨而自明矣。

再按上条既言阳贵阴贱，则用药宜扶阳抑阴明甚。然所谓扶阳者，补阳以生阴也，非去阴也，阴去而阳无所附也。且所谓扶阳者养气也，非燥火而竭水也。盖少火则生气，火壮则食气也。故补气即以生阴，滋阴即以固气。即有时清火下火，亦无非为固气而设也。观热伤气而用生脉饮，火伤阴而用承气汤，其意可知也。不然大言阴与阳，小言夫与妇。若谓阳贵阴贱，必扶阳而抑阴，充其害。则世界有男而无女，人类不至殄灭殆尽也几希。

天地人生成自然说

中国人以天地人分为三才。俨然以人与天地为鼎峙，不知天亦物耳，地亦物耳，人又天地间之一物耳。其生成悉本之自然，无一毫勉强支配。自然者何，一阴一阳之谓也。阳数奇，阴数偶。阳体动，阴体静。阳性升，阴性降。阳就燥，阴就湿。若穷其究竟，虽圣人亦有所不知，吾何赘。

周体之术，以天似覆盆，斗极居中，中高而边下，日月傍行绕之。日近而见之谓昼，日远不见之谓夜。浑天说，以天形似鸟卵，地居其中，天包地外，犹卵之里黄，圆如弹丸。其术以为天半覆地上，半在地下。其天居地上见者一百八十二度，半在地下亦然。浑天说，本之素问。闻某年地动，则大地皆动，而青兖独甚，则知地在大虚之中，大气举之，无所凭依也。按此说与现在科学家言日不动而地动之理相合，故特书之于首。

或问人身之手足十二经脉，与夫藏府，耳目百骸。其在阴位，其在阳位，阴阳既定，皆整齐而不紊何也。余曰人象天地，天地之道，阳必上浮，而阴必下降。水流湿，火就燥，皆自然之性也。知人之性道形气，而天地至诚无息。物之终始，皆可推矣。所推当何，曰其为物不贰。不贰为何，曰一阴一阳之谓也。无阳不浮，无阴不降，无火不炎，无水不下。水火阴阳既济，是生五行。五行成于土，底于中和，而天地位焉，万物育焉，此知其要者一言而终也。鸣呼人道通天道，天道本乎阴阳自然而化生万物而太极，而无极，不诚然哉。此一以贯之，知知之至也。

人之头面耳目口鼻舌俱灵者，清阳之上浮也。其下但能溲便，而不能视听声闻味者，浊阴之下降也。右手便于左手者，阳气之初来而旺，继来而衰也，背面拙于前面者。前为阳，而后为阴。阳性动而阴性滞也，上下左右前后，皆阴阳流出之自然。然则人周身阴阳之部分，安得不齐一哉。

人之鼻属天，故天食人以五气。口属地，故地食人以五味。然阳中有阴，阴中有阳，所以自人中而上。目鼻耳皆二窍，二为阴数，自人中而下。口与二便皆一窍，一为阳数，盖取地天之义。上三画偶而为阴，下三画奇而为阳，合成泰卦也。

目精明而不沾尘垢，故能视。耳空阔而居高达深，故能听。鼻通肺气，而清肃，不干浊气，故能闻。口能出气，能开合，故能声。舌形细腻，且常有津液，故能味。

又天主清，故鼻不受有形而受无形。地主浊故，口受有形而兼无形。女子有月经而男子无何也？盖男子属阳，阳应日，故精盈而日举。女子属阴，阴应月，故血满而月下。又男子生须而女子无何也？盖男子血气盛，则充肤热肉而须生。女子血以时下，冲任脉不营于口吻，故无须也。

传云，人生始化曰魄，既生魄，阳曰魂，何也？盖人之生也，始变化而为形，形之灵亦曰魄，若视听运动之类是也。魄属阴，其中有阳气，气之神者名曰魂，如精神智识之类是也。

易曰乾为首、坤为腹、震为足、巽为股、坎为耳、离为目、艮为手、兑为口何也？盖乾为首者，首尊而在上，故乾象之。坤为腹者，腹纳而有容，故坤象之。足动而在下，故震象之。股坼而在下，故巽象之。坎阳在内，犹耳之聪于内。离阳在外，犹目之明于外。手动于上而能止物，故艮象之。口开于上而能说人，故兑象之。

五藏肝仁肝义心礼肾智脾信何也？盖肝者木之精也。仁者好生，东方亦好生物，故肝象木。色青而有枝叶，目为候者，目能出泪而不能内物，木亦能出枝叶而不能有所内也。肺象西方金之杀成万物，故为义。鼻为候者，象金石之有孔窍也。心象火，色赤，居南方。阳在上，阴在下。礼有尊卑，故为礼。天本在上，故心下锐也。耳为候者，耳能别音语，偏内外，如火之分明也。肾象水色黑，进而不感，故为智。水阴数，故肾双窍为候者，窍能泄水，亦能流滞也。脾象土之任养万物，故为信。口为候者，口能知五味也。按肾有两枚者，以肾为阴数，阴数偶故也。火有二者，以心之君火不主事，今右肾中之少火代之故也。

聚万物以成吾身，化吾身以养万物。人类所以能生长者，以其各有生命力也。其生命力日作呼吸之工，即隐以败坏其各料，加以土性盐类。日积于中，微管因而闭塞也。迨油质渐去，则渐变为培养万物之材料也。

五行生化以气论

天地之气，化生五行。五行有生有克，制则生化。人身藏府寒热之气，互相生长，迭相胜复，其理亦同。

后人不知此义，或纯据五行之质以为言，或更引支干之字而强释。以致愈求愈远，于疾病毫不相涉。兹将五行之于藏府，熔于一炉，说明真象。俾读者开卷了然，庶不致望洋而返。

天地间一气耳。气之清而强者为火，清而弱者为水，浊而沉者为土，浊而浮者为木，浊而实者为金。

水之为言濡也。书一曰水，又曰润下。正义曰：五行之体水最微，为一；火渐着为二；木形实为三；金体固为四；土质大为五。

又水曰润下，火曰炎上，木曰曲直，金曰从革，土爱稼穑。润下作咸，炎上作苦，曲直作酸，从革作辛，稼穑作甘。按书于五行土爱稼穑句，句法独异者，以土能兼金木水火而无乎不在也。木性升发，直则升而曲则不升，是以酸。金性降敛，从则降而革则不降，是以辛。火但上炎是以苦，水但润下是以咸。四象之酸苦辛寒，皆土气之中郁也。故平人土气不郁，则口中无专味。

再按肝喜升散，而味反酸敛；肺喜收敛，而味反辛散何也？盖肝但直而不曲，则遂其升发之性。直而兼曲，则生气郁遏故，酸味见焉。肺从而不革，则全其收藏。从而又革，则收令不行。故辛味见焉。革者金可可以改更也。

东方毛虫，木森森之气也。羽虫者，火化之游行于虚空上下也。倮虫肉体，土所生也。介虫外被介甲，金之象也。鳞虫水所生也。

五行之化运。始于五方之天象。丹赤色，火之气也。丹天之气，经于牛女戊分。牛女在癸度，故戊癸合而化火也。余仿此，盖丹黅苍素玄，在天之气色也，青黄黑白赤，在地五行之色也。

木火土金水，属五行之质。心肝脾肺肾，属五行所生之形。温热湿燥寒，属五行所化之气。五行交济，或生或克，或制或化，俱不以形不以质而以气也。釜中之水，薪火未燃，是水之寒。火然未沸，是木之温。炉红沸汤，是火之热。薪尽火微，是金之凉。

五行相生者，如以木见火则燃，火烧过则灰为土，土烧过则为镃器为金，金化则为水，有水则生木风。生热者，以风为气，热亦气也。热生湿，如火烧锅底，则汽水升腾是也。若湿生凉，凉生寒，又理之显然者也。

五行相克以气之实理。如心火之热，克肺金之凉。肺金之凉，克肝木之温。肝木之温，克脾土之湿。脾土之燥，克肾水之寒。肾水之寒，克心火之热。此以气之相反为相克也。其相生相制之理，亦可类推。按秋令虽燥，其时则凉。脾土虽湿，有时则燥。此论相克，故但就相反之一方面而言。

再按秋令燥，喻嘉言指燥为热气，沈目南谓燥属次寒，力诋喻氏用甘寒非其治，何也？盖沈氏论燥之凉

气，始客于表，是燥之胜气。喻氏论燥之凉气，已化为
火，是燥之复气。惟叶氏谓伏暑内发，新凉外加，得燥
之真象。如冬令严寒，地转燥裂是也。其原因由伏火内
动，凉邪外袭，故名燥。不然，则可径谓之秋凉也。所
谓燥之复气为火，即伏火内动也。燥之胜气为寒，即次
寒外加也。

盖水火相交，则蒸而为湿。燥与湿反，乃水火不交
之气也。然燥为水火消耗之气，而水火之不交，又由金
气之收敛，故秋虽凉而主令则燥也。

中气与升降之关系

此节但就人身上中下之气机而言。其他阴阳离合及
生成生化之理，宜与前数篇参看。

人身升降之权，在阴阳之交，是为中气。胃下降，
则火金不滞而下交，则水不寒。脾上升，则水木不郁而
上交，则火不热。升降不行，水下寒而精病，火上炎
而神病，木左郁而血病，金右滞而气病。中气之不运，
总由于脾湿，燥不敌湿故也。按肾之水，非心之火养
之，则不能上升也。心之火，非肾之水藏之，则不能下
降也。

五志之动，未能茂长，是以怒。神气畅达，是以

喜。将欲收敛，是以悲。志意幽沦，是以恐。总由土气之回周而变化也。

肝志怒，故声呼，呼者气方升也。心志喜，故声笑，笑者气已畅达也。肺志悲，故声哭，哭者气方降也。肾志恐，故声呻呻者气已沉埋也。总由土气之升降而轮转也。

脾土贵燥者，以燥为阳。阳能引动阴液上升，升极则阴液又牵阳气而降。有阳必升，无阴不降。升降不息，病由何生。若脾土一湿，湿为阴，阴不能引动阴液上升，无升则无降，而阳上阴下之种种诸症见焉。

水谷入胃，游溢精气，上输于脾，脾气散精，上归于肺，是地气上为云也。肺藏通调水道，下输膀胱，是天气下为雨也。升已而降，降者谓地，是雨出地气也。降已而升，升者谓天，是云出天气也。

按水火养人，如煮饭于甑，釜中有水，釜底有火，能使气水上升。汽水升于甑盖，又降于釜内。一升一降，而饭熟于中。若甑脚水干，则必加水，白虎汤是也。若炉中火微，则必添薪，理中汤是也。

斧中火炎水沸，上则热气之升腾，雾也。中则泡波之起灭，沤也。下则釜底之液质，渎也。故上焦如雾，中焦如沤，下焦如渎。

人之精气藏于肾，犹井水之下伏于九泉也。井水之下而上者恃绠，精气之下而上者恃息。息深者，彻涌泉而贯泥垣。息浅者，半道而止，精不充于形而疾生焉。庄子曰：真人者其息深，深，又曰真人之息以踵。众人之息以喉，按气伏于下元，则息长而远。出于三焦之上，则息短而促。此说与余脉要篇相合，宜参看。又天地之所以能长且久者，以太极常若也。人之所以长生者，以中气不失也，故养生者以身之中宫，谓之黄庭。黄者中之色也，庭者中之所生也，正当二肾之间者也，此中气之所以贵也。

运气篇正误

天有六气，阴阳风雨晦明是也。地有五运，金木水火土是也。其间流行者气，对待者数，主宰者理，无一定之说也。乃后人分为五位，列为六部。谓某岁某司天，某在泉，某居左之气，某居右之气。人病不能出其范围，何异按图索骥乎。兹列此篇，先说明一定之位序，次列不定之病情，使人知时有常而气无必，庶伪律悉归于正，而不为瞽说所误，识者谅之。

运气总以四时为主。运虽分为五位，以天数五也。其实木火金水专主春夏秋冬，土不过寄位于四季之月耳，何尝定主一位。故金鉴运气云：土居中央御四围，湿气顺布长夏之令。又云五气顺布四时，时之常者，如春温夏热秋凉冬寒。又云五运主四时，四诊心法中又云长夏四季之气通脾。金匮又云四季脾旺不受邪，非以土寄王月之四季，而五运祇有四运之明征乎。

气虽分为六步，以地数六也，其实仍是五气。何尝与五运五位不同。故金鉴运气中云：运虽有五，气虽有六。而天之气令，地之运化皆同也。又云气皆通乎人之五藏中，又云在地为火，在天为热为暑。以热合少阴君火，暑合少阳相火，以应人之阴阳十二经。火虽有二，其政令化灾病皆同，无非热微暑甚耳。又医和云：天有六气，分为四时，序为五节。又内经云：五气入鼻，非气祇有五气之明证乎。

或问曰五运六气，为合天干地支人之藏府十二经，其实仍以四时为准固已。而一年之中，有客气客运者何，曰主运主气。四时之常，千载不易，客运客气，每岁迭迁，变化出焉。故观客中运太过不及，而先至后至之应可期。客气司天正化对化，而令实令虚之征自见。此天时所以不齐，民病所由生也。若太过被克，不及得助。是为平和之年，虽有病灾，亦非中运司天之过也。

问曰运气既以四时为主，而四时土旺四季。运气之土，何不分主四季，而必专列长夏之一令乎。曰运气中虽以土主长夏一令，而亦既言土居中央御四围，未尝言不御四围也。又云土运临四季，五运主四时，并未尝舍四时四季而别立一说也。其以土令名长夏，不名四季者。盖谓若以土名四季，势必举四季土王之十八日，另分为土之一运，又必减四季土旺之十八日。另分为土之一气，而廿四节不能顺行也。不若以土名长夏之令，而四季统乎其中。则节气既顺，而六气仍是五运，五运仍是四时之意，亦不悖矣。如礼记月令土居中央，注以为使火金不克，故揭中央一令，其实仍兼每季之未说。盖土无定位，无专气也。其意与此同。要之土居长夏一令者，先天火生土之义也。土寄四季，者后天木火金水，非土不能行也。人生后以后天脾土为用，长夏四季之气通脾，故湿土之令，虽居于长夏，而四季即在其中。长夏特四季之一气耳。而湿气之流行，总以四季为主，不专在长夏时也，易曰成言于艮。土也者，万物之所以成始而成终也。

土居温热寒凉水火之中，水火交蒸，但生湿，不生燥，故中央以湿土主令。其土燥者，因火旺水亏，在天地间则恒有之。以人生活一口气。燥为火，为阳气。湿为水，为阴形。燥火之阳气易尽，湿水之阴形难灭。故土燥之症少，而土湿之症多矣。若重润燥而助湿，则阳气去，阴形存而人死也。

又年有胜复之邪，人身亦有胜复之邪，不可执司天在泉之气以定一年。斯为圆通之士，以此观之。则张飞畴运气不足凭之说，信不诬也。

标本中深浅说

本篇先引诸家解释标本中之义而伸说之，以资顾问可也。若临症揣摩求合，当以末节病之标本中为主旨。

陈修园谓六经之气，以风寒热湿火燥为本，三阴三阳为标。本标之中见者，为中气。中气如少阳厥阴为表里。表里相通，则彼此互为中气。（义出六微旨大论）藏府经络之标本。藏府为本，居里。十二经为标，居表。表里相络者为中气，居中。所谓络者，乃表里互为其络，如足太阳膀胱经络于肾，足少阴肾经亦络于膀胱是也。余仿此。

冯氏明五运所统，三阴三阳所合。合者为标，而主之者为本也。如厥阴之上，风气主之。风气为本，厥阴为标。故足厥阴司化病风，是为本病。手厥阴从化病火，为厥阴所合，是为标病。若见少阳同体之症，不从本，不从标，是为中见之病。余类推。

按至真大要论曰，少阳太阴从本，少阴太阳从本从标，阳明厥阴不从标本，从乎中也。何则，少阳太阴从本者，以少阳本火而标阳，太阴本湿而标阴。标本同气，故当从本。然少阳太阴亦有中气，而不言从中者，以少阳之中，厥阴木，木火同气，木从火化矣。太阴之中阳明金，土金相生，燥从湿化矣。少阴太阳从本从标者，以少阴本热而标阴，太阳本寒而标阳。标本异气，故或从本，或从标，而治之有先后也。然少阴太阳亦有中气，但少阴之中太阳水也，太阳之中少阴火也。同于本则异于标，同于标则异于本，故皆不从中气也。至若阳明厥阴不从标本从乎中者，以阳明之中，太阴湿土也，亦以燥从湿化也，厥阴之中少阳火也，亦以木从火化矣，故阳明厥阴不从标本而从中气也。要之五行之气，以木遇火，则从火化。以金遇土，则从湿化。总不离水流湿，火就燥之义耳。然六气从化，气有余，则化生太过。气不及，则化生不前。从其化者化之常，得其常则化生不息。逆其化者化之变值，其变则强弱为灾，其弱者固宜培，其强者亦宜抑，但不可徒抑其有余，而忘其逆化之假有余也。

余按前数条，系六经气化之标本中。病在人身亦有标本中，如病在表，是为标病。病在里，是为本病。病在半表半里，是为中见之病。推之寒为本，热为标，寒热错杂为中。虚为本，实为标，虚中实、实中虚为中。如此解来，确有把握。若必舍症候而高谈六经则泥矣。

经脉穷源

经脉穷源

　　余向也于灵素十二经、濒湖二十七脉，无不熟读于胸中。以为于此中彻底研究，虽饮上池水不是过也。后数十年验之症治，多有不符，且觉泛滥无归。及近来科学发明，遍阅生理诸篇。并无所谓经，无所谓脉。其流行周身，贯通百体者，惟言血脉管、回血管。微丝血管。由心系总管发出，而散布四肢者也。乃知古人以十二经分配藏府，以六部脉分诊心肝脾肺肾。不过据理之谈，毫无确实根据。然此篇篇中必欲解此十二经，详此要脉者何也。因三阴三阳，可证明藏府寒热之盛衰。六部脉，又可验人身气血强弱。但恐人逐末忘本，不识从来。乃先将古人分配之理由，继发明诊治之要诀，说出真象，务求理明词达而后已。非好事也，余不得已也。

三阴三阳合十二经解

中医以十二经分配藏府，毫无确凿实据。然历代相沿，均以太少厥验藏府阴阳之浅深盛衰，成为一种符号。亦不为无理。本篇就手足分配各义，及相为表里阴阳轻重诸理由，设为问答，以资顾问。俾业斯道者，先明古人用意，然后可达变而通权也。若云地有十二经水，人即有十二经脉，恐非确论。

或问：人之经脉穴道，皆隐而不见，前人何以知之。

答曰：黄帝内经云，人之经脉穴道，外可按摸而取之。其死也，可剖而视之。以此知之也。

问曰：何以分手足十二经。

答曰：大肠小肠肺心三焦包络经行于手，故谓之手六经。膀胱胃胆脾肾肝经行于足，故谓之足六经。

又问：何者为阳经，何者为阴经。

答曰：手之经行手膊背外（覆手取之也）者为阳经，行手膊背内者为阴经。足之经，行足膝之外者为阳经，行足膝之内者为阴经。

问曰：小肠膀胱，何以属太阳，大肠胃何以属阳明，三焦胆何以属少阳。

答曰：小肠行覆手之外侧，膀胱行覆足之外侧。外者动之始也，太阳者阳之始开也，故以太阳属之。大肠行覆手之内侧，胃行覆足之内侧。内者外之合也，阳明者阳之合也，故以阳明属之。三焦行覆手之外内中，胆行覆足之外内中。中者不外不内也，少阳者不外不内。阳之转枢也，故以少阳属之，此阳经之所以名太厥少也。推之阴经肺行反手之外侧，脾行反足之外侧，外者静之始，太阴者阴之始开也，故以太阴属之。心行反手之内侧，肾行反足之内侧，内者外之合也，少阴者阴之合也，故以少阴属之。包络行反手之中，肝行反足之中，中者不外不内也，厥阴者不外不内，阴之转枢也，故以厥阴属之，此阴经所以名太厥少也。

问曰：藏府属阳属阴之理何也。

答曰：大肠小肠胃膀胱胆三焦，主泻而不藏，属天道也，故为府为阳，肾腹肝包络心肺。主藏而不泻，属地道也，故为藏为阴。

问曰：十二经相为表里何也？

答曰：足经太阳与少阴为表里者，以太阳在足小指之外面，少阴在足小指之内面也。少阳与厥阴为表里者，以少阳在足中行指之外面，厥阴在足中行指之内面也。阳明与太阴为表里者，以阳明在足大指之外面，太阴在足大指之内面也。手经太阳与少阴为表里者，以太阳在手小指之外面，少阴在手小指之内面也。少阳与心主为表里者，以少阳在手中行指之外面，厥阴心主在手中行指之内面也。阳明与太阴为表里者，以阳明在手大指之外面，太阴在手大指之内面也。凡府皆属阳，在外面，主表。藏皆属阴，在内面，主里。一藏一府，一阴一阳，相为配合，故相为表里矣。

又一说足太阳与足少阴为表里者，以膀胱近肾，经络相连。膀胱为府，府为阳，走表。肾为藏，藏为阴，走里。故相为表里也。

少阳者一阳也。筋膜为少阳所辖，故署之少阳。足少阳与足厥阴为表里者，以胆附于肝之短叶间，经络相连故也。

手太阳与手少阴为表里，而上下相远者何也。盖心通行阳气，故居上。小肠传送阴气，故居下。推之手阳明大肠手太阴肺相为表里，而分居上下，其义亦同。又手少阳与手厥阴相为表里者，以其经络相连，又三焦为气之父，心包为血之母，故相为表里也。

问曰：经云太阳为开，阳明为阖，少阳为枢。何谓也？

答曰：太阳在表，敷布阳气，故为开。阳明在表之里，收纳阳气，故为阖。少阳在表里之间，转输阳气，故为枢。

问曰：阴莫盛于少阴，阳莫盛于阳明。而太阴三阴为纯阴，太阳三阳为纯阳，反不盛。少阴二阴非纯阴，阳明二阳非纯阳，何以反盛？

答曰：太阴居阴之头层，尚近少阳部分，故不盛。

少阴居阴之次层，前近太阴，后近厥阴，故独盛。太阳居阳之头层，气由厥阴传来，故不盛。阳明居阳之次层，前近太阳，后近少阳，故独盛。此不以阴阳多少分盛衰，而以阴阳所界之地位分盛衰矣。

又问：少阴居阴之次层已盛，厥阴又次层反不盛，阳明君阳之次层已盛，少阳又次层反不盛。何也？

答曰：厥阴居阴之终一层，为阴极阳生之地，将转入太阳也，故不盛。少阴居二阴经之中，前后无阳经，故独盛。少阳居阳之终一层，为阳极阴生之地，将传入太阴也，故不盛。阳明居二阳经之中，前后无阴经，故独盛此。不以阴阳浅深分盛衰，而仍以阴阳所界之地分盛衰矣。譬之昼夜，日出而阳气微；日中而阳气浓；日夕而阳气衰，阴气渐起。夜半而阴气盛；天明而阴气衰，阳气渐起。此太阳太阴之象。其彰著有如此者。久譬之四时，春温夏热，秋凉冬寒。阳莫盛于夏，阴莫盛于冬。亦一理也。

问曰：太阳阳明少阳之气分三层乎？太阴厥阴少阴之气，亦分三层乎？曰非也。三阴三阳之气，本乎一阴一阳而生，不过分而为三耳。其实三阳即一阳，三阴即一阴也。三阳者，以太阳为开，阳明为阖，少阳为枢也。三阴者以太阴为开，少阴为阖，厥阴为枢也。故经云搏而勿浮，名曰一阳。搏而勿沉，名曰一阴也。然则阴阳二气当分两层乎？曰亦非也。经于阳则曰勿浮，于阴则曰勿沉。不过以阳主浮，阴主沉。其实浮沉俱一气矣，何必分两层乎？然则三阴三阳与十二经脉，不当分层次乎？曰又不然。十二经明明有经络所在，三阴三阳气明明有上下前中后部位，何得以无形之一气而不分乎？盖不分层次者，统全气而言也。而必分层次者，以气之属于经而言也。如阳经在上层，阴经在下层是也。

问曰：伤寒有足经而无手经，岂不传手乎？

答曰：足经自足上行胸腹头背，主一身之大纲。故寒邪入之，即见于其经。手经第行于胸，手不能主一身之大纲。然邪入足经，必传入手经。故感风之重者，头颈痛，肩背肘节亦痛也。圣人言足不该手，足可该手，手不可该足也，非不传手也。夫五脏六腑十二经，气相输，络相通，岂有传足而不传手者哉。亦岂有传手而不传足者哉。虞天民谓热先手，寒先足，义亦可互通也。（按此本程知注）

脉诀真伪论

脉有二十七脉。诊分气口寸关尺三部。二十七脉，如浮芤滑实弦紧洪等，不过以形象依稀仿佛而分别之。其实仲师云：脉诀原不必多，多则反晦。此真扼要之语。气口寸关尺，以心肝脾肺肾命，分配左右三部。不过据五行生成之数，及藏府所居之部位而言耳。其实西人剖验，寸口脉由肩达心而止，与他藏府脉络毫不相关。纵谓有关，亦不过一气流行。因脉之现象，而推藏府之阴阳，而知病症之寒热虚实耳。是篇先将历代名医诊候列出，次指明积久相沿之谬误，然后设为问答。发明诸家诊脉之简切真象，加以数十年来，自己理想经验，与古今符合者，挈要提出，是为真伪论。

内经脉要精微论。谓左候心与膻中，及肝膈肾腹。右候肺与胸中，及胃与脾。后世遂疑古人以心肝脾肺肾分诊寸口，更加以配合，不知素问三部九候论。明明以上中下三部，分候人之周身。盖以所诊之脉。与受病之处，部位相近，其说较有据。可见古人诊脉，未必拘于寸口一部分也。

难经云从关至尺泽，长一尺。从关至鱼际，长一寸。从尺泽至鱼际，共一尺九分。后世诊脉分寸关尺，遂定为常法。不知难经以轻重定五藏，以浮沉分阴阳，以迟数别藏府之病。何得谓寸关尺三部，某部必属于某藏也。况素问亦明言诊病不问其始。卒持气口，妄言作名，何病能中。然则古人亦未尝许人但凭气口三部脉，便知病在何经也。

汉张仲景伤寒金匮篇中，其诊病多以人迎、跌阳、寸口、太溪、少阴为言。可见仲景诊法，亦须上下周身遍求。与后世专主寸口者不同也。

其后王叔和诊法，配二肠于两寸。李濒湖配二肠于两尺。张景岳配二肠于两尺。左右又相反。陈修园不知所从，反谓俱有至理。近人唐宗海，又配二肠于两寸两尺，涕溺齐下，两头扯住。更有蜀人冯尚忠，大肠遵濒湖候于右尺，小肠遵叔和配于左寸。东挪西扯，据此种种论说。如真有藏府部位可寻，则诸说中必有一说获验。其所以论说不一者，正以不验而疑之，疑之而仍求部位以实之。何异五十步笑百步欤。所以然者，由根本错误故也。

然则前人究必以寸口诊病也何居。若谓肺朝百脉，薰于气口。何以肺经少商鱼际云门等处，其脉独不薰之耶。余意非不薰也。以十二经脉皆隐而不见，惟寸口肌肉浅薄，脉息易见。故内经曰经脉者常不可见。其虚实也，以气口知之。则诊肺朝之百脉，舍气口奚以哉。

或问诸经即能朝于肺脉，亦浑然一团。前人必以寸关尺各主一部者，亦自有说。盖以心属寸，肝属关，肾属尺者。以肾居下，肝居肾之上，心又居肝之上也。肺属寸，脾属关，命属尺者。以命是右肾，亦居下，脾居命之上，肺又居脾之上也。且五行所属，金象乾，乾为天，天居上，火亦炎上，木土居中，水润下。故以心肝脾肺肾分配六部。此据理之谈耳。其实诸经之气，虽同见于寸关尺。而寸关尺三指之间，既无数条，又无几层。何能至寸至关至尺，作如许之变。此可见诊脉不过以脉之阴阳，分某经之寒热虚实。丁氏所谓为一脉可验周身之病则可，谓一脉专主某经之病则大不可。此诚定论矣。

一脉之阴阳，可分某经之脉症者。如以府为阳，浮以候府。藏为阴，沉以候藏也。故三阳中，太阳膀胱与小肠之为病则脉浮，阳明胃与大肠之为病则脉大，少阳胆与三焦之为病则脉弦。大与弦，皆浮之象，不过分阳之轻重耳。三阴中，太阴脾与肺之为病则脉沉，少阴肾与心之为病则脉细，厥阴肝与包络之为病则脉微。细与微，皆沉之象，不过分阴之轻重耳。然则藏府十二经之脉症，可由一脉之浮沉阴阳而诊断矣。

大抵伤寒，浮脉总属在经之象。浮而大，总属入府之象。沉而细，总属入藏之象。推之迟脉属寒，数脉属热。短脉属虚，长脉属实。盖数则为热，迟则为寒。长则气治，短则气病。内难两经，皆凿凿可考矣。后世诊脉，如王叔和、高阳生、滑伯仁、李时诊诸谬说。胪列愈多，指下愈乱，其简当可存者。

一张心在所著持脉大法，取八脉为纲。一浮沉，二迟数，三细大，四长短，加以虚实，合成十脉。

按：浮沉以浅深论，迟数以快慢论，细大以形象之阔窄论，短长以部位之太过不及论。

二英国医生合信氏诊脉计分十种。曰浮沉迟数壮弱大小柔硬，至数验以时表，取其旋转有准。平人每分钟七八十至，病人百至，死症一百一二十至。按十种脉中，壮弱柔硬，似重复，惟诊脉验以时表。较吾国以呼吸定至数，恰当实多，此余数十年经验不虚者矣。

三医学集成。谓先识平人缓脉，而后可知浮沉迟数之四大脉。又谓寸关尺，可分不可分。此皆心得之语，最为有见。按此又以浮沉迟数缓五脉为主，犹简当可传。

四王清任云。外感中人，风入气管，其脉必粗，按之出肤。寒入气管，管中津液必凝，按之跳动必慢。火入气管，火气上炙，按之跳动必急。人壮邪气胜，管中气多，按之必实大有力。人弱正气衰，管中气少，按之必虚小无力。按此又以人之强弱，病之属风属寒属火者，脉各有不同。与内难诸书，既不相悖，按之实质上，又颇能深入浅出也。

五黄坤载谓脉法言迟则阴气盛，名曰强也，是迟不尽寒也。又伤寒条中言数为客热，不能消谷。是数乃为阳虚，未可尽以为热也。盖人之将死，脉迟者少，脉数者多故也。

按：黄氏又单以迟数二脉断生死，不以迟数二脉分寒热。较诸家高十倍。

余意寸口脉之跳，由心经发血，乳旁动气使然。如时辰表上起，中间机心一转，则针随之往来不息，力尽而始停。盖心动则脉动，血之能行脉中者，皆心力逼之使然也。

脉之迟数。因人呼吸之迟数而见。故观人呼吸之快慢，而知其人脉之迟数也。人跑急，呼吸促而脉即跳甚者，其明验也。孟子云蹶者趋者是气也，而反动其心。即是此意。

平人脉缓，为胃气旺，能化生真阴。阴阳互根，则大气流通而不阻滞。故气之呼吸平和，而脉乃缓也。真藏脉数，为胃气败，不能化生真阴。阳无依附，则大气阻滞而不流通。故气之呼吸急促，而脉乃数也。

按：真藏脉数，数而带硬象，乃逆气无依附，而直撞脉管，非大气周流缓而有力者比矣。又虚症火衰而脉反数者，如悬索空中，飘扬将止时。其力虽微，但愈近则转身愈快。即是此理。

外感脉数，由寒热阻滞气机而然。虚症脉数，乃气不归根于海底，至脐而即还。故呼吸因之而促，脉亦因之而数也。其不归根之原。男子得之精竭阳痿，女子得之血枯经闭。阴不内守，则气难藏于下而浮于上也。气上脱则死矣。

按凡诊虚症脉无不数。间有似迟者，由脉已微细，似有似无。诊去似迟，其实细审其微微去来之至数仍数。但医者不自觉耳。

凡脉无论为浮为沉，为迟为数。下手清清楚楚，一生俱是如此，是为平脉。若或浮或沉，或迟或数。形象依稀仿佛，难于捉摸。此为营卫气血已乱，故脉来无定，而错杂难寻也。

然又须知肥人脉沉者，以肌肉厚故也。瘦人脉浮者，以肌肉薄故也。又诊脉阴尺恒弱，阳寸常浮者。以寸位在上，肌肉浅。尺位在下，肌肉陷故也。又脉之三部，关部多浮大，异于尺寸之沉细，者因关位正当高骨处也。又童子脉数者，因精血未充足之故。室女脉数者，因精血充足而未畅达之故。老弱将死人脉数者，因精血已衰，有阳无阴之故。三者皆非阳之有余，乃阳之孤独时也。

又吐血之脉，有洪大，亦有沉小。又人之生平，脉各不同，难以合诊。又饥饱惊醉之后，脉难作准。又寒热之病，寒时脉不同，热时脉不同。此皆不可不知者也。

至二十七脉中。如弦紧牢革洪促动滑，可以浮大数长实五脉统之。微涩濡弱缓结散芤代，可以沉细迟短虚五脉统之。

其有可取者。如阴劳脉细数，形尽而死。阳劳脉微革，气脱而终。又阳盛则促，阴盛则结。又紧脉之动，如弹人指。又凡诊小儿食指上，脉管有紫黑色，其病必危，当直透三关，病必不救。又凡诊妇人，尺脉涩微，经期定愆。尺大而旺，有胎可庆。滑疾而代，亦为有胎。又弦牢者木气之太过，濡弱者肝气之不及。

其相似显然者。如涩脉似微细。但微脉似有似无，涩脉往来艰难。细脉一丝牵着，又弦紧之分，在移与不移。又动脉似有根之摇动，动而不移。非若滑脉之动，动而不居也。又数字有一定至数，滑脉但往来流利耳。

兹将余曾经验之脉，列出数条。凡脉左右跳动，如有数条者，多是虚症。其人手必发颤，乃气血乱窜之征也。凡脉缓而和，虽病虚，必自愈。若脉硬如按铁丝，或细数无伦，兼之久病虚弱，必死无疑也。

凡脉得浮大，多是外感。凡脉得沉细，多是内伤。然亦有外感而脉转沉细者，内伤而脉反浮大者。盖古人脉症不符，犹必舍脉而从症。可见重在症，不重在脉，故以切脉为独后也。

症治会通

症治会通

症即病情，治即疗法。会通者，先将病情疗法，一一领悟而会通之，然后辨证施治不难也。虽然，病情有表里寒热虚实，又有实中虚，虚中实。阳极似阴，阴极似阳。疗法有汗吐下，温清和。又有微者逆之，甚者从之，甚者逆之，微者从之。以及热因热用，寒因寒用，塞因塞用，通因通用。苟不探其隐而择其精，徒哓哓然曰。某病在某经，某经宜某药。虽条分缕析，如见肺肝无益也。此分经之所以在于辨证也。然辩症而欲长篇大作，列为文章。则说理既不透，而措辞又复艰深。反使天地间散漫真机，尽消磨于文人之笔削。此所以宁粗鄙碎杂而不辞，读者会而通之可也。

病情探隐

春日木郁不达，则生温疫麻疹之温病，温宜凉。夏日火郁不泄，则生疟疾酒病气闭之热病，热宜寒。秋日金郁不收，则生泄泻下痢之凉症，凉宜温。冬日水郁不藏，则生咳嗽阳虚之寒症，寒宜热。

春多风郁之温症，夏多热郁之闭症，秋多凉郁之痢症，冬多咳嗽之寒症。（此一条不写）

病有虚中实者，以病本不足，而内有所积，外有所感也。故屡用补剂不效，而愈至屡弱者，是益有余而损不足也。岂知病有虚中夹实，实中夹虚，宜察其根由。或因实症迁延，至虚，或因虚症病久，而偶有别犯。治宜明标本虚实之轻重，而酌补泄之多寡。或先泻后补，或补泻兼投。庶无彼此损益之误。

病有实中虚者，以病本有余，而五藏有所亏，血气有所损也。若不顾虑其虚，而纯施攻散，是损不足而益有余也。故有表证屡散而邪不解，病反加甚者。以真元不能鼓动，而使阴液作汗也。有里证屡攻不下，或下后而病更重者。以真元不能鼓动，而使阴液为传送也。

病有藏寒肌热者，阴盛格阳于外，而为假热之象。其壮虽与真热同，若妄投寒凉。不但服药无功，而杀生之祸不免。

病有藏热肤寒者，阳盛阻阴于外，而呈假寒之象，其壮亦与真寒无异。若妄投甘温辛热之品，下咽即毙。

病又有孤阳独亢者，是真阴亏而阳失配，水竭不能制火也。凡病伤塞，或杂症，其有素禀不足、偶感邪气而成者，有过于劳虑而致者，有失其攻下阴经受灼而致者，有里证误汗、表邪过散、血液被其遏涸而致者。有经症妄下、府症过攻、克伐肠胃膏脂而致者。有常饵补火纵欲药、伤损真阴而致者。此受病之原，种种不一也。若妄投攻下，服之必重亡阴而死也。

病情问法。一问住所，二问年纪，三问职业，四问生活法，五问旧病，六问遗传，七问现在起于何时何因，如今病在何处最重。余意惟七问最要紧，如此而不得病情者解矣。

病人发热之原理，有因减少体温放散，有因增加体温之发生，又有因体温之调节机紊乱。于是发生为高热。

世俗云食欲进时，后必生病。因食多而脾胃受伤，故郁而生病也。

凡小儿病，身上无有异常，下肢常向腰部牵而泣不止者，必为腹痛发热故。恶寒与恶风有别。恶寒是怕冷，欲近火。欲加衣。恶风是见风但觉头闷耳。

病时有天然性喜生气，如荳花菜蔬梨果之类，胜于粱肉多矣。按余素不喜食小菜，而病时反喜食之者。藏府之官能异于平时故也。

人食腊肉咸而渴者，以阴性凝滞，喜水以冲淡之，故多喜热水以冲散，在病则为寒郁之发渴也。饮酒过多发渴以辛热之性传精液，喜水以拨火，故多喜凉水以解救，在病则为火郁之渴也。远行用力发渴以气伤血散，喜水以滋润之，故不计冷热之水。在病则为虚症气血干枯之渴也，但远行是暂虚，故多水而当。虚症是素虚，故解而后渴。

大风暴而树木有摧折有不摧折者。一因其根基之固不固，一因其地形之当风不当风。时疫起而人之有病有不病者，何独不然。

人有带残疾如瘖聋跛驼等而不夭。有身体魁梧强壮，一夕无病而夭死者何也？然非独人然。试观之树木，有枝叶枯槁而不死者。有倒悬水土而长生者。盖以根本未坏，生气尚存也。有大树特立而摧折者，有小树初生而枯朽者。盖以根本受伤，生气绝也。

或问虚人病难全愈者何也？答曰比之树木，根本受伤。其根深稳固者，久而渐复。若根浅不稳固者，根伤及半，则生气微，不能尽归根于下，水液不能随生气而周遍于身，则枝叶干枯憔悴矣。于此而欲培之，则莫若多覆以土。但根伤已甚，虽覆以土，究难使伤损之根复如前也。不过保其未伤之根，使不尽泄露干死而枯焉耳。若不覆以土，而常以烈日照临之，则土干根燥而死也。若不覆以土，而常以阴水浸渍之，则土湿根朽而亦死矣。故用寒用燥，皆不若以温土覆之。虽未必已断之根复生，而未伤之根可保无虞矣。

疗法择精

伤寒表证治法，宜分经认症，循经施治。不可糊混撞撞，紊乱其法。其有诸形症不足等候，又不可任意表散。如气虚者，加参芪于表药中以助气，扶正而御邪。血枯者，加归地于表药中，以补血化液而作汗。阳虚者，更用附子肉桂以益阳消阴，而御在表之风寒。阴亏者，宜培以黄肉枸杞，以补阴化气而助云蒸雨施之妙。若虚之甚者，则表散又毫不可犯，宜温中散寒，补正御邪，是为不散之散。

伤寒里证治法。邪热有轻重之分，而攻下即有缓急之法。倘不辨邪热之轻重，以邪之轻者而用急下之法。则病不胜药，而反伤元气。邪之重者而用缓下之法，则药不胜病，而功罔效。甚至有柔软之躯，攻下又宜审慎，宜用大补阴汤。滋阴以补水，大剂浓煎频进，务令胃中津液充足。则阴气有权，使之外溢，则汗出热解而渴止。使之下润，则肠内燥结去，其胸腹自然宽畅。是为不攻之攻。即有病势危急，不得已而用急下者。亦当于三承气中重加滋阴顾正气之品。或预服，或下后速补，是在人活法而圆通之。更有元阳虚真火衰者，于攻下中，其桂附又必当加。此为治外之法，元而又元者也。

一切热病治法有二种。一原因疗法，一对症疗法。

原因如遇腐败热，则施外科手段。遇传染，则用防腐药。遇神经则去其原因。对症疗法，如对于发热则消热，或冷浴罨法亦大效。

肺症疗法有七。一精神，二气候，三日光，四空气，五营养，六沐浴，七药物。

六经，凡邪在三阳经俱属阳热症，凡邪传三阴经俱属阴寒症。但外邪亦有因人之本气而化者。如人本气阳旺，邪在三阳宜清，即邪传三阴，亦多由阳亢阴竭，不可以邪在阴经而用温燥法也。如本气阳衰阴盛，邪传三阴，故属阴证宜温，即邪初在三阳，亦早宜用温燥，不可纯用清表，致邪陷入阴经而成重症也。阳为阴遏之病，宜东垣升阳散火。阴虚阳亢之病，宜丹溪滋阴降火。若阴盛格阳之火，宜引火归源。此杂症当辨实火虚火阴火而施治也。

或谓外邪无兼补之理，以为虚人平时常服补药，尚难补起，况有外邪而骤欲补之乎。其说是也。不知仲景大枣稀粥人参粳米黄芪饴糖茯苓白术等。每伤寒药中杂用之以固正气。且如虚人有外感，强食方能稍稍立起。又何尝无兼补之理乎。但外邪重者，恶煨荤凝滞之补药可耳。

甘味宜于脾胃，人食甘味而长。温气合乎生气，人得温气而生。故甘温俱为补剂。苦寒异是。

阳虚宜燥，外邪入而致阴虚之热，则宜苦寒升散。

阳虚不生阴之真阴虚，则宜甘温微寒。从阳养阴，其说颇是。

银钱固能生我而为我惜，但有事来，不得不损钱之少，而保守其余。不然，则事不已而家必倾，钱非我有也。人身之气，亦能生我而为我惜。但外邪郁其本身之气，不得不损其气而存养其余。不尔，则热郁甚而气必尽散，气非我有也。

治病治本，如了事而必清其根源。治病治标，如说事而先解其纷争。

后天之阳，丰亨有象则先天真阳，安享大宁。故先天无直补真阴真阳之法，当从后天下手也。

病有引入阳明而下者，如人病伤寒，先与温燥药，其火必结。至火一结而以大承气与之，一剂必取效。

疾有抱沉疴而有他疾以为病根者，徒进以补剂，苟延旦夕。而病情未得，病根未除，终无霍然之日也。盖病至缠绵之日，苟不探其源。须投以参苓，不过暂资补益，而病终弗治也。

有疝气人，宜兼疏利肝气。有痔疮不可燥药，有疮疥忌发汗，有梦遗不可轻汗下。

失精家胃强能食，精必渐生，故欲用药生精。惟有扶胃阳而进水谷，无有直接补阴精之理，即云补肾，亦是补火以生脾土。非知柏元熟辈，滋肾而败脾阳也。大补药治虚，气少则滞塞，多则宣通。不可一试不效，遂停不服。

药物虽多，而病之表里寒热虚实则一，故用药不贵奇，所贵者认病的耳。譬之物品须多，而疗饥者惟米，疗渴者惟水，他物必不若是之常也。

小儿食饮不节，多食肥甘，久之身体羸而成疳疾者，当减其饮食自愈也。

凡病多呕，邪在上也，未可骤下之。然视其果因二便闭结，食物无所容受而作呕者。此肠胃实满，又当急下之也。

内经云：有余而往，不足随之。盖有余之不足，真不足也。不足而往，有余随之。而不足之有余，又假有余也。知此、则知冯氏云病之实者假有余病，之虚者真不足。不足之法治有余则可，有余之法治不足则不可之意也。

世医多谓燥得死人，凉不死人。吁是何言欤。天下岂有凉不死人之理哉。此言考之古书，并无其理。毋乃俗医之妄言惑人乎。盖所谓燥得死人者，以热病用热药，为害速，火性急也。凉不死者，以凉症用凉药，见过慢，水性缓也，其是因循坏事。与燥药等，且误事更大。比如水性懦，故死于水者多。火性猛，故死于火者少也。然则市医之为此言，其为已曲谋，故极其巧，而以为天下后世之公论，则其极毒矣。

正虚邪轻，则补正即以去邪。正衰邪盛，则去邪即以安正。

分经在辨证

何谓经？如太阳阳明少阳，太阴少阴厥阴是。何谓症？如表里寒热虚实是。然阴经有热，阳经有寒。且太少厥阴阳之分，只隔一层，易于混杂，最难分析。症则在表在里，为寒为热，属虚属实。一经辨别，无不了然。盖直接的辨证，较之分经间接辨证为确实。此治病所以不重在分经，而重在辨证也。故此篇篇首题名曰分经在辨证。

内伤外感，是病之纲领。内因外因，是病之根源。

脉得洪紧弦数，多系外感。如得细弱微輭，多是内虚。

中于经络之病则易传，不归经络者则不传。

三阳经症，统总于太阳一经。治宜发表散寒，如麻黄桂枝之类。若太阳府症，小便不利，则加五苓。少阳府症，口苦咽干，则加黄芩。阳明府症，发渴饮水，则加白虎。若寒火已结，现出痞满实燥坚，发狂谵语之症。虽有表病，但当攻里，如三承气汤之类。

三阴无经病而有藏病。而藏病总统于少阴一经，总宜温燥回阳。但太阴阴微宜温土，如理中汤之类。少阴阴盛宜燥水，如真武汤之类。厥阴阴极阳生宜疏木，寒热互用，如乌梅丸之类。

伤寒一发汗而外邪即解，温病一发汗而里邪愈燥。故治法生死攸关也。其要紧在恶寒恶热，渴不渴，有汗与无汗上分别。

三阴俱属藏，本病阴证。三阳俱属府，本病阳证。阴经而病兼阳邪者，由其本藏郁而化热也。故案中凡云少气懒言，身重嗜卧。即云少阴证者，以少阴之本病而言也，不以口干咽燥，即指为少阴证者，以此为传少阴兼化之症也。金鉴注此为邪传少阴，而转见阳明之症。黄坤载注阴经急下条亦云然，故汤用承气，夺土以救水，以承气为阳明症药也。然既转见阳明，何不直言阳明热，而必云少阴之阳邪乎。盖邪传少阴之阳邪，脉虽数而必沉细，口虽燥而背恶寒。此所以为少阴经之阳邪，不名阳明症也。

胃阳之为病胃家实。若胃不实，只可谓阳明经病，治在经也。少阴之渴，口必不干燥，热必不甚。阳明大渴欲饮水，与厥阴阴阳错杂之消渴不同也。

少阴之渴，小便色白，不喜饮冷，因水欠温而不上潮。可证虚寒之渴也，与三阳之邪热灼干津液者大相径庭也。

六经表证，总统于太阳之麻桂二方。若入府入藏，里证已作，而太阳表邪犹未罢。在太阳则为坏病，而在诸经则为本病。

少阴黄连阿胶条是承气症。亦阳明府症之传及少阴，非少阴之自病也。舒氏以此条为少阴挟火而动。不知其是阳明之热也。不用石膏大黄而用芩连者，以阳明之热伤少阴，芩连清心经之热。若府热甚者，仍当用白虎承气也。

厥阴篇。凡先有热而后有厥者，定为热厥。一蹶不复热者，方是寒厥。

手之六经，统于足之六经者。以手与足，上下虽不同，而见症之阴阳层次只六层，无十二层也，故云分经辨证。不云分手足辨证也，盖手之六经，即统于足之分经中也。

分经中虽未明言手之六经病，而医案中治劳伤肺气，是即手太阴也。热结小肠，是即手太阳也。且仲景列足之六经，而泻心汤亦明及手少阴也，非举足即可该手乎。

阴证口虽干裂而不欲饮，饮必恶凉而喜热。纵喜冷，必索到前而不欲嚥。即使能嚥，有顷必吐，食水必少，不似实火之饮水数升。渴而饮，饮而又渴，其形凶猛，其势烦躁也。

有积亦有头痛寒热往来者，是阳明郁遏之故。若系有寒，必有受寒之故，且必有鼻塞恶闻油气之症。

头疼时痛与常痛恶寒热解烈火薰，不食恶食内外辨。初渴后渴多少明，此内伤外感之辨也。

问病宜得法。如自汗症，则问恶寒不恶寒，以辨寒热。胸满症，则问时满时不满，常常满而不减以辨虚实。凡病以此法例之，则胸有把握，诊断不难也。

内经足阳明胃中之火病。欲登高弃衣而走，腹胀，气盛，则身以前皆热。溺色黄，此皆腹中火结之的症。可下而愈者，最易分别也。

泄泻是肠之病，呕逆是胃之病。

发热是太阳病，身热与蒸蒸发热，是阳明经病。潮热是阳明府病，往来寒热是少阳经病。

汗出恶风，或微恶寒者，为表未解。汗出不恶寒者，为表已解。汗漏不止而恶风者，为表虚。若汗出发润，或出如油，或着身不流者，均不治。

按：恶风者有风始恶，恶寒者。不待有风而自寒也。

杂病盗汗为阴虚，外感盗汗为邪在半表半里。

头汗有热不得越而上达者，有热郁于内而不得越者，有邪在半表半里者，有寒湿相搏者，有关格不通而成死症者。

无汗有因腠理致密，无汗而喘者，有因邪气内伤，身必发黄者。有因水饮内蓄，小便不利者。有因阳虚不能作汗者。

头痛而兼项强恶寒者太阳也，头痛而兼便闭不欲食者阳明也。头痛而兼往来寒热，口苦咽干者少阳也。三阴为厥阴有头痛，如吴茱萸汤是也，此外感头痛是也。然太阴少阴，真阴埋没。亦有头痛如劈之症。若头痛连脑，而手足寒者。为内伤头痛，不可发散。头眩是少阴证，然阳明中风亦有头眩者。

项强为太阳经症，更有痉症结胸症，项亦强急。

胸胁满，系半表半里之小柴胡症。然胸满亦有宜吐症，如枝子豉汤，及瓜蒂散症是也。

心下满，有由误下而成者，有由不误下而成者。更有鞭痛而成结胸者，有满而不痛者，此为痞。宜泻心汤。

腹满有虚实之分。若满而痛，不可按者，宜承气汤。若时减复如故者，当以温药和之。

少腹满，小便利者为蓄血，小便不利者为蓄水。

不得眠者是烦之状，不得卧者是躁之状。烦之一症，有经汗吐下者。有不经汗吐下者。烦躁有为邪气在表之烦躁，如大青龙症是也。有为邪气在里之烦躁，如不大便五六日者有燥屎者是也。有阳虚之烦躁，如干姜附子汤是也。有阴盛之烦躁，如吴萸汤是也。有死症之烦躁，如胸结症悉具是也。

懊恼之症，有宜吐者，如枝子豉汤。有宜下者，如胃中有燥屎者可攻是也。

外感症之衄血，大半由于表热。杂病之衄血，大半由于里热。

有声谓之呕，无声谓之吐。呕之因，有因于热者，有因于寒者，有因于停饮者。吐之因，无不因于虚冷。故仲师曰胃中虚故吐也。呕症三阳俱有，吐症则纯属三阴。古人治呕责之胃，治吐责之脾，颇为扼要。

惊由外来，恐由内起，故治惊责之肝胆。治恐责之心肾，悸则有阳虚之悸，有阴盛之悸。阳虚主以四逆，阴盛主以茯苓甘草汤。

干与渴有别，渴与消渴异。治口干责之阳，治渴责之少阴。治消渴责之厥阴。

振与战较，则振轻而战重。栗与战分，则栗内而战外。

四逆有因于寒者，有因于热者，寒主四逆汤。热主四逆散，厥症亦然。

谵语属实症，其热必潮，其腹必满，寐而妄语也。谵言有虚实两症，醒而糊言也。郑声为虚症，郑重其声，语之又语也，又无人自语曰独语。大声曰狂语，语无伦次曰乱言。言不稍休息曰语不休，均系热症。

汗出而喘者，自汗出而喘也，是邪气外甚所致。喘而汗出者，由喘而汗出也，是里热气逆所致。

气急而短促曰短气，有甘草附子汤之短气，有十枣汤之短气。

摇头之症有三。摇头言者里痛也，独摇者、卒口噤者、痉病也。直视摇头者心绝也。

视物而目睛不转动者曰直视，多属不治。若目睛不了了，睛不和。此为内实症，似直视而非直视也。

筋脉或缩或伸，动而不止，名曰瘛疭。风疾也，筋惕惕而跳，肉𥆧𥆧而动，名曰筋惕肉𥆧。多由发汗过多，筋失其养，故使然也。

郁冒之来，为虚极而乘寒。可知更有虚极而脱之冒。

不仁之因，由于营卫气血虚少，不能通行之故。内经云，营气虚则不仁，卫气不行则为不仁是也。

杂病自利，多责为寒。外感下利，多由胁热。自利不渴者属少阴，下利欲饮水者以有热也。又五藏下利不禁者，此为藏病难治。

发黄之因不一，湿热二字尽之矣，又发黄为脾绝。

动气之因，由于藏气不治，真气虚也，忌汗吐下。

若祇头痛恶寒，脉浮而项不强者。此病在太阳之络，不在太阳之经。盖太阳经脉上连风府，病在经者头项必强也。

祇身热汗出，不恶寒，而无目痛鼻干诸症，此病在阳明之络，不在阳明之经。以阳明之经脉，侠鼻络于目也。

祇口苦咽干，寒热往来，而胸膈不痛，耳不聋者，此病在少阳之络，不在少阳之经。以少阳之脉，循胁络于耳也。

伤寒背恶寒，一用石膏，一用附子。当以口燥渴，与口中和为辨，庶不致误。

附舌苔辨

心之苗曰舌。舌上之垢浊曰苔，苔有黄白灰黑。色分厚薄干润晦明，舌本无华，是心脾伤也。舌苔垢腻，是胃浊生也。盖胃中有生气，邪入之苔即长厚，如草根一得秽浊，立即去发。若光滑如镜，则胃无生气，如不毛之地，其草不生也。

按：西人剖验，舌上之膜。直接肠胃，不与心连，谓心乃舌之苗者。以心属火，居中，舌色赤，亦居中也。

凡邪已入胃化热者苔色必黄。若黑而生芒刺，是水来克火。风为无形之气感，湿为有形之浊邪，故表为风伤者苔必不厚。脾胃为湿壅遏者苔必厚腻。

风寒则薄白，风热则薄黄，脾湿则白腻，胃浊则厚黄。

有苔厚垢浊如酱色，口腻而似干，喜水，但入口不欲嗔。或小便短涩，或便溏不多。此必浊热为饮冷所遏，肠有停水故也。

有胎色灰白，渴欲热饮，大便秘，小便长而多，此乃中虚症。大忌利药。因前阴愈利，后阴愈竭也。当用白术作隄。

舌上黑燥而中心苔厚者，乃胃浊邪热燥结，急以大承气汤下之。舌上黑燥而苔微薄者，乃津枯火炽，急以黄连阿胶汤、泻南补北。独舌根黑燥者，乃热在下焦，仿承气例下之。独舌尖黑燥者，乃心火自焚，仿牛黄清心丸救之。有偏舌黑色而润，外无险恶情状，此胸膈有伏痰。用薤白栝蒌桂枝半夏等化之。又有温热病，过服寒凉，胃阳被抑，往往苔变黑色。若不转用温剂，多致误。

有苔黑薄而滑润，舌本不赤者，此阳虚寒症。当用桂附参芪温补救阳。有苔黑如淡墨水，肢冷脉微者，无论润燥总属虚症。有凝黑而枯，上如鳞甲者，大虚大寒舌也。急宜温补，大忌寒凉也。

有舌上白苔黏腻，吐出浊厚涎沫，其口必甘，此为脾瘅。乃湿热气聚与谷气相搏土有余也，宜芳香化浊。有苔色如常，频吐稀黏白沫者。脾虚不能为胃摄液也，宜理中汤。

舌卷囊缩，病在厥阴，治宜当归四逆汤，然多不治。

凡舌本板硬失音，或全舌板硬，灵机失运矣。不拘何色，总属恶候。有舌红胀大，长出口外，名曰舌胀。系痰热上涌，内治宜小陷胸汤。外治宜针出血。

　　有大病之后，肠胃已坏，舌苔剥落净而滑如猪腰子者，多系凶象。

　　平人舌苔，清晨胃浊未降，故较厚。逮浊降清升，则苔薄明润矣。然由气禀不同，有平素厚苔者。有舌本纹裂如刀花者，有中心无苔。脱液形状者。更有染苔，如食枇杷色则黄，食橄榄则黑之，此均与病症无涉也。

病案实录

自来著医案者，与人同治一病。往往掩人之长，而恕己之短，或增己之功。而多人之过，其一己所治之病。本小恙而矜为大病，本常法而炫为神奇。于见功处，则琐碎录出。于差误处，则绝口不言。又好言生平见症多，即未经验之病，亦徒取虚名。以议论揣度定论立方，希图备数，强不知以为知，此医家之所以少实案也。至所立案中语，不详病症之确切。惟求字句之方圆，不本藏府之真情，但说虚空之理障。若夫病案之列篇，又往往以外感而加入内伤之类。以杂病而牵入伤寒之门，在作者不过欲分门类，故不得不强病就题。而不知门类既混，治法必淆。毫厘之差，失之千里，此病案之所以难于录实也。本篇正治反治，治效治误，或功或过，在己在人。要皆随病录案。随案录实，其门类总不外外因、内因、不内外因三种。或序多而案少，或序少而案多，或举一以概其录。或即大而见小，一则限于篇幅，一则迫于时间。不斤斤于责备求全，不拘拘于舞文弄墨，不汲汲于掩过显功。此病案之所以实录也。亦中医之欲不革命而不能矣。

伤寒温热疫疹条辨

伤寒等书，前人论辨至详而杂。有以伤寒杂病分编者，有以风伤卫寒伤营风寒两伤为三纲鼎立者。有以病在三阳皆为热，三阴皆为寒者。有以伤寒为经病宜用经药，温热为络病宜用络药者，有以传经为热直中为寒者。有以三阳在表法当汗，三阴在里法当下者。有以仲景但识伤寒不知温热者，有以温热误为瘟疫者，有知温疫而不知寒疫者。有以小儿痘麻疹病，即是疫症。有以痘麻疹为先天毒，与时气全无关系者。种种论调，大都各逞己见。以炫己长，究非平心之论，切实之谈也。兹将各症逐条分析，辨别异同，不背古。亦不泥古。务使症合于今。理与病符，治有实效。庶业斯道者，不致临歧而哭，望洋而返矣。

名目

秋冬感冒为伤寒，春夏感冒为温热，秋冬感天地之疠气为寒疫，春夏感天地之疠气为温疫。小儿寒疫，胶固肌肤，发为痘疹。小儿温疫，郁勃汗腺，发为麻疹。此六症之提纲也。

症候

伤寒得于秋冬，外感寒冷，郁其营卫而即病。斯特本身之阳，尽为寒掩，遂有发热恶寒头痛有汗无汗之三阳经病。若其人阳气素旺，则传入阳明而成腑病。若其人阴气素盛，则传入阴经而成脏病。

温热病多由冬伤于寒，或冬不藏精而先有里热。非必感风而不感寒也，总之外有感伤，内有伏邪。兼之春夏时令原已发热而渴不恶寒多汗。故外感不退。即气血郁而里热作，初病虽微恶寒，久之郁极热作。便不恶寒也。

疫症有寒温两种，而温疫较多。俱由四时不正之气，从经络，或从口鼻而入。病则头暴痛，身壮热，鼻干咽痛，胸满吐涎，腹痛作泻。大类伤寒，但发则沿门沿户。老幼相似，传染最速。死亡亦最速，斯为异耳。

小儿痘疹，即寒疫之变相。麻疹、即温疫之变相。痘疹由小儿肌肤致密，先天阴毒伏藏，兼感寒疫之邪。绵缠固塞，邪毒不能透孔而出，故发出痘粒形。既出后毛眼疏散，则少此患，麻疹因小儿相火未泄。先天阳毒伏藏，兼感热疫之邪，郁遏毛孔，阴津不能出汗，故现出麻子点。其发后往往有复出者，因营郁外泄，同于大人也，然痘疹重，麻疹轻。此又不可不知也。

疗法

伤寒在三阳经宜解表发汗者。以寒邪从外入，自皮毛经络至肌肉。则营卫不和，气血不通。而头项腰脊骨节疼痛之症发焉，当此之时，轻则解肌，重则发汗。或汤熨火炙，治法得当，效如桴鼓。若迟延失治，及受症太深，体质不壮，则能传腑传脏而成种种之险象。总之邪在三阳经，虽流连，百不一死。其死者，皆传入脏腑者矣。时医矜治伤寒，多是三阳经病。内经云，善治者治皮毛，其次治肌肉，其次治筋脉，诚然诚然。

伤寒传腑症宜清下泄火者。以伤寒而传阳明，多少壮气旺之人。外寒郁阻，气血不通。不通、则真阳不化真阴而真阴枯，真阴枯、而真阳之火乃偏见。非火之盛而见，乃水之枯有以使之然也。若于此时不急清下，则真阴竭尽。真阳无依，阳虽多、亦必离阴而亡也。若清下于阴未离之时，则一旦热郁疏通，气血畅和。斯未尽露之阳，复微微生阴，迨阴平阳秘而病愈矣。此病治法得当，则易愈，故伤寒转阳明症为吉兆。以生命之气旺，泄其气之郁者，而气之存者尚多，可渐复原也。譬之富家遭事，虽赢余失脱，而阡陌无恙，存积何难。此腑病之所以一下而愈也。

按：伤寒转阳明为吉兆，是阳明经宜无死症。而世人病多死于阳明者，盖由见几之不早也。

伤寒传脏症宜温燥补火者。以伤寒而转少阴，多老弱气虚之人。外寒凝塞，气血伏藏。伏藏则真阳不生真阴、而真阴真阳微，真阴真阳微，则孤阴之水盛。若于此时不急温燥之，则孤阴独盛。阴虽多，乃尸水之阴而已。若温燥于真阴真阳稍存之时，则或者凝塞开通，气血出现。真阳真阴渐复，孤阴之寒水潜消，阳生阴长而病愈也，然此症治法虽得当。亦常有不治，故伤寒传三阴为凶兆。以生命之气弱，温其气之伏藏者。而伏藏者无多，阳易消而阴亦长也。譬之贫家遇难，虽有亲朋提携，而升斗之济。生活殊难，此治五脏者之所以半死半生也。温热病终始宜清润下火者，以时令不同。而寒热顿异，故在腑在脏。始终俱宜清润下火，如紫葛膏芩生地玄参二冬大黄芒硝枳实根朴之类。不可发表，以发表不远热故也。亦不可温里，以温热病初起即发渴而有内热故也。

按：河间治温，全用仲景伤寒。后人但见论中有麻黄桂枝，不见论中有芩连膏黄，此何以故。

温疫宜清表逐秽解毒，寒疫宜温散逐秽解毒者。以疫系感天地之疠气而成，一入人体。病甚凶猛，亦甚缠绵。于清表温散中，非逐秽解毒不能刈除净尽也。观达原饮、消毒饮、人参败毒饮、防风通圣散自知。推之痘疹宜温散提浆，麻疹宜清表扫毒，其义亦同。

总结

总之伤寒温热疫疹，均系外感而得。虽间有挟食夹气损伤种种，而不有外因，不成其症。其间因时因地因人，总不如因症施治之为恰切。故本篇中春有寒。夏有湿，秋有燥，冬有温。四时有疫疠，大人亦有疹病。可以分，不可以分，此又不可拘者。不过内经有先夏至为病温，后夏至为病暑。又秋伤于寒，冬伤于寒之句，故以春夏为温热。秋冬为伤寒。其实内经明明言伤寒即热病之类。难经明明言伤寒有五，仲景书序首云，伤寒热病，末又云天行疫疠。可知仲景之论，为即病之伤寒而设。为不即病变为热病之伤寒而设，为伏寒而又感非时之暴寒而设也。然则伤寒者，伤寒水之脏，一切外感之总名耳。即疫疹亦由外感而成，惟疫感天地之邪气。从口鼻而入，或从经络而入，从口入者在腑，从鼻入者在脏，从经络入者在经。传染最速，死亡亦多，疹则更兼先天之毒发出。斯为异耳。疗法伤寒宜表散，宜清下，宜温补，温热宜清下。疫疹病类推，是仲景之法，百法皆备矣。所惜者，疫病兼逐秽解毒。疹病兼提浆扫毒，温热兼滋阴润燥。诸法尚未条分缕析，使人明了，无怪后之读其书者。捉摸不定，而分门别户，莫衷一是矣。

伤寒案

某年陈焕卿病伤寒。初在太阳一经，数日不解。更现身热汗出而渴之阳明里热症。余诊其脉沉，知为寒郁热伏之故，与葛根加白虎汤。二剂、不加不减。后易一医，误以热在阴经，而用犀角黄连，病遂流连不起。某与焕卿有旧，而素善某医。因荐某医治，某入门，遂扬言前医清火失治。真阳将尽，改用芪术桂附熟地黄精等。二剂而火大起，欲搏人。昏毙数次，乃转延余治。余于大承气汤中，重用大黄芒硝夺之，一下而病去如失。

按：寒病用清凉，火难激起。其病多迁延，虽属正治。见效反缓，不如引入正阳明经。迨寒火激起，一下成功。此盖医者之庸，而病者之福也。然使先无前医之清凉，而遽行补燥，恐火上加油，又未必不死也。

外甥姜廷俊，于乙丑夏日，赴清乡之役，露卧感寒。八月内，又兼口角，家人交谪。恒昼夜不眠，时而自语自哭，如失性状，一夜忽昏毙。苏时自言遇一僵尸，吃人无厌。捉之至某山，断其下身，血流满地。家人急以灯照，见面青唇缩，而污尿一床矣。自是遂病寒，初现发热恶寒头痛身痛之三阳经症，后更传脏，烧热异常。余当拟一医案，述其病况之凶。疗法之猛如下，诊得六脉实大，其症欲登高弃衣，烦躁不宁。时而欲坐井中，时而欲剖腹求死。狂妄谵语，张目不眠，大小便不利。身轻恶热，恶闻人言。舌干黑燥裂，时索冷水数升不止。时而欲卧冷地，自言心内如焚灼一班。诸如此种现象，纯系阳明燥结，阳亢阴枯。急宜养阴泻火，以救燃眉。其方用生地玄参二冬各二两，大黄三两，枳实二两，根朴一两，芒硝一两，知母一两，石膏三两，化石二两，桃仁一两，黄连胆草条芩各五钱，栀子连柏，翘各八钱，车前牛膝引。连服两大剂而病减半，后竟全愈。

袁席儒病寒数日，呼吸抽气，耳聋目眩。口干苦，大便不利。余与柴胡承气一小剂。转见嗜卧，少气懒言。转方于小柴胡中兼补中，益气散寒，加姜蔻砂半。醒脾开胃，使胃开思食。气旺阳回而诸患自已，此因大下后不愈，而得正治之温补法也。

按：此症舌上无胎，知外邪已尽，故可温补。盖病已由三阳而传三阴也。

温热案

张履谦、因其父病。熬夜伤阴，于十月上旬。食量减少，常觉不甚舒服。又兼出门赴会，于船中感冒风寒，胃更不开，时而自汗。医初以为风邪伤卫，治之不减，转作湿温治。病更甚，舌苔厚。渐起黑色，燥无津液。乃求治刘医，刘登堂诊视。断为险症竟拂袖而去，乃迎余诊。余曰伤寒虑亡阳，温热虑亡阴。急于滋阴药中，重用生地二两，更加黄连胆草清热之品。不用大黄者，因此症自利故也。不用知母石膏条芩者，以其口不渴，干而不苦也。用参须者，以其人元气大虚。不能坐立，大形又脱，二便齐下故也，后此方服两剂。舌黑渐减，又一剂而黑胎退。白胎起，噫、渐有生机矣。非大剂滋阴之力而何。

按：此症热未至极。下不可下，又兼自汗，表无可表，津液枯极，惟宜柔润，此益伤阴而成之冬温症矣。经曰冬伤于寒，春必病温。不知伤之甚者，不在春而即时病作矣。

张选卿。年六旬，犹纳婢作妾。数年来舌根常起黑点，其阴亏可知也。于丁卯腊月病春温，舌苔燥裂无津液，身热发渴，手足烦扰，烟难吸入。时而谵语，口噤，卧床不起数日矣。医者谢去，延余诊治。余登床诊其脉，尚有生机。急索前医经过疗法详视一下，知为药饵过轻之故。乃转方重用增液汤，合白虎承气之品。一剂而舌润津回，再剂而人事清，诸患退。

田玉成病温。脉洪大有力，面唇齿舌俱起红黑壳，发渴甚，喜饮热。耳极聋，谵语，泄清水日数次。余初与三阳经清利药不减，后数日，复诊其脉。浮大而极数，常饥欲食，骨节发瘀点，面目清黑，声音响亮，喘而气粗。据种种现象，皆属温病。经曰冬不藏精，春必病温。此人素耽酒色，而成阴虚孤阳独亢之病。现在属少阳阳明二经，治宜白虎小柴合承气。重加滋阴之品，以诸症俱火毒。即下利清水，亦属急下之条。闻其后易数医而卒，盖脉现真脏。阴将尽而阳欲脱，殆两感死症欤。

寒疫案

戊申正月初一日，杨焕成病寒疫。耳聋喜呕，口苦咽干，发渴微恶寒。小便黄，胸胁痞满，脉细数。或时欲昏死，延余诊之。余望其面未脱形，症未至极。知其不死，其家恐甚，余当告以无妨。乃用三阳经腑症药，加减治之，而以小柴胡汤为主，旋愈。

初二日，又治王大兴患病如前。但年老素咳嗽，加以谵语甚，循衣摸床，人事不清，犹幸脉弦长。能起立，精神不衰。余亦以前法加减治之，未数剂而人事清，前病减半也。

温疫案

胡九如于己巳年九月内，患瘟疫。初起目红不了了，口吐白沫。医与清表药不减，后数日症转阳极似阴。手冷脉伏，口不渴，二便自利。然手虽冷而不欲近衣，热在骨髓也。脉虽伏而时欲出外，寒火内结也。且火炎则水升，而口吐白沫。热凝则血结，而目起红丝。口不渴者，病甚不自知也。二便自利者，热结旁流也。市医不识，误以前曾服清表药不效。转用姜桂附参以回阳，作阴证治。药下咽，大烦躁，几濒于死。急延余诊，与白虎承气一大剂。至夜半登圊而苏，次日竟霍然。然厉气缠绵，累愈累复。累复累下，累下累瘥。自九十冬腊至今春正月，乃全愈，噫、亦大病也，非药力之功而谁功。

同时袁宅安女弟病瘟。六脉数，能大便。余以为热毒伏胃，先用大承气汤夺之，下后果安静。但少顷呻吟甚，口干燥不减。余始终以清下药与之，旋愈旋复。后至一二月而始。

按：此症仍属疫毒。故始终不宜温补。稍加开胃温中之品，则病转甚，此瘟疫较温病尤甚故也。

同时王十一弟兄病瘟数日，医用温补峻剂，已成坏症矣。舌苔厚腻，满口燥黑起刺。发渴常欲饮冷，时而谵语烧渴，大小便不甚畅利。余以白虎承气清下之，下后舌苔稍退。惟乏津液，又以养阴药与之。复热甚，仍用大清下兼柔润剂，如石膏淮知大黄芒硝枳实根朴芩连条芩生地玄参二冬。至二三两之多，服下渐平稳。因此症惟宜清润，全不受温补故也。

按：本年秋，天久不雨，热度倍常。既而淫雨竟月，故现症纯阴伏阳亢之症。此时毒因年而异，故治法不可以为常也。

痘疹病案

某小儿患痘疹，烧热口渴甚。前医以清表与之，不减。一医又以温补剂投之，病更增。后延余诊，余知其阴枯火旺。急进以大剂六味，一剂而渴顿止。再剂而烧热退，诸患悉除。

麻疹病案

己巳年八月中旬，张放源女病麻疹而死。其次子亦传染而出，隐隐不现点，色乌。医与人参败毒散，发散后。症现舌苔乌，唇燥裂。目不能睁，大烧大渴。余与青萍粉丹白芍连翘等凉泄之。剂及廿，日余往黄姓家贺喜。便道诊视，其症唇齿俱现黑色，口不开，舌苔黑裂起刺。全乏津液，症已沉重。更转方重用生地玄参二冬知母石膏各一二两，嘱其多服至津液回为度，至廿三日，放源着工迎余，并列病状，呈种种现象。如手足瘈疭，循衣摸床之类。余恐其难挽，未果去，因仍列方大养津液而已。并言此药如服尽剂，尚可救。不然、虽至无益也。至廿七日。有自放源乡来者，云放源之子已松大半。余尚未信，是日午后赴朝阳寺诊病。绕道至其家，询之果然。盖其子于廿三夜半，津液已回。次日胎脱去一层，而舌红白鲜明矣。看来症认的，药用重，其功效有如此者。

虚寒病案

按伤寒多在三阳经腑症。少有传入三阴脏病者。然仲师注伤寒，而必详三阴者何。因三阴即属之两感，属之直中。质言之、直中即虚寒，即凉寒，呕吐下利腹痛厥逆之谓也。本篇将虚寒列出，以补伤寒三阴病案，即是此意。

叔妹年数岁，病吐涎心痛，发作有时，消渴气上撞心，心中疼热。饥而不欲食，食则吐蚘，不喜按，按则痛剧，手足或时寒厥，脉微而厥，得食则呕，饮热愈甚，此为蚘厥。与厥阴篇相吻合，盖厥阴为阴极阳生之脏，故现症如此。照法以乌梅丸主之，果一剂而愈。

王洪太体素壮，患头痛年余，喜束布帛。余初与三阳经头痛药，不效。转与理中汤加附桂，温补大燥之品。二剂而减半，又数剂而疗根。此三阴头痛，即实中之虚寒也。于此可知极实之体，亦有虚病。不可因其体实而徒事发表升散也。

董顺言伯母，体素虚，喜温燥，年六十八矣。冬初偶感微邪，医与人参黄芪白术故纸益智安桂熟地等各一两，或七八钱，五六剂不起床。自觉微烧，口干渴，一日略食二三口饭，时而心烦出微汗，汗后更疲倦，二便自利。舌如猪腰子，全无津液。余初与微温药，觉甘淡可口，但次早口干仍不稍减。转与黄连泻心，胆草泻肝，人参白芍二冬，养阴泄热。二剂，病大减，惟胃口仍不开。复以和平之四君汤，去白术之燥，外用乌梅噙口生津。又次日舌苔转淡黄色，有津液。连服数剂，身体渐康，诸病如失。

按：此病病情，因前医过燥，药反致病。余用清润，非治脏腑之实热，乃以药治药耳。或问过燥现象，何以知之。盖因病人此时不喜热药，即热茶汤，亦必待凉后始得入口，冷后始得浴面。吾故悟及此理，而转用凉寒之剂矣。再此症过燥，是伊戚屈本初主方。屈系儒者，颇通岐黄，但家资素裕，罕有出外临症，故见不及此。余临去有诗遗赠云：未来体质喜扶阳，初治何妨剂用刚，弊病看穿嫌激烈，苦辛尝尽恶炎凉，和缓居心谁识得，疮痍满目我徒伤，成功毕竟推君子，欲与先生笔下商。

咳嗽根源

　　有声无痰谓之咳，有痰无声谓之嗽。咳嗽病极多，其原因亦甚复杂。本篇先列诸书论咳嗽之要旨，间附以己意，至后所列咳病转少者。因此篇就纯粹简单之咳病而言。其他咳病，散见肺劳失血伤寒诸书。

　　内经云：五脏六腑之气，俱令人咳，非独肺也。然其要不外聚于胃。关于肺，形寒饮冷之数义而已。黄坤载谓咳病根源，由土湿胃逆，肺金不降，气滞痰生，因而作咳云。陈修园谓咳病由胃中水谷之气，不能如雾上蒸于肺，只是留积于胸中。随热气而化为痰，随寒气而化为饮。又谓肺为脏腑之华盖，只受得脏腑之清气，受不得脏腑之浊气。只受得脏腑之正气，受不得外来之客气。其说皆是。余按咳嗽之名虽多，不外火咳水咳二义。火咳之故，因肺为娇脏，主气，其令清肃。今肺叶焦枯，火不敛藏而来克金，烟气充喉，故喉发痒而作咳。比如嗅炙椒一班，故咳不转声，亦不吐痰，走入静地休息片刻，自然咳止。以阳主气也。水咳之故，因脾为生痰之源，肺为贮痰之器。肺既留痰蓄饮，则呼吸必不利，故呛而作咳。比如食饮饭汤，误入肺窍而咳似的。故咳有转声，或吐出汤饭，或渐入腹，其咳自止。以阴主形也。治火咳宜养阴，以顺无形之气。治水咳宜利湿，以祛有形之痰。外更有顿呛一症，多是小儿得之。最难取速，效勿服药，当待衰而已，因感邪风而成也。

咳嗽案

魏华山每下凉时，即病咳吐稠痰，起悬丝。不可燥药，每发以芩柏栀子知母等与之清金泻肾，则嚱松而咳微。此火咳也。

朱性翁继室，病咳声不转，发热汗多，胃不开，六脉极沉细数。幸面容尚有生机，强能步履。余与大补气温燥药五六剂，遂全愈。此似肺阴虚，而实脾阳弱也。若恣用清润，安能有济。

疟疾根源

疟本少阳寒热病，不过发作有时，其形酷虐，故名。西医谓为微生物破裂作祟，殊难深信。兹将其症现象，设为问答，加以譬喻，以发明内经之微蕴。其案少者，以疟系轻病，不胜举也。

问曰：疟疾发作有时，往来寒热者何也？

答曰：内经云：邪气感人，藏于分肉之间。不过大经之气会遇，则不发。邪气出于分肉，流于大经。邪正相遇不能相容而交争，则病作矣。譬之农家天车，川流不息，人之气血亦同流不息。今有渣草滞塞在天车之一节竹筒处，则此一节竹筒，转在嘈口内，必不利而作战栗之势。人有寒积滞塞在经队内，有时而与卫气会遇，亦不利而作鼓栗之形。天车之竹筒转过，仍然周流，至转入嘈口而不利如故也。人之经队转过，仍然安静，至与卫气会遇，而不利亦如故也。

问曰：疟之为病，发作有时，风寒之寒热无息时。何也？

答曰：内经云：风寒留其处，故常在。疟随经络以内薄，故卫气应乃作。故中于头项者，气至头项而病。中于腰脊者，气至腰脊而病。盖病之邪气，不在卫气，而在经队之一处，故必与卫气会遇乃发作。风寒则常郁在卫，故烧冷常行也。

问曰：疟疾多先寒后热者何也？

答曰：内经云疟之始发也。先起于毫毛伸欠，乃作寒栗鼓颔。阴气逆极，则复出之阳，故发热而大渴。盖初起寒郁，热气不能透出，久之郁极而始透出也。比如火笼覆以衣被，初覆时则冷，久之热气透出，则全身皆炙手，而无冷气也。

或曰：疟系寒热病，而往往用补中益气汤而得愈何也？

答曰：此等症当属之脾寒，属之正虚。比如两军相遇，邪正不容。我能先据其要隘，排其阵势，雄其胆气，则敌军自不战而退矣。

问曰：疟疾有治法而难见效何也？

答曰：比如人家有气角，我从中去说好。我虽是这样说，但他家正在气盛时，气尚未息，亦难说好。必待他自己想开，气己想转了，然后才得依从我之言。药之治病，亦必待脏腑本来之气机转过，然后见效。故曰脏腑本有却病之功能，不服药而愈者多也。若欲求速效，徒伤正气。本气未转过，病邪终难引出也。故咳嗽家虽服尽灵方，终亦难骤止者。以本气未转过，痰饮亦终难尽。故伤寒少阳热入血室条，有不用治法，无犯三焦。俟其经水自来，则寒自随经气而出者。又六经病愈时，俱有随气旺而自愈者。然则病之流连者，固当俟其自愈。何可尽求之于药饵哉。盖欲速则不达。天下事，大抵皆然也。

问曰：凡泥沙金石，俱可切疟。其义何也？

答曰：疟为邪气，非真有大寒大热大积滞也，故切疟无正方。取其胆气壮，则正可压邪。今与之切药以安其心。安其心，即壮其胆气也。然此必表里解后，寒食将尽。但临发作时，微觉心惊胆战者，切之方易易。不然，若遇外邪正炽时，切之无益也。

疟疾案

为合江刘晓村案：脉浮大而弦。浮属太阳，大属阳明，弦属少阳。其症头痛骨节痛小便黄者，太阳也。夜卧不安、口无味、食不下者，阳明也。往来寒热、口苦胎白者，少阳也。症由二阳余寒，归并少阳，而成如疟之现象。治法宜以柴胡为主，葛根次之。

按：先生见案，自觉病源了如指掌。药未至而病减半，服一剂而全愈。

惊　风

风而曰惊，以其形状言之也。惊风有二种。一曰急惊，即大人之风寒。不过以小儿天癸未至，精血未充，有阳无阴。故感冒外邪，最易烧热，热甚灼筋，经脉牵动，而成太阳角弓反张之症。一曰慢脾，即小儿脾虚之病。故每发于大病之后，或将死之前。因其势甚缓，方书谓之慢脾。急惊治法，不外麻黄桂枝等汤。慢脾治法，不出理中补中等剂。医者识之。

按：小伤风惊风，即是伤寒之类。急惊是三阳证，慢脾是三阴证。谚云只要有方治得惊，不必问其风之真不真。此提醒病家语也，其原因由医来，病家必以何经何病为问。医不能答，即以医为不识病。于此而不历历以名其惊。乌可得哉。此由权在病家，而不操于医士故也。

惊风案

夏姓子，年十二，患惊风，搐搦反张。其父襁褓求

236

诊。时发时止，发时人事不省，目不转睛，且遗尿。伊父恐甚。余以为症属太阳，当与桂枝汤。一剂而愈。

痉　病

痉症与惊风相似。但惊风多系小儿得，痉病则不拘大小恒受之。其原因总由外邪郁遏，经脉失养而成。治法似宜舒筋养液补土为主。然此症多危险，不可不知。

童九成孙，初病颈项强，发热而渴，谵语。后项强稍减，惟头痛甚。少腹亦痛，时而呕渴，思饮。或时抽搐，叫哭难堪。脉浮而数，面容瘦削，不能起立。诸医始终与藁本白芷等耗阳之品。延余至，与参芪归术加桂枝竹胡栝蒌葛根等，服数剂而人起立，病全瘳矣。

泻痢闭三症异同辨

泻痢闭三症，本无合论之必要，不过因升降出入之机，对于疗法原因，有连带密切之关系。本篇就三症异而同、同而异处，详细分析。俾临斯症者，若纲在纲、有条不紊、焉，是为辨。

泻字从水泻，故宜补塞。痢字从病利，故宜疏达。

闭字从门才，门内之才宜开通，会意自见。

泻症但清气不升，故泻得出，出而多，有次数。痢症清气既不升，故常欲泻。浊气又不降，故泻不出。出而不多，不拘次数。闭症纯浊气不降，故气滞不得出，一出而愈。

泻既由清气不升，故用药宜温。如理中补中之类，以温性主上升故也。痢既由浊气不降，兼清气不升，故用药宜一温一下。如鸦片大黄之类，以温主升而下主降故也。闭既纯由浊气不降，故用药宜苦。如青皮枳实之类，以苦主降故也。泻多起于平人，或过食肥腻，或中气素虚，或大病后，皆能令清气即时阻塞而患泻也。痢多得于贫家偏街小巷，或出方人，以偏街小巷，受秽气必多，出力人、伤生冷必倍。总由于调养失常，郁久则清浊反常而患痢也。闭多发于饮酒家，以酒性辛热上冲，久食则浊气逆而不下，大便因而闭结也。

泻之死者，死于阳衰不食。痢之死者，死于邪盛不食。闭症少死者，以闭症浊气虽逆。食虽不下，而本身之元气未受伤，故积久气机转过，一通而愈。若泻痢元气既以受伤，兼之上不能食，元气无从生长，安得不死。此噤口之所以可畏矣。然于泻痢二症观之，痢症之坏者较多。泻症但清气不升，痢症则清气既不升，而浊气又不降，彼争此夺，升降之颠倒更甚故也。

痢症原因，以夏时内伤生冷之物，外伤暑热之气。

238

伤生冷，则脾胃之阳有伤，即清气不升之原。伤暑热，则肠胃之郁不尽，即浊气不降之根。生冷伤一次，则本身清气之升者亦伤一次，遂不极其升之上。暑热伤一次，则本身浊气之降者亦伤一次，遂不极其降之下。一次加一次，而清不升浊不降之症现焉。

其伤冷热之暴而现上吐下泻之霍乱者，以清浊之升，即时颠倒也。其伤之隐微，必至秋而始发作者。以夏时火司令，阳气旺。清气虽未极其升之上，而人身之气，随时令之火而上浮，则不至于下隔。故夏时多病浊气不降之气闭酒病，少病清气不升之痢症。至秋分则阴气重而天气下降。故昔之清气不全升者，至此则感时令之沉而下陷也。下陷则时欲泻，但前肠胃所沾之暑热毒气，兜涩难出，不能遂降，故又觉不利。虽痢出，亦胀痛异常，逼迫难堪矣。

然有因感天地之疠气而沿门沿户者，有因外感内伤而成陷邪者，以素有不全升不全降之清浊。已将病及，而适遇此节，则清浊之颠倒乘势而起也。更有富贵人，素未伤冷热，升降得宜，但体虚弱，亦能因秽气及饮食等物，而郁我之清浊也。即体素强壮者，而染秽气，及饮食等过度，亦能触而为病。要之痢痛非必交秋而始有，而交秋后为多，故曰秋痢。如伤寒四时皆有，独冬月为多，故以冬月为正伤寒也。

泻症案

为董性之案：诊得脾肾脉沉而数。其症胸膈痞结，食少必溏、泻。舌如猪腰。目直视，眼眶陷。少精神，面容脱色。症由生冷不节，起居不时，以致先后天两伤，而成开门不闭之现象。补火而水益亏，清热而土愈败。惟宜调和中气，升降阴阳，使后天有权，而疗法自易。更宜节食欲，寡思怒，少食牛乳滋养之品。外宜以温水浸坐，或沸水帕熨少腹。方用参芪术蔻砂半归芍等治之，数剂而痊。

痢症案

某年杨赞卿家，患痢共三十余人，其家不传染者仅二三人。其三十余人中，惟伊婶母叔弟较重，俱十余日噤口。其母素虚，一染此病，遂不能言，三日而死。其小侄方襁褓，至十余日亦死。盖老幼之死，死于不经病，不受药故耳。

按：其时余治愈之痢，不下数百人，其治法俱用清下润。其余症轻者，或易医而愈者，或不相识者，兹不详举。至坏症一家数口者，亦不下数十户。噫险矣。

陈秋云体素旺，病桃花脓痢十三日矣。胃不开，仅强食数口。脱形甚，不能起立。与清润药数剂不减，口渴常索冷饮。余转用参芪术砂蔻等，服下似可口，惟次日药斗而耳聋，又次日倏思食。余乃幸药真投病也，再二剂而瘳。

气闭案

陈清和病气闭，卧床不起。杨原安病气闭，呻吟不绝。陈枢廷病气闭，形脱尤甚。此三症初起时，余与甘遂末，俱不甚通，后惟用顺气等药而愈。此可知真气闭者气之闭，非火之结、水之塞也。用药只宜舒畅气机，不可占关直过，伤损肠胃。其用大黄甘遂而一引即通者，必气机转过时，非闭塞正甚时而强通之谓也。

淋　症

此等原因，恒起于多欲之人，然亦因膀胱湿热癃闭而成者。凡得此症，愈期迁延，惟少死症。故虽久可治。

为刘家堰郭某案：其症候素滑精，刻兼淋浊，尿窍不利。生殖器结核，时而发炎。夜不得卧，阴筋连肛门相引而痛。或但头汗出，或尻骨自汗。心部怔忡，身潮热。服清利大剂，则头眩晕。服滋补重剂，则气不舒达。据种种现象，皆阴阳两虚、郁而生热之故。治宜于调理血气中，兼交济水火，降浊升清。水火济，清浊分，则阴平阳秘，正得补而邪自去也。后果愈。

损伤（即破伤风）

损伤一症，本以外科手法为宜。然往往因损伤而成外感现象，俗谓有伤即有寒是也。故特揭出以为内科之铖砭。

晏利泉子年四五，因乳母失手闪挫而折腰，不能起立。惟常俯伏，只能戏作蛇护蛋状。诸医束手，延余诊治。余以痰凝血结，气不能流通之故。与十枣汤加舒筋活血药，如苏木赤芍甲珠类治之，数剂而能起立自行。但背骨已损，终难伸张耳。

喉　痛

咽喉痛。有风寒，有实火，有阴火，有虚热，有真阳发露。风寒挟火者十居八九。阴火及虚热，或仅有，或十中之二三。风寒挟火，初起多喉间起白屑，或生单蛾双蛾；甚则悬痰上涌，红肿闭塞，饮食难下而成喉痹喉癣；或名为缠喉风。治宜尖贝法曲胆矾胆星寸干玄参豆根大黄桔更光连等。阴火红肿不甚，饮食能嚼，但流连难已。治宜温燥引火归源。若阴虚生热者，治宜甘寒养阴、清肺润燥。惟虚劳病剧时，真阳发露。现火烧烟冲者多不治。外有白喉，系时毒险症，半死半生也。

刘某小儿，病喉痛而死者四五人。询其症，一起喉肿甚，俄而面及颌颊俱肿，四五日即死。于死之日，多有吐出脓血者。询其治法，前医外敷用燕窝井底泥涂，上即干。内治用石膏条芩西角黄连等，闲有用大黄一二钱者。后有二子，仍患症如前，一起急求余诊。余见望闻问切俱属阳证，属实火无疑。益信前医之法非差，但不识病之轻重。药之有力无力，故缓不济事，亦犹之未治也。急令伊父以井底泥调枝子黄蘗大黄，浓涂颈项，稍干即易。内重用大黄芒硝石膏黄连等一二两之多，盖恐一杯之水，不能救车薪之火故也。服下，二子果得不死。不明理，不达权而言医。医岂易言哉。

目　病

目病分内障外障二种。内障现症，不出阳虚阴虚风热三者。阳虚宜燥火，阴虚宜养阴，风热宜祛风除热。若纯现外障，有外科疗法，兹不赘。

敦厚少时患火眼，旋愈旋复，已经四月余矣。其症目微红，黑珠有小白点，眼眵少，不大肿痛。但早晨其病眼不可睁，羞光怕日，必黑暗处方能睁。强使之睁，更不能睁，必至停午稍松。眼珠常如含露水状，余无他患。余当照眼科套药，如柴芍菊花条芩枝子等治之。至七八日，羞明更甚。乃遍阅黄氏八种，及齐氏郑氏书。其分阴证阳证处，或此可而彼否，或彼可而此否，总不无大同小异处。郑氏分阴阳。如无眵而不肿痛，不大红，不渴，俱如敦厚现症，治宜补阳。但又言此种症必不羞明。而敦厚之症，既宜补阳，何以又羞光怕日乎。余静而筹之，因思医者意也，当以己意神而明之，何可拘执书之一说乎。况古人著书，往往偏执一见而失其真，少深论也，要之无处不分阴阳。即如羞明症，亦有阴阳之分，不必定是阳证。阳证之羞明，是火衰、故喜热汤浴面，盖暗中仍求火自救也。病目早晨不能睁，至午而睁者。譬如正气少年，未经入市，初与正人君子交接，自然含羞。久之面熟，自然不畏他了。又如早晨睡起，眼难睁起，多一时始睁得开。此症据外面形像，皆非火症，病久亦非火症。前用凉药治之，又不生效而转加。因意会此症羞明，乃目中阳气虚，不胜光明之大火也。故喜热汤浴面。能睁时，若久注一处，亦不能睁，即无神也。使之睁亦不能睁，亦无神也。乃大胆与参芪术砂仁半夏姜桂附等治之，不二剂，果然全愈。看来古人书，多执一见，当以意会，于深处求深。斯得之矣。

疮疡类

疮疡之病，因寒邪伤营、血滞气阻郁极成热。阳盛则红肿而发外，阴盛则黑塌而内陷。治法清热解毒补气补血而已。

按：补气即燥火，补血即滋阴。

晏德修祖母病。背痛溃，烂如覆盆大。其人年八十余，体素强声音洪大，脉实。虽卧床月余，而精神不衰，气色尚好。余始终以大承气汤、白虎汤、芩、连银召玄麦等大剂与之。因现症口干发渴、思冷饮，心烦躁，不得卧故也。后两旬余，疮敛而诸病痊。初余与大剂清下时，德修恐伊祖年高，不堪硝黄峻药。余再三晓之，以有病则病受之理，乃止。

癫狂症

难经云：重阳为狂，重阴为癫。此癫狂二症之定案矣。然其所以然，大都由七情忧郁而起。前人论已悉，兹不复赘。

为周一轩案：诊得脉细而数。病原众难不决，数月郁闷。遂致欲寐不寐，昏昏达旦。且心中扰乱，久之浊阴拥遏胸中，冒蔽清阳。则神识不清，不知昼夜之症。

亦遂接踵而至矣。治以六君子汤兼，越鞠丸标本并治，数月而愈。或曰。一轩之病癫，半由呫居郁郁不乐而成。其说亦近。

宋某年五十余。因家事小有不遂，遂病狂常，骂其老妇，诶其儿媳。闻人私语，即以为诅咒自己。食至疑有毒，有时且欲放火毁室。人咸谓其病必有加无已。后数年，竟不药而愈。可见忧气不深之狂症，待以时日，多有自息者。药物之生效颇少，则神巫收鬼捉魔之作剧，更可知也。

先某患悲恐症，初起夜间如见鬼状，后常欲自投河，大有厌世思想。原因行有不慊，故气馁宁乐乎死，乃郁结而成之阴气。与人忧气无路，思想逼心者，同是一理。谓之为真鬼可，谓之为病症亦可，谓之为应报亦无不可，谓之为病症即。黄氏悲恐解金水旺之说，但言金水旺，不如阴气旺更恰切。且黄氏谓药宜扶阳，余意不如劝解以安其心而发扬之，更贴实。然此人恶素贯盈，必有此现象，乃可以劝善。谓之何哉？其一夜大呼某某要捉他，亦由平素问不过心，故躁急时顺口道出，非无故也。

附鬼凭症

此条病症名义，系余脱胎西医狐凭症而变名之也。其症原因，由地方迷信而起，兼七情郁结而成。案如下

陈子金子，将冠而李焕堂女逝，闻其美，且聪慧知书。陈家渐落，罕与婚者。且前两年求开庚帖不得，今鸡熟而飞，故痛恨异常。往吊祭后，即昏死片刻。及归家，李遂随之入宅。常于房中掷石投人，响动颇大。一日子金子出归，夜间恍见女来。自言已封贞节烈女，邀陈同往谒谢城隍。陈以父母在不允。言讫。但觉心烦躁，气上涌，有呼无吸，急索茶，须臾面如死灰，遂昏毙。次日急求余诊。余往诊视，其半边脸青如被杖，目睛不转，齿紧闭，手足搦紧，脉细如丝。后苏时，脉仍不大现，然而身尚温。与绵塞口，微有气，知尚可救。急仿阴毒治法，先刮心胸痧，又与通关散，及化痰药。到次日午后，忽吐痰而苏。自言饮茶昏毙后，身心颇安，及同李拜谒城隍，所见略与十殿善恶一辙。其病发作时，托李女言，自己全不知。

余按：此症当名为鬼凭症，与西医之狐凭症同。由阿母素迷信深入其心，故鬼由人兴，非鬼实能弄人也。其掷石穿窗等事，皆自己暗为之。不然以有形之石物，无形而入，将谁欺。至写诗作对事，又未必非伊戚借势愚人之故。此人必思念过甚，七情颠倒，而

酿成此幻境也。戒之戒之。接灵安位，旗幡轿马，后拥前呼，俨如菩萨出府状。而观者如堵，一市若狂。噫亦愚矣。

中风痰

　　不言伤风而言中伤，则感浅中，则深入也然。与伤寒上篇之中风不同，伤寒之中风，仍是外邪。此之中风，是风即气。气虚而风自动，如常人所谓风动是也。中风常与中痰同发作，但风从外伤在肢体，故半身不遂。痰火内发，病在心官，故舌强神昏。其原因张仲景主于风，朱丹溪主于痰，刘河间主于火，李东垣主于气虚。各执一说，皆据外面之标病而言。惟东垣之说得其本领，惜以空泛之气虚二字了事，不无遗义。近来西人谓中风为血管开裂，血压脑髓，以至神经失所，口眼㖞斜。发前人所未发，真扼要切实之谈，但未觇全篇，知其然而不知其所以然。后阅脑出血条，谓本病发于五十岁后者为多，因年龄适在动脉变硬时也。且人有生成卒中质，其身体多肥满，发作多原因于嗜酒痛风等。乃恍然于中风之确有根据，而益信东垣之说近是也。

　　王庆山师，年六十余。忽病中风，起即手足半边不遂，舌强，言语不清。余仿黄坤载补土温水疏肝之法治之，数十剂而手能搦管，足能行远，但常言手足内时觉有风流走，十分不宁。虽姜桂附等大剂用遍，而病至此终难已，经二三年而死，此中风虽愈而难全愈者也。

陈炳廷母，年六十余，亦病中风。然体素肥胖，兼挟寒邪。余与苍术羌活防风等祛风除湿之药，二三剂而瘥。此轻病也。

一发髹人，行至顺市，忽昏毙，不省人事，众促余往救，余见其呼吸有出无收，兼现遗尿鼾声绝症。余当断其必死，不可救济。众不之信，再促他医往诊。他医以为可救，与千金丹，旋竟死。此胸无成竹，无怪先见之不明也。

痧症（即卒中）

此症原因，或因感不正之气，或由饮食不洁之物，或由过暑过寒，均能致血不回流而发痧。总以放血为唯一治法。其现象与中风中痰气厥痫症等，大同小异。

欧作之室人，一夜发痧，昏而复苏。月事适来，腰腹痛甚，其冷如冰，喜捶击。余重用姜桂附桃仁苏木川芎等治之，痛愈而衄，转用养阴药而全愈。

一女巫，夏夜忽患身痒，起红斑。心慌乱，四肢麻，少腹痛甚，大叫不宁。余以为气血痧，急令家人刮

胸背及手足塎瘀筋，复放十指尖血。内服泻血下剂，外
与热水熨患处。须臾而止。此真痧现象矣。

气厥（附痫症）

气厥症，据现象与中风痰发痧等皆相似。但中风较
重；发痧轻重不等；至痫症则一人独得，发作有时，最
易区别，惟疗法不易耳。

陈妇病气厥发时，周身现麻，旋手战而抽搐，大气
向外出，呼声疾，以两手击床，烦躁甚。一医断为阴厥
阳厥，使病人饮苦蒿水，揆之脑部炎热之说，尚觉有
理。至认气厥症之差，所谓失之千里者矣。

按：此症系气厥，固非阴厥阳厥然，与痫症亦稍有
区别。大抵痫症即。俗谓母猪风，一得难愈，一年发数
次气。厥系暴得之疾，如卒中发痧，但现病状与痫症相
同耳，其疗法未详。

神惊病

按神惊症，多系阳泄而不藏。故触物即惶恐而气欲
下脱，甚者兼见善忘不寐等症。忧郁家及年老人，每多

患此。内经云：起居如惊，神气乃浮阴平阳秘，精神乃治。又曰上气不足则善忘，难经亦曰老人血气衰，故夜不寐。即此理也。

为何立之案：神惊一症，由中气虚弱，非卒然逢之而不惊者比。故一惊动，恐则气下，而又欲强提于上，遂致气不自由，乱窜于胸背两胁之间。且由此肺窍不利，不能吸气入。必待此事想通，然后气和志达而气始下。医用郁金青皮等顺气药，间亦有效，然中气愈虚矣。问何以知中气之虚，盖恐时若不将中气提起，则心神若散、惶惶无主。故此症药物疗法，宜大补中气。精神疗法，宜克制思虑，以戒无关得失之贪心，庶乎可矣。孔子曰：及其老也，血气及衰，戒之在得。其斯之谓欤。

按：此老名誉心素重，故此得字，当作高尚之得字讲，如思则得之，不思则不得之类，非财货干糇，如小人之贪得无厌也。

陈其昌，因大恐后病神经。苔心乌，时而发痧，心慌气结，肢体或热或凉，便溲时黄时白。常有天地愁惨、山川动摇之感。疗法可清可燥，但俱无甚效力。后余介绍马纯五医治，服西药，病渐减，然终难复原也。

堆金厂李敬臣，因开矿所求不遂，高筑债台。后忽病心烧如火，夜不得卧，时而欲引刀自刎。余初与白虎承气汤清下之，后火渐退。惟默默不欲食，恶见阳光，

251

常如有人将捕状。此神经病也，须金银汤而愈。

疯犬咬伤解

　　传曰国狗之瘈，无不噬也，是疯犬一症。由周而来，固已有之，沿及后世。医书虽代有发明，而于疯毒发作之真相、施治之实理，皆缺而不详。近世以为险症，多有中其毒而不能救者。余细揣此症不救之故有数端，或被伤而误视为好犬，故不服药而发作于不自知觉者。或被伤后，虽知为疯犬，而所服之药，又系世俗讹传平淡不中肯之方。自惊为神奇，其实误人性命不少。又有所服之方药虽是妙剂，而服之太少。或谓平素体弱，恐不胜毒药。或借狗咬对头人之说，而听之天命。不知狗咬对头人云者，不对头来则不被其咬，非对头人即天命之说也。以对头入即非药之所能救，此疯犬症之所以不救也、若不诿之天命。一遇疯犬咬伤，即以冷水洗濯患处，至血止为度。一面又使知医者择其对症良方，如通圣散、败毒散、班毛鸡冠虫之类，服至七七四十九，或至一百二十日。不遗余力，断无有发作者。语曰理直则气壮，余于医理亦云然。盖理直则气壮，而疑惧之心自潜消而默化也。何则，世间治症，惟虚症老弱者。虽明知其症，而疗法亦难。此外内中痰火，或外感伤六气。若早于病之未来前捷之，无不可救者。其不可救之故，因此等症，未发前断难知也。今疯犬伤症，一伤即知之，知之而必治之，治而必求疯毒化尽。如毒药攻疮，本属易易，愈攻而毒愈固结，此岂情理哉。疯犬原属火症，故疯犬药中，多用清凉，如大黄化石之类。其用热类之班毛者，是从逆治，以毒攻毒也。人抢影子在出太阳天者，以出太阳天，则气发扬。疯犬见人影而抢，涎痰流出，人易闻其气也。若中毒后，常服发表清下药，通利大小二便，使伏内之热毒，不能成疮发炎攻心，则无事也。其愈后一年半载触椒而仍发者，以原来肠胃之热毒邪未尽，感椒热性作痒之物而发作，如疮症之不忌口而复生然也。然此必咬伤之重，伤处成疮，疮口虽合，毒仍未尽，故疮痒而伏内之热复萌也。若抢影子挂皮者，不在此例。然近来服疯犬药，亦多有不忌椒子而不发，未必尽椒之过也。其病急则七日发作，缓则七七四十九，或一百廿日者。以受伤后七日而六经偏，始待入内，故服药重在七日也。疯犬药多用火酒炮者，以火酒性烈，方能行血逐瘀也。其病将发作，或疮口痒，或下半身极痒者，以诸痛痒皆属心经之火也。初起多似伤风者，以疯毒内郁，而正气不升。故头痛不安，有似伤风也。发作时恶风甚者，以大火遇风，其热必炽也。恶见碗、恶水动者，以碗与水俱有光，光为阳，火病恶阳也。闻人声而惊、恶人行者，以心中烦热，喜静不喜动，如阳明火症。但此症有热毒攻心，较甚于寒火也。肚痛、心极慌乱者，以热毒攻心，势不可忍也。耳聋舌强、不闻生豆气者，以胃中热毒填塞，乱其神明也。咬衣裳者，以痛极则口咬一处，稍可忍耐。如艾灸肉，痛极则咬牙鼓气也。见碗则咬烂者，以碗质硬，为阳，齿强亦为阳。二阳相搏，见面则口噤，必起争斗也。其死后衣裳多未穿者，热甚不欲一丝着体也。呕吐痰涎者，以热势上冲，水气因而上逆也。

按：此症大抵未发前可治，已发则难治也。吾愿世之仁人君子，得余说而防毒于未发之前，又何险症之不可救治哉。

叔弟义先，被疯犬伤。在庚午年正月初六日，晨早。其疯犬于天未明时即来吾家，咬死一小犬后黎明时复来。适遇义先于中庭，遂啮其胫骨，流血及踵，疮口如小儿嘴。余急令其兄引之于河，以冷水洗濯其受伤处，务使流血多而毒易尽，再以火锁吸其疮口内，使之多服班毛至数次，约计三十余粒之多。后月余而仍发作，或时手足扯，胸中之气微涌，胃不大开。上午甚，下午缓。抽搐时腰曲，微烧，不咬碗，不恶风。余意此必因受伤时洗得好，服药时吃得多。故病虽发作而不甚，后至五六日渐愈，竟获痊。一医使病家用鸡蛋清裹手圈以去风，手圈尽呈黄色，此不过安病人心之一法。

其病之不死，未必在是。

某年先连城扬亨衢，俱被疯犬咬伤。亨衢伤在踝骨，余当今其在湖浇洗冷水。连城伤处较多，又隔日而洗。后二人俱未发作。虽服药有效，而洗濯之功为多矣。故特书于此，以告当世云。后之君子，有能将此法广传于家者，其功德当与佛氏无量。

忌烟后病（此症古无而今有。详见于案。）

陈翁德轩，年近六旬。素有烟癖，无昼无夜，沉溺此中已数年矣，后减烟数月。一日忽病鼻塞流清，言语强。余初用苍耳散加粉葛桔梗，不效。舌更强硬，声如从瓮中出。多睡少食，脉大而数，精神差强，尚能行步。余又稍与温补，其时项中结一瘤，不红不肿，不大痛。后一医作风热治之，又易一医重用石膏大黄等。连易数医，俱主清下。病不惟不减，转见颈项倒，不能行步。时而火结上冲、即昏毙。医更重与硝黄，又时而苏醒，如是者数次，再延余诊。而真火大露，无能为力，经两月余而死。吁命有定数，抑药之过欤。案附于下。

据此症初起即病舌强，其原由减烟而致心经之阳不足，（烟之性何经不足，则何经受病）不能运舌之机关也。（舌乃心之苗）鼻塞者，消阳不升而浊气填塞也。（若风寒鼻塞不若是之久）颈项结瘤者，阳虚则营血不从，逆于肉里而成也。（不红不肿不痛不溃非火毒明也）久之外面之阳，衰微不振，心经之真火败露，不能安于内而亡于外。（后天之阳主事先天真阳则安享大宁）于是神志得火而模糊，（寒火不若是之久）四肢得火而躁扰，（寒火不若是之久）肠胃得火而消渴。（寒火不若是之久）斯时不急急敛阳，而反竭力重用清下之品。试思此火可常下之而愈乎。其昏而复苏者，以本体原属有余，虚火重而元气未尽，亦势极复反也。（真火发露则昏，郁极则阳泄而势略减，但阳泄一次则元气败一次，败尽而人死也，若元气尽时虽下大便，亦必不通盖火尽则无气以运下药，故也）然病至此已六十余日矣，而舌强模糊消渴之诸症究不减，且胃口形容精神之衰弱倍觉有加，（如大肉脱，头骨倒，行路艰难，食粥少是也）则虚火实火之征当有明验也。盖实火以水济之必易熄。寒火一经下而愈，失治十余日必死。最难回者，虚火之发露耳。（虚火即真火也）令诊其脉，真火尚未露尽。（初时六至有力后则细数无论）姑拟一方，补土蛰火，滋阴济阳。虽成功难，必亦理势所无可如何之际矣。（据里虚火不宜清下，实火不宜再下，然大便枯燥难下，艰苦万状时，亦宜暂从权变）（而用大黄但当中病即止耳）按舌下脑筋，主舌运动。西人之言，合于实理。故案中有心经之阳不足，不能运舌之机关，当改作舌下脑筋不足，不能运动舌之机关近是。

虚劳（兼内伤肝郁说）

劳症古有五劳七伤六极，及劳瘵传尸之名。其原因或因色欲，或因内伤，或因思虑过度，或因先天不足，产生贫血。或因七情不遂，常患肝郁。或因外感不愈，久而变症，种种不一。其间初起咳嗽，则从肺始。遗精白浊，则从肾始。饮食劳倦，则从脾始。烦热惊悸，则从心始。七情抑郁，则从肝始。总之因感伤而成虚损，因虚损而成劳则一矣。疗法不出心肝脾肺肾五经，然于五经中又各有注重。有以伤元阳亏肾水，宜用八味六味者。有以阳虚统于脾，宜补土。阴虚统于肺，宜清金者。有专主脾胃，专主滋阴。专主燥火者，有宜达肝郁。补心血者，余意因症施治，皆各有至理。不可偏废，然此等症。豫后甚不良，或一月而死，或百日而死，或数月数年而死，其经过之长短。全视摄生为转移，药力所生效力颇少，药物只宜于虚劳第一层情形将成未成之前。于六君六味补中补心清肺泻肝诸方，消息施治，斯为得之。若现脉极细数，潮热自汗骨蒸之劳症具时，则苦寒败胃。辛热耗阴，酸咸凝胃。虽有对症良方，亦仅能用药缓其死期而已，鸣呼可不慎哉。

为先伯昆宝人案　诊得肺肾脉大而促，按之虚涩。其原因血海空虚，气根不固。稍有感伤，则肾气奔豚而咳嗽作。头目眩晕者，浊气上干清道也。手足作烧者，正气郁而血热生也。腹中痞满者，健运失职，化气不行也。治宜于培养真阴中，补火燥脾。收固肾气，使饮食加增。阴血充足，则肾气自归根于血海矣。方用参芪归术龟板阿胶枣仁志肉之类，后数年，嗽病渐减。今则居然就康也。

姑母杨，素多忧郁。于癸卯年十月初感风寒，久成劳症。干咳无痰，十余声不转气。昼夜无宁时，脉细而数。医初与养阴润燥药，不减，继与清表发散剂，转剧。胃口不开，形容枯槁，行动艰难。余初诊而恐其不起，继与参芪归术姜蔻砂半等等至二十余剂。至春渐愈，此症幸可燥药。且病在初次，元气尚在故也。

宋美堂体素充足，因幼年劳伤太过而患肺痈。幸六脉有根，不甚数。余当与以清燥救肺汤，断其必不死，后数月果瘳。

为王遵之案　诊得两尺脉大而芤，数可八九至。症由先天真阴不足，兼年少婚早。房事不节，以致君相二火。泄而生炎，而阴虚喘咳之症现。口干作渴者，肾虚而水不蒸腾也。潮热自汗者，阴虚而火不敛藏也。姑拟一方，用苏子降气，二陈利痰，黄连阿胶清火。虽成功未必，而病势亦可略减也，闻其后数月而死。

冬月，唐守身病虚寒。由出门被单形寒而起，其人素有烟癖，体羸身弱。医治数月不愈，后转肺劳。咳嗽痰多，骨蒸自汗。夜间不得寐，时而遗精，阳事强。余初与清利，次与养阴。扶阳诸药品，不加不减，至次年九月，骨痿不能起床。六脉始终俱细数无伦，又一年面容转丰润。惟脚腿细小，腨肠瘦削。不能步履而已，按此症病家医家。无不料其必死，至今诸症渐减。俨如好人者，由其人胃气强，后天足。相火旺，先天亦有根，故虽遭大病戕伐。而亦能绵延年月而不死矣。

为杜君实室人案　原因先天阳虚，后天湿重。肝经善郁，而成水寒土湿木郁风动之象。其症候初起足节痛，恶风。后发寒厥，刻下周身皮肉瞤动。当脐气结，时而恶寒。前医与祛风清热利湿等药廿余剂，遂发寒厥。一医与姜桂附一大剂，病亦不减，后延余诊。脉微而数，症系肝脾肾三经风寒湿气为病。疗法苦寒败胃，辛热伤阴。既不宜于破郁，又不利于养阴。惟宜大补气血中，健脾，温水，舒肝。其患自息，后果流连而愈。

王某素肾虚胃弱，眼胞黑，足肚细，忽病虚劳。舌上无胎而红润，脉细数。下午即恶寒发热，胃不开，常呻吟有声。医初与清表微下药，数剂不减。余转与温补醒脾之品，服下汗多。心烦躁，盖香燥却夺。胃阴愈形枯竭也。乃改方用六味地黄汤，加甘杞五味阿胶等。服下渐渐生效，后全愈。

按虚劳症有三种。一种身弱形瘦，少气懒言。或咳嗽，或不咳嗽。治宜温补，如张水清董顺言内先连城等可治也。一等咳嗽痰多，日晡发热。晨起多冷汗，或失音，或咽痛。补泻清温俱不受，如陈建桃邓杰如张云春等。死症也，外有一等。倒床数年，形衰骨立。然能食而精神尚健，如陈乾九等。不遽死，亦不能全愈。而医者或有窃藏府之功以为已功者，是不识人间有羞耻事也。

内伤案肝郁案

为冯均益先生案 诊得左部脉沉，右部脉大。原因平素心力过瘁，兼沿途感受湿热。以至中气下陷，清阳不升，而成冒蔽眩晕。食少便血之劳伤症，治宜补中益气。清暑除湿，使湿热退。清浊分，而诸患自已，后果愈。

刘铁铮素抱郭种树之疾，因而病弱。胸痞，胃不开。起居艰难，医治无效。自忧不起，延余诊视。脉稍数，余与以醒脾固正药。胃开思食，精神一振。但口唇肿，起热，大便不利。转加小承气汤兼服，数剂而愈。

按：其乡陈崇本，昔年病虚痞便结，身瘦如柴。亦经余施治，后获效。

为屈可廷室人案 诊得脉两关脉弦而数。其症食量素形薄弱，每食而溏泻。胸中逼迫，遇事多惊悸忧怒，背膂或时发冷。或时发炎，口干苦。头目眩晕，夙有带下症。原因脾土素虚，肝经喜郁。疗法宜疏肝理脾，以逍遥散合六君子汤加减主之，闻其后果全愈。

甲子年林子家七弟妇，年卅余。励节，体羸瘦。砦居郁郁，偶感微邪。流连难已，咳嗽不能起床。时吐松痰，胃不纳食。夜间不落枕，或时心中烦热。喘饿欲脱，脉浮细而数。余初与散寒药，不减。转与禾子降气汤。病平稳，但仍不退。因思此人体素屡弱，不妨稍加补土滋水之品。服一剂，烦热更增，乃知其虚不经补。仍于前禾子降气汤中加黄连阿胶汤，连进数剂，而脉转和。气转平。胃口略可稀粥矣，后竟全愈。

按：梁耀春室人，数年前患肝郁，仍不可燥药。余以龙胆泻肝汤治之而愈，以上二症。俱极羸瘦，面青白。且倒床数月也。病虽暂愈。而脉象无根终。非吉兆，故附及之。

为匡宇母病案　诊得六脉浮大而弦数。浮属太阳，大属阳明。弦属少阳。数为血分不足，其现症舌苔淡白。原因病久阴分受伤，余寒胶滞肌腠。到子午二时。阴阳不能交接。初郁而寒，郁极而热。寒热交作，升降不行。斯痞满吐食烦躁呕渴之症，亦接踵而至矣，治宜以参芪归术。补气生血，以姜蔻砂半。宣畅痞结，复以柴桂芍。疏解三阳，兼五苓。清利膀胱。迫阴平阳秘。正旺邪消，则营卫流通，而诸患息。服三剂后，烧退能食，但痞块仍在。面色黄瘦，因于前方内去表利药。加健脾药而愈。

傅相臣内子，病厥阴肝郁。舌苔白，白日胸痞满，躁烦。夜间足大指痛甚，大便燥结。余于小柴胡汤中加禾木大黄，一剂而效，二剂而愈。

附疳积一案

外侄江廷济小时，素多积。食乳后必用手擦数下。方能睡下。诸药罔效，医者束手。人咸谓疳积已成，必难救药。余后阅仲景书中有只术丸，因仿此丸。重用术而少兼枳实，更加桃仁以行积滞之血。蜂蜜以润枯燥之肠，服两剂。渐有起色。后竟全愈。至今年十余，发育较他儿丰满。非药之力而谁力耶。

按：此子胃口素开。喜服砂糖丸药，故收效最速。外附有案，按疳积一症。系乳食过饱，停积中脘。肠胃渐伤，则生积热。其症常饥而欲食，食后又积者。以胃中有热则喜食，但胃气虚，不能化谷，故食而又积。发时唇红，口渴，发热。小便黄涩，大便闭。昼夜不宁者。以郁积而生虚热之象也。腹按之坚大如覆杯者，以土伤而水饮成科，悬如澼囊也。头面青筋者，血管内有瘀血也。以手擦之数日，大肠矢气。粪出如羊屎而愈者，积热去而气化行也。幸经纹尚红黄。脉尚带缓。犹有治法，今用仲景枳术汤以补土破坚，标本俱治。又仿许叔微治澼囊，用术一斤。而佐麻油以润肠，更加桃仁以去瘀血。则疳积之症，未有不疗根于一旦者矣。

吐血症

前贤言虚劳吐血系两症，余谓吐血本虚劳之一症。其义亦通，然患者不少。而专病者亦多，故特立一类以便参考。吐血有瘀伤，有努伤热伤三种。治法劳伤宜补虚，努伤宜化瘀。热伤宜清火，轻者宜柔络。然血吐猛者，或主独参汤。当归补血汤，补气生血。或主先止血，次消瘀。再次宁血补血，其说不一。总之阴虚火旺者居多。其原因则由血管开裂，气逆妄行。其致吐之所以然，当临症详审，兹不备述。

为门人张羲六案 其症于未脱血之前，大便结。偶因行远后，又食麦饼。遂现积滞，胸膈痞满。饮食减少，服消导药一剂。一夕躁烦不得卧。将及黎明。欲如厕，忽呕吐数升污瘀血水，并凝团紫血，继又如厕数次，亦下污瘀血水最多。

按：羲六平日体尚好，胃尚强。何故得斯疾。闻伊父云，羲六七八岁，因经理其呗诵。任性多施夏楚，已早知有今日之发损矣，其症一发于反正之年。然彼时吐黑血虽多，吃草药三剂即愈。其发作之原因，及对症之疗法。历考诸书，兼之实验。兹一一录出。其人素有痼疾，由起居不节。劳力过度，时而饱食则络脉伤。经络血液失其常度。渗积于胃中，积满则一触即发。上下流泄，所谓吐出于胃。呕出于肝，盖肝不藏血。胃不摄

263

血，由经及藏。由藏及府，则血渗入肠胃浊道。上从咽喉，下从大便而出也。其血出之，微机。半由血管脆弱，半由血液乏凝固性。所吐血紫黑成块者，固努伤而非劳伤热伤矣。吐后头痛眩晕，不能起立者，血暴虚，不能荣于巅顶也。吐后手足大烧者，血虚发热也。目光如电者，阳不能统阴也。口唇起壳如两层者，气不固血也。每至下午大烧，头两侧痛，骨节亦痛。口干渴，舌白胎，不思食。次日亦复如是者，是血虚而现似疟之少阳证也。四肢无力，终日嗜卧者，阳虚而无气以动也。面微肿，心下悸者，气血虚而水邪僭上也。心下微积，腰时作胀者。瘀血尚未去尽也。治之之法。宜行血不宜止血。以既停蓄之血，不能复行血络。况败浊不去，则新血不生，终为后患也。当以血府逐瘀汤加减与之，后竟全愈。

按：诸血不尽入虚劳门，故古人失血蓄妄。先必以快药下之，去者自去，生者自生。何虚之有。盖血既妄行。迷失故道。若不去瘀，则以妄为常也。

为先问渠次子案，诊得令次君之脉。浮大中空，乃芤脉现象。症由先天不足，血管脆弱。偶有感伤，而成失血之症。治宜补虚去瘀，兼养阴清热为主。因失血症有三伤，一劳伤，二努伤，三热伤。劳宜补，努宜破，热宜清。今次君秉赋不足，先有失血质。复因体操伤损。血失故道。挟热上冲。三因俱备也，故此症初发于体操后。再发于用力时。所吐之血不多。时而红，时而黑。所现之症，腰胍胀痛，左边气膣扯痛。心下悸，口干苦。皆三因错杂之现象。疗法以补为主。去瘀次之，清热又次之，后其患渐瘳。

陈其歆病阴虚吐血，一医重用硝黄清下。及桃红行瘀等药与之，不减亦不加。后求余治，与以银花连召桑菊又滋阴之类。年余而病愈，然每热夜后。而咳嗽常现。

余：意凡吐血。必非一次能止。其歆若不调养。恐有一必有二。有二必有三。终成肺痨大症矣。

龙盘寺戴声威，年弱冠，已娶妇矣。肄业成都农学校。颇嗜学，不好运动。至冬间偶感寒热，归家调养愈。今春二月，忽患吐血数口，至半夜复吐十余口。经医陈钟及郭友于医士主治，郭案谓伊脉弦数上溢。冲心作嗽，肺愈牵痛。乃肝肾之气上逆，法当柔肝降逆。初与羚羊芩连尖贝藜皮之品，不效。转用镇摄药，如磁石朱砂龟板牡力别甲之类。亦不愈，延余诊治。余诊其脉大而数，知为劳挟热伤，以犀角地黄汤加减主治。初服微效，后又大吐一次。余知瘀血已去尽，转与归芍麦冬阿胶以宁肺，尖贝法曲云苓广皮以降气化痰。平稳，后转方用归脾六君子，以其人现咳嗽不止。素有遗精失血消化不良等病，症原属肺脾肾三经。然先天有滋养而无直补法，肺属标病，故宜从后天下手也。盖归脾与六君子，祛痰补气，开胃进食，百病多以此方收功也。

吾乡阴怀白，毕业中学后，颇有社会才。惟性燥善怒，居乡郁郁不得志。因肆情纵欲，而本实拨矣。去暑忽吐血盈盆，医治数月。旋减旋复，今三月求诊于余。余诊其脉微数，睹其容瘦且黑，闻其声粗浊而有瘀声。问其症，则夜间盗汗不止，时而烧热口渴，食量缺乏，不大便已十余日矣。余索前经过疗法审视，见所列方药。该医作湿热治，大半银召芩连枝柏之属。数十剂如一方，虽有所改，不过稍移其位置而已。余因思此病当属阴虚。原因疗法，当以滋阴补土为主旨。今于芪术归地。毫未服过，惟一味苦寒清利。对于湿热病，固为对症疗法。但正不虚而病湿热，断无有不效之理，今旋减旋复。已一年之久。而湿热仍不解。且饮食少，大肉脱，起居艰难。试问此因病而致虚乎，抑因虚而致病乎。病至今日，惟有祛痰补气，养血滋阴。缓缓调理，延其死期而已。

冉仲谋，纨绔子也。家住来龙之燕窝，年廿九，守身不检。陷溺色场，以欲竭其精。而成本实先拨之失血肺劳症，不出户庭已四年矣。医家不谙标本，一味见病治病。驯致皮下抽肉，起居艰难。复求治于某医，某见前医方内。多系清凉止血药，暂试以温燥剂。初服较安，某遂洋洋得意。斥前方不合，遂大胆横施刚烈猛剂，如安桂术附各一二两之多。服数剂，喉痛甚。转用一小剂，少减。仍服原方廿余剂，直至病人手足肿，口干唇裂，满舌燥黑起刺。目光如电，脑振如雷，一夜烦躁不得卧。而犹不悟为药之过。仲谋兄达为。以儒而未通医者，故未过问。其堂兄子君，因病后稍涉岐黄。颇怀疑议。乃请某转方。某急争曰，非此方不能治此病。如不信，请辞焉，不得已。达为与子君商，飞械求救于余。余至诊其脉，促而无伦。闻其声，音浊而口噤。望其面，青且黑，眼矢凝眸。问其症，咳吐红痰，喘而抬肩。且言本日尚服燥药未已，索方审视。大骇知，为真阴竭而微阳将脱。急与以大剂清凉。且促其多服绿豆水以解药毒，是夜幸不死。

按：以上两条，一系阴虚体，一系阳虚体。阳虚者过于燥，阴虚者过于清。故二人终成坏症，录此以为偏于燥火清热者戒，并为病卧于床而委之庸工者儆也。

遗　精

遗精亦虚劳中之一症，故患此症者。多连带他种虚劳现象，且恒人亦多患此，故本节少录案症。惟先说明其原因疗法而已，原因多端。其实体虚不善保养，而致精滑。或思想不遂而致阳强二语尽之，其治法，药物之效力颇少，验自知之。

遗精一症，医书每言心肾不交之故。盖心为君主之官，主宰一身之火也。相火，肾中之火，宣布一身之火也。若心肾不交，则相火无君火以主之。遂不能制其妄行之灾，譬之臣而无君。子而无父可乎，然所贵乎心者，以其能主诸火也。若心不善而欲念自恣，则心火一动。而相火翕然随之，譬之君不君。父不父，又安禁其臣之不忠。子之不孝乎，经曰主不明则下不安，其此之谓欤。

梦遗一事，有因心志动而伤及形体者。如白日有所思，夜即有所梦是也。有因形体束缚，而感及心志者。如仰卧触衣，即乱梦而遗是也，故曰志一则动气气一则动志。

或问人梦将遗，忽觉有人来。因止而寤者何也，盖心藏神。脾藏意，肾藏志，心有所忆谓之意，意之所存谓之志。若心神不定，则白日一见美色。意之所存，即志之所在。而梦想遥通矣，然犹幸心肾能交，故虽将遗之顷。或心火下交而水自固，或肾水上交而火自息，故有突如其来之象。人有病遗而服药至此者，亦气能统精，水火交济之候也。

或又问人梦将遗而鼓其气即止者何也。盖精藏于肾，肾主纳气。又主藏志，志定气固，则精不出，故男女交媾。中有白膜煽动，乐极则志去，志去则气不统精。今有人素梦交接而精不出者，是志虽乱而气则固矣。又有素梦见女子，虽不交会而精亦出者，是志不持而气亦散也。甚有不梦而遗，不寐而亦遗者，是志与气俱夺之候也，其患岂可胜言哉。观此，则知圣贤教人收心养气之旨深矣，余曾试防遗精法。在不使睡落窖，或睡熟时。使人呼之醒，出其不意之类皆是。此切实易见效之简要法，不可不知。

又防遗泄之法，宜少食，宜节欲，宜晚睡。又宜以绳带束身侧卧，又卧时下身宜勿沾衣被。又勿强留便溺，免使阳事易动。此等法最善，有是症者宜尝试之。

陈甫卿王海波弟袁国凡三人，同时患遗精不卧。忧惧日加，诸医乘势射利。余以此为非虚劳大症，乃少年不知保养而致精滑之故。当慎其起居，勿药有喜。

脱　肛

脱肛明系中气下陷，故补中益气汤加温燥升清等药，诚为对症之疗法。然亦有肛头起干黑屑块，或便时下燥粪热血。外治宜冰片蜂蜜麻油涂之，内服宜加酒军麻仁槐花等，方为完善。

杨赞卿小儿，患久痢后脱肛。隔年而病复发，襁负至市。求云岩先生诊治，先生未在家。适余是日入市，因薄而观焉，见回肠盘一大柄。其色鲜红，惨不忍视。是时余临症颇少，然窃思肛既脱出，必气虚无疑。治宜参芪归术等，乃重与补中益气汤一剂。外面稍以冰片调麻油，涂患处，两夜而全愈。

何炳斋小儿病便血脱肛，余令坐温水盘中，即收入。仍重用补中益气汤治之，血渐止。但药力未到，故旋收旋出。后停药不服，流连而愈。所谓待衰而已，藏府本有却病之功用是也。

鼓　胀

按此症与肿病有别，肿病虚者有之，实者有之。蛊胀则纯系脾土虚极。属坏症不治，其生者。皆未成器，或似是而非者也。

陈其昌岳母病，腹大如鼓。幸胀处起坎窝，按得下。面容如常，食稍可。自言目脸常吊下，甚觉不安。余与大剂补药，如芪术附桂姜半等数十剂，渐愈。此似鼓胀而非真鼓胀，故可治。

万某，市医也。其妻病鼓胀，手足背肿甚。延余诊视，因对余述及其妻数年前患血崩，又多产育。初年宜服补燥剂，后渐不可燥。伊不知消长盈虚之理，谓某年因外邪未净、而补早。遂起寒郁而成病根，至去年复病痞。一医用甘遂郎片丑牛禾木治之，数剂而病转增。伊又指鹿为马，以为丑牛大辛燥不可用。余药尚可，遂自己又重用大黄小月甘遂等大下之。下黑污水最多，但病仍不减。一医用姜附治之，亦如故。伊不知虚极不受补之理，谬谓某日现某脉。吃某药，又现某病。照某某书，用某某法，皆不效。肿胀更加，真是怪事。伊盖不知医者意也之说，而执方行事。又不知脾土大坏，没有治法之理，而力求其效，岂不冤哉。吾于此而知市医非无聪明伶俐之人，其执固不通之故。大抵一派方书脉诀误之也，故欲医医者之病。得不死人之方，非举中国古来方书伪诀而付之一炬，其弊必不救。

为先泮香父案　原因思虑伤脾，中气大败。木来克土，土不制水。水气泛溢于足跗，肝气横塞于胸腹。而足肿鼓胀之症现，治宜燥土温水，补脾疏肝。然此等症，有治法而难生效力。不可不知，后竟死。

黄恒九病系初起鼓胀，余与温补大燥药。宣通胸膈，数剂而减。但其人面少血色，时有所发，终难疗根也。

罗汉场王宅普母，年近五十。患鼓胀，卧床不起。恶见风，前医用大补燥药，如干姜附子之类。均已用过，旋愈而旋复。后延余治，余料其不遽死。因脉平，胸下尚起坎坷。稍能食，又系老病，且有精神。故能延年也。

为张子衡小女十四案

据症候腹胀如鼓，皮肉不青不红。饮食如常，乃水气窜入三焦。经云三焦者决渎之官，水道出焉。三焦即人身膜油，连肠胃及膀胱。西医所谓连纲是也。盖水入于胃，则胃之四面，均有微管。将水吸出，散走膈膜。达于膀胱，膀胱与三焦相联属。膀胱为肾之府，三焦为肾水之决渎。独成一府，故曰孤府。此症总由膀胱之气化不行，以致三焦之水停于油膜。不表不里，故治法攻之不可。汗之不及，惟宜化气消水。打开膀胱，使膀胱有转输。则气化行而腐瘀自不能容留矣。

按：此症有治法而难生效力。终必溃流黄水，旋消旋肿。今子衡已移居荣邑，不知其后如何。

失　音

肺主气，而气之激昂则为声。鼻塞则声浊，久嗽则声哑，由痰凝而气耗故也。钟之所以自鸣，箫之所以能吹，由中空而力足故也，然则人病失音。非湿痰填塞肺窍，即火衰而气弱不振也。舍补气燥湿之品，又安能回阳春于天上哉。

曾治先姓妇，病咳嗽无声。气色如故，脉少数。初服某医清表药，数剂不效。将近一月，而求治于余。余思失音则气分必伤，症由中气受湿。盖凡物空燥，则声音清长，湿润则声音重浊故也。因重用洋参三钱，嫩芪一两，白术八钱，云苓四钱自片一两，均姜八钱，故纸四钱，桂尖三钱，益智三钱，桔梗三钱，广合四钱，甘草一钱。至十余剂而病不退，亦不增。余因喜此病可燥，又与十余剂。其夫乃向余言，病人满口牙齿俱肿痛，是火起也。奈何，余曰阴证见阳，休征也。可再服，是时余对病家言，不得不尔。其实数剂无效，亦有戒心。不过因所据之理想尚有可凭。又观高氏声音条，亦有妇人在军。军鼓不振之句，因乘兴再进两剂，不意此病果如吾意。到乡人陈某结婚，而病人已，居然为他人送嫁也。

沈某被匪拉去，受湿太重。归家病咳失音，医以大补燥药与之。初病时喉即干痛，服药后病更甚。余转与玄参桔梗寸干等，喉痛稍愈。而失音如故，更加补药，不效。遂停服，后竟死。

按：此症不可燥，故不可治。后有张沛生子，陈某等。俱患是症，且饮水即从鼻孔出，是窍己闭塞，尚有生理耶。

痿痹

痿痹一症，即俗谓两足不能履地之软足病。痿为无力，痹为湿气。故治痹以补气为主，燥湿次之。以外更无二种治法，此余之累经试效而独得者，敢以公诸当世云。

刘某家十余人，患痿痹者居其半。问其故，莫知其所以然。但言未病前，其家青龙墈主人，自伐松树后。寄置此宅，因患此症。恐是湿气侵染，然亦不若是之甚也。其致病之原因，兹且勿论。惟受病有轻有重，轻者渐愈。惟一少子少女，年十余最，脚痛不能履地，腰屈不能伸。照痿痹症治之，十余剂不甚效。止不服，盖筋已缩故也。然其后年渐长，病渐退。步履如故，惟身体缩短如侏儒，亦异事也。

程资治住校时，忽病足不能行，不肿不痛。后归家，市医以八味汤与之。数剂无效力，伊父求方于余。余告之曰，此痿痹症也。宜用大补燥药，乃拟方芪术姜桂等。雄片至二两之多，服数剂。不加不减，更促多服。直至十余剂，而足能履地，渐有精神也。

妇女门

妇女病与男子本无异治，惟女子有月经，故多带下崩漏经闭。及胎前产后前阴诸病。

带下崩漏经闭

妇女经脉调和，则月有信期。病从何至。一有感伤，则升降失职。先后衍期，带脉不引而浊症现，冲脉不和而血病生。甚至疏泄极则奔漏，收敛极则闭结，酿成不救之症者多矣。本篇煞尾附带下理想，因俗云十个妇女九个带，不胜举也，崩漏经闭两症。俱略引数条，因此两症，亦多寓于虚症之门也。

程文波室人。年四旬，性急善怒。偶病血崩，数日不止。医以温补药峻剂与之，不稍减。余诊左关脉弦细弹指，知肝经有热。因而疏泄，盖厥阴肝木。与相火同居，体阴用阳，其性疏泄故也，当与柴胡四物汤养血升清，加枝子连召清热之品，其患顿息。

谢姓妇，年卅余，病血崩。面白如纸，幸初起宜燥药，故可治。然此症纯现虚寒之象，认症不难。疗法亦易，世多有脱血发热。阴极似阳之症，总宜补气生血。气得温煖，则血自归经也。若执热则流通之说，而清之凉之，岂不误哉。盖古人谓血病热则流通者，流行于经络之中。非流通使下行也，此与上一条治，为一寒一温之对子。

张洪春内人，未出阁时，病月事不下。干咳甚，喜饮冷物。此因凉而起火也，余初用生地坪归桃仁红花等通经不效。转用温补大燥药，数剂而咳减。天癸至，古人谓治其病而经自通，此之谓也。

程福章小女，患久疟经闭。余先与通经行血药，微效。后用温补剂而全愈。此又以通经治病者，盖经一通而邪有出路。少阳篇所谓俟其经尽则愈，即此理也。

附带下理想

带下一病，总由脾虚土湿，故所吃饮食。中焦不能取汁变化而赤，变为污浊腐瘀，而呈各种形色。其疗法总宜健脾燥湿，但须久服，方能效耳。

胎前产后

妇人胎前安胎，有谓宜黄芩清热者，有谓宜白术培土者，有谓宜瘦儿保母者。产后疗法，有谓产后不宜凉。宜大补气血者，有谓产后血暂损失。切不可作诸虚症治者，有谓产后血处，易生寒热。宜用小柴胡汤和解之法者。总之皆是也，而亦皆非也。因时而制宜可也。

诊得妊娠心痛澈背，背痛澈心。气上冲胸时，则头鼻齿舌俱热。口干苦，胸中嘈，不可行动，动则痛剧。喜食慈菇黎蔗等甘凉之物，据所现诸症，皆血虚肝燥。胎无所养，其刚劲之气，挟少阳相火逆冲之故。治宜补血而疏肝，则气得归源。其病自己，方用归地胶芍别甲青皮等柔降之品。服两剂，竟霍然，此条陈两端室人案。

为董姓之室人案　诊得令正脉大而平，按之滑疾搏指。似属妊娠现象，原因厥阴肝经素伤。一经受孕，血为胎所吸引，致乏滋润。兼感外邪，气便郁遏不达。克制太阴脾土，脾土不能转达。而痞满呕渴之症生，久之传入少阴。肾气不化，而少腹痃癖之症现。刻下呕渴虽止，而气窜乳旁。胸满不减，且肌肉渐形瘦削。起居倍觉艰难，是病机之蔓延虽缓。而病根尚在矣，疗法若不谙六经。不辨阴阳，时而清凉，时而燥大。时而克伐。不惟于胎气有损，而元气于此斲丧至尽。可立而待，兹拟一方。以温补脾土为，疏达肝气为臣，助肾中气化为佐使。迨脾土健，肝木舒，则肾气化而胎气已固。诸病自己，后汤药服至七八剂。妊娠果现，元气大复，竟全愈。

为杨雨浓室人案　诊得令正贵恙，尺脉滑而搏指，有似妊娠。原因脐下素有痞，以致阴分不足。故一经受孕，血不养胎，则脾土不舒。肝木抑遏横塞，聚而成瘕痞之状。其症候烈剧时，不思饮食者，气机一滞。胃之上脘不能纳谷也。口常臭，欲作呕者，浊气上干清道也。胸膈痞满呃逆，脐以上至手俨似浮肿者。阴气填塞，膨胀及于上焦也。疗法，初与平肝剂，而心烦不安，转与燥脾药，而胃开思食。可知此症克伐固非所宜，即平补亦徒滋壅滞。惟宜疏肝理脾，温气调血。迨脾土有权，肝木舒畅。斯瘀血不能容留，痼病复其常道。所谓瓜熟蒂落，正气旺而邪气退。症瘕之治法固如是，即保胎之良法亦如是。鄙意所见如是，幸勿以理障目之，后果愈。

先连城室人，小产后病风寒。余初以小柴胡汤治之而愈，后数日病后。胸中有包块积起，痛甚。某医与行瘀血药，如元胡耳没灵只之类。治之不效。后易某医，以三消饮加广香瞿麦草果郎片根卜等。药一入口，胸膈有响声。包块随下，病退大半。医以为中病矣，又更重用数剂。病转少腹坚如石，阴户有肉挺出，肛门肿胀不通。小便半日始一解，大便时来，如临产用力之状，又极少，色如浊涕，不能起立。叫痛不休，半夜时突来延余。临床诊视，脉大而涩，面白少血色。不能饮食，苔白口苦，惟听其声音尚有神。脉尚有缓象，知尚可治，乃与大剂补中益气汤。方如洋参四钱，生芪乙两，白术八钱，坪归三钱，又加姜半砂蔻等。至三剂，平稳。一夜忽如疟状，畏冷发烧，大汗出。俄而自觉身子上提，似松了一节。至天明而气又下坠，胀痛如前。至午忽解大便两次，比前日较多，肛门肿胀渐松而能起立也。盖前日畏冷发烧大汗，本邪正相争之战汗。但正气犹未能大胜，故天明而气又转下。直至午时，藏府之气机转过。则正旺邪退，始大解两次而愈。乃脾家实，腐瘀当去之故也。惟其时吐泻日夜数次，由中气受伤已久，不胜谷气。于前方中更重加姜附桂，又一日而阴挺亦收，饮食大进，诸病从此全愈矣。

按：此病加剧，由中间某医不知权变。中病即止，久用破气耗散药。以致中气下坠，逼迫难堪。幸气未上脱，故尚可救。考黄氏齐氏郑氏产后篇，知破瘀行气之失。

乙丑年敦厚室人。妊娠数月无他患，忽于五月初三晨早。下血碗许。次早亦然，后初六初八相继下血。较前更多。当与以参芪归术砂半等安胎药，中歇数日。至十三日复如是，余当以言语宽解。后服安胎药，一剂而止。孰知十八日晚，如厕大崩。家人咸未在室，伊匍匐至床，倒地不起，几昏毙。及众觉，而血流满地。手乱挝，口乱叫，已不识人矣。余急用参芪归术等药与之服，是夜大呕不安枕。次早膳后，复大烦躁。欲卧冷地。心始平稳，俄而呻吟之声稍歇。余方喜其有救也，更大剂以进。至晚腰痛下胀，似临产状。殆一二时，气催万壮。产总艰难，竟奄奄气息矣。此盖由血出过多，而坐草时无力以运送故也。初未下血之前数日，多洗被帐。不知种因于是否，然自进五月，阿姑已令伊弟媳侍炊。少浣衣服，多吃药保养。而佳妇不惯休息，故未悉如吾命。惜哉，然世亦有保护过度，而反酿出血脉停瘀者。然则此产之难，殆命也乎。不然，其先之产一子二女，何其亦艰难万状也。伊殆具有难产质欤。

唐用周内室停血感寒，腰痛不伸。余初与以行血药，兼散寒，如三棱文术废七失笑小柴之类。经月而愈，（外立有案）原因产后病疟。旋疟止，腹中痞痛，消渴吐蚘。一医与以乌梅丸，蚘伏而热作，痞包益剧。烧热异常，药物罔效。行见面白骨立，亡无日矣。余诊断为停血感寒，初与下剂，次逐瘀，次清利，终以温补，乃全愈。

外列寻常病暨不药自疗法二案

云顶砦郭孟仙。一日迎余诊伊子疾，至其家。见伊子在中庭游戏，乃寻常病也。初与以治病药，无效。因以平淡之品与之，稍安。盖寻常病而以峻剂与之，不为无效。反生他故也，闻其后日易数医，此富家之尊贵娇养。而医者往往为金钱驱使，不惮其劳，亦固其宜。

初余赴郭姓家。道经石岗，有赖友见而招余小住，杯茗间。谈及伊之西宾朱某病垂危，邀一往诊。余以面生对，赖遽起。取楮砚作荐书，余应之。后由郭家归，至朱宅，入门寂无声，惟闻鸡犬吠。顷之有细音隔一壁间，似劝其出而不出。如是者数，余静而听之，乃翁妇对语状。妇曰如不出，何以对赖。翁曰我如出，彼肯去欤。又少顷，翁逡巡而出。面忸忸而语嗫嗫，如不出口。惟承赖意过厚而已，余曰先生病愈乎。翁曰然，药投方乎。曰然，然。余当言今晚我因事宿朝阳，但请方一视。翁回颜，探手取囊中方授余。余阅方未竟，翁历述某日病。某日服此方大瘳，余当慰以照原方服数剂。不必转也，乃辞去。翁感甚，急遣工送舆费数百文，余入砦。与人谈及今日之事曷故，盖翁以冬烘秀才，素为钱虏，见余由大户来。裘马煌煌，舆夫纠纠。恐迎逆不能如，礼也。今日幸去，不去，翁病必复。乃相与大笑，今而后余知病矣。与其以医病为病人病，何如不医之医。而病人反减病，然则病家之病在病医。医家之病在不知病家病，吾知病矣，吾不欲医人病。医医病，吾将以不医病为医病也，书竟又大笑。

药物格要

药性论

本草之始，昉于神农。自陶弘景李时珍后，药味日多，注释日广。然大半皆以已意推测，强着其效。或分经专派，夫之穿凿。或铺张扬厉，泛无指归。或但据形色气味时地之一面，而遂定其性。皆小家伎俩，不足称也。惟近代张隐菴、叶天士、徐灵胎、陈修园、唐宗海、丁福保诸人，较诸家似高一格。但张叶过于尊经，惟徐录百种最精密，其详在治病，不必分经络脏腑，与丁氏同为千古集眼，陈修园本草经读，亦切实。然拘于某气味必入某经，亦贤者之过。至唐宗海本草问答，必原一物之终始，与其形色气味之差分，而后确定其性入某部、治某病，真无间然矣。兹编即本斯意而引申之，集众而弃取之。半本经验，半本具理。不泥古，亦不薄今。不背经旨，亦不拂时好。总求性与病符，历试历验，如此而已。

药名彙列

人参　白术　云苓　甘草　潞党参　批党参　西洋
参　沙参　参须　苍术　明参　黄芪　当归　白药　地
黄　麦冬　天冬　陈皮　青皮　半夏　贝母　生姜　葱
白　藿香　杏仁　桔梗　白芷　川芎　皮硝　枳实　枳
壳　木香　柴胡　羌活　独活　前胡　细辛　防风　葛
根　升麻　菊花　桑根白皮　荆芥　薄荷　子苏　苏
子　枇杷叶　连翘　金银花　天花粉　夏枯草　元
参　淡竹叶　牡丹皮　地骨皮　芦根　灯芯　石斛　黄
连　胆草　黄芩　知母　黄檗　栀子　石膏　滑石　木
通　车前　朱苓　泽泻　大黄　芒硝　麻黄　肉桂　桂
枝　干姜　附子　吴萸　花椒　补骨脂　益智　缩砂
仁　白豆蔻　丁香　麝香　沉香　乌药　乳香　没
药　郁金　香附子　神麯　麦芽　山楂　莱菔子　牵
牛　槟榔　大腹皮　桃仁　红花　山七　苏木　丹
参　赤芍药　赤苓　蒲黄　五灵脂　三稜　莪术　元胡
索　百草霜　茅根　侧柏叶　牛膝　何首乌　苡仁　白
扁豆　大枣　酸枣仁　赤小豆　远志肉　红杞　山茱
萸　五味子　乌梅　龙眼　巴戟　杜仲　玉竹　黄
精　莲米　芡实　山药　百合　银杏　龟板　鳖甲　龙
骨　牡蛎　穿山甲　鹿茸　虎骨　阿胶　犀角　羚羊
角　疆虫　全蝎　蝉蜕　荆子　勾藤　灵光　天麻　藁

283

本 苍耳 青蒿 香薷 南星 白芥 草乌 甘遂 防
己 木爪 秦艽 续断 艾叶 茵陈 麻仁 肉苁
蓉 槐角 白蜜 薤白 大力 豆根 子元 冬花 马
兜苓 百部 栝蒌仁 青黛 木贼 七力 雄黄 乌贼
骨 蒲公英 白头翁 赤石脂 赭石 硼砂 丹砂 水
银 白矾 自然铜 冰片 巴豆 常山 斑毛 黄
土 蟅虫 紫石英 琥珀

药名分解

人参：年深浸渐长成者，根如人形，有趾，故谓之
人蔓。后世因以文子繁，遂以参字代之。生上党山谷及
辽东，今所用者皆是辽参。体实有心，味甘微带苦，性
微寒，或云微温。气味俱薄，浮而升，阳中之阳也，又
曰阳中微阴也。本经云主补五脏、安精神、定魂魄者。
正补阴中之阳也。古人补气须用人参，血虚亦用之，无
阳则阴无以生也。王好古谓人参补火，肺热不可用，阴
虚火动不可用。夫火与元气不两立，元气胜，则邪火
退。人参既补元气而又助邪火，是反复之小人也，何以
与苓术草同称君子哉。人参之可用不可用，全在虚实上
详审。张洁古李东垣谓喘嗽勿用者，皆指外邪盛而体实
者言也。后人辙举以借口，致使虚劳症，去死不远，亦

不敢用何哉。盖人参护持元气，力助群药。古今治肺寒以温肺汤，肺热以清肺汤，中满以分消汤，血虚以营养汤。所谓邪之所凑，其气必虚，养正而邪自除也。

按：人参为峻补阴气之药，非补火药也。若少阴阴盛时，非此药能胜任，必姜桂附等始能急驱阴以回阳。故仲景于汗吐下阴阳两伤之症，用以救津液。若但回阳方中，绝不加此阴柔之品。故咳嗽去之者，亦以形寒饮冷之伤，非阴寒之品所宜也。小柴胡、新加汤，邪未去而用之者，以邪正相离，有虚有实，实处宜泻，虚处宜补，此以补为泻之法也。今之新本草，谓人参为与奋强壮之药，固为汉医所珍重。然征诸实验，在病危急时，毫无作用，惟平时接续食之，始觉有营养功效。此亦经阅历者之言也。

白术：苦温，或云甘温。本经主风寒湿痹，其功用在燥，而其妙处在于多脂。因土有湿气，始能灌溉四旁也，盖术者土之精也。色黄气香，味甘性温，皆属于土，故能补益脾土。其气甚烈，而芳香四达，故又能利筋脉肌肤，而不专于建中宫也。唐宗海云：白术有油，以补脾之膏油。而油又不粘水，故能利水。气香温，亦主利水，又能升发，使脾气上达，故白术为补脾正药。苍术气温而烈，带燥性，补胃不补脾。且色苍，得木之性，更能疏泄，为治寒湿之品。总之白术之功用，能开胃暖胃、健脾理脾、行气燥湿、利小便。苍术亦同。但苍术苦辛温，气烈，专于消。白术苦甘温，气和，宣于补。人参蒸清气而为露，止燥症之渴。白术散浊还清，止湿家之渴。以性燥除湿，湿去则元气周流而津液生也。

茯苓：寄生松根上、得松柏之余气。其味既淡，故为调补脾阴之药。凡痰饮投以重剂，反拒而不相入。惟茯苓极轻淡属土，土胜水，能疏之涤之也。陈修园谓茯苓气平入肺，味甘入脾。本经主惊悸咳逆，久服安魂养神，延年不饥，其功皆在利小便之一语。张隐菴谓离松根而生者为茯苓，抱松根而生者为茯神，总以茯苓为胜。茯苓即茯苓木。后人收用，各有主治。然皆糟粕之药，并无精华之气，不足重也。唐宗海谓茯苓乃松香沦入地中变生者。西人谓松香中电气最多，即中国所谓阳气最多。茯苓以质之渗行其水，而气之阳助其化，所以为化气行水之要药。

按：茯苓淡渗，宜于阳虚湿重之人。以水火交蒸，则始为湿。故湿之为病，水火兼具。法湿之药，性皆平淡也。

甘草：一名国老，为众药之主，解百药毒。本经主五脏六腑寒热邪气，总解谓此以味为治也。味之甘，至甘草而极。甘属土，其效在脾。脾为后天之主，五脏六腑皆受气焉，脾气盛，则五脏六腑皆受益。能解百药毒者，如毒物入土则毒化也，故凡食甘草而食物不吐者非毒物也。反大戟甘遂莞花者，以迂缓之性，君子常见疾于小人也。甘遂半夏汤，甘遂甘草反而用之者，取其相激而成功也。新本草谓甘草切用，除润脾化痰外，余为和别药之用。义亦通。

按：凡饮食喜五味调和，而调和之中，滑甘宜多，苦咸宜少，故甘草每剂必用也。但甘受和者，以其淡如稼穑耳，非纯之谓也，故用甘草至多不过三四钱。

（潞批）党参：潞参色黄者佳，批党色白稍逊。今市中有以批党染黄者为染党伪也。气味甘温，补中益气，甚为平妥，与人参之甘寒养阴者不同也。

西洋参：苦甘凉，味厚气薄。补肺降火，生津液，除烦倦，虚而有火者相宜。

按：西洋参与高丽参产地虽不同，乃一类二种，故气味相近，统谓之人参可也。

沙参：不燥不润，色白体轻。本经言其气味苦微寒，主治寒热，补中益气。疑与今世之泡参甘淡不苦者大同小异。

参须：即高丽参须。味甘不及丽参，而苦过之。故清肺之功多，而补脾之功少也。

明参：色白味淡，为平补服食品。又可入清补之药。

黄芪：色黄，气味甘微温，为补药之长，故名。以紧实如箭者良。主治气虚自汗、溃疡痘陷、虚热诸症，为实表之圣药。古方当归补血汤，重用黄芪者，气能生血，从阳引阴也。又如芪附汤、防风黄芪汤，皆借黄芪走表之力，领诸药速达于表而止汗，非黄芪自能止汗也。徐灵胎总解云：黄芪甘淡而温，入地最深，得土之正味正性，故其切专补脾胃。其皮肤最厚，故亦补皮肉，为外科生肌长肉之圣药。唐宗海谓黄芪根中虚窍大，所引水气极多。人身气生于肾，由气海以上达三焦，与黄芪无异，故黄芪气盛而能补气也。又黄芪生于北方，兼水中之阳气，故补气独盛。以上二说亦近。

按：黄芪配合，多以参术归草等。古人谓无钱购参者，重用芪术代之。但性滞塞、体实中满者忌。然体虚之痞满，少服则滞塞，多服则宣通，所谓实则虚而虚则实。故舒驰远每重用之。若嫌其助其气，而浅常中止。非药之咎也。

当归：气温，秉木气而入肝；味苦，得地火之味而入心。辛香而润，香则走脾，润则滋湿，故能化汗生血，为血家必用之药。而本经无一字及于补血养血者，以血有形，难速长。然一切滋润通利之品，令阴气流通，不使亢阳致害，即所以生血也。观本经特提出煮汁饮之四字，即中焦受气取汁变化而赤之意。唐宗海云：当归辛苦温烈之气，正所以出心火之化。以其油润生汁，以其辛温助心火之化。其功长于生血，更无他药可比。或问当归既甘温而又湿润何也。盖甘者其气味，温者其气，湿润者其体也。

白芍：苦平中带涩味，后人误以为酸寒，以其兼涩味也。且本草有除血痹，破坚积之功。试取而嚼之，酸味何存。然其作用，大概收阴气而泄邪热，则涩味即酸味之微者也。总之白芍气平下降，味苦下泄。非攻下之品，亦非补养之物，乃调肝之圣药也。

地黄：味甘气寒，甘以滋脾，寒以益肾。若久蒸久晒者为熟地。入温补肾经丸剂颇相宜，入汤剂甚不合。盖地黄取其性凉而滑利，熟则黏滞护邪。故古方只有干地生地，全无用熟地者。自唐以后，张景岳辈补阴用熟地，纯加制法，全失其本性矣。

按：景岳补阴用熟地，徐灵胎陈修园大破斥之，不为无理。然较之朱丹溪以知柏阴滋，有肃杀之令。似高一格，但（余）意亦不过暂润阴精，非能即时添精也。

麦冬：气味甘寒。功用化痰止嗽，为肺脏各病之解热药。徐灵胎谓麦冬甘平滋润，为纯补胃阴之药。后人以为肺药者，土能生金也。

按：麦冬、生地乃滋湿润燥之物，非能生出本身气血中之津液。真津液、必由我之气血旺而始化生也。中土素弱之人，麦冬生地等，俱嫌其寒凉。故仲景一百一十三方，除炙甘草汤，无有用此者。然本经已列之上品，则麦冬之功用，亦未可经视也。

天冬：气味苦平，苦可泄湿，平可清热。与麦冬同禀水阴之气，故皆能滋肺以清气，但天冬较凉耳。天麦同名门者冬者，以寒水之气，上通于天，又开转闭藏如门户也。

按：今之温热病，余每用二冬元参生地等大剂增液，累获奇效。但不可用此等濡润之品，以治阳明胃实大症。以苦寒为清，甘寒为润。自世人以麦地认作清，而清法遂失传也。

陈皮：他药贵新，惟此贵陈，故名。味苦而辛，气香而温。其功用能降逆，去臭气，通利水谷。其开胃暖胃以助消化者，以其内含有油，又温能化谷也。其入肺治咳嗽者，以筋膜似肺络，宗眼似毛孔。又苦以降气，辛以散寒，香能达肺也。总之化痰消积之功，大有效验，故二陈汤平胃散俱用之。惟极处之痨嗽症宜酌用，恐泄气也。出广中者良。

青皮：为肝胆二经之主药，善疏达肝气。陈皮治高，青皮治低，与枳壳枳实同。色青气烈，味苦而辛，治之以醋。所谓肝欲散，急食辛以散之，以酸泄之，以苦降之也。其气味俱厚，沉而降，阴也。

化橘红：苦辛微温理气化痰出化州。（此条不写）

半夏：生虽当夏之半，而根成于秋时。得燥金之气。味辛温微涩。故主降利水饮，祛痰开胃。俗疑有毒碍胎，不知其为安胎圣药，又为镇呕之主药。故仲景谓呕者必加此药，大得开结降逆之旨。因是物当于淀粉，性质又沉重下坠故也。

按：痰为肺经所生，肺有病则痰多。或为喘促，或为咳嗽。此为祛痰药，能令肺之分泌物放松而逐出之，出其痰而病自愈。所以肺经之病，干则稀薄之，溢则排泄之，此祛痰之妙用。陈修园谓末闻痰多加半夏，其说未确。

贝母：形如聚贝子故名。气味辛散泄而苦泄。成无己云：桔梗川贝之苦辛，用以下气，俗以贝母代半夏。不知半夏乃脾胃药，贝母乃肺经药，且能散胸中郁结之气，故三物汤用之。陈修园谓贝母清润除热，不治咳嗽。李士材谓贝母主燥痰，半夏主湿痰。皆非确论。

生姜：大辛温。为健胃芳香调胃药，又能止呕。有辣烈之味，故外用有刺戟局部之性，内用则刺肠胃而有益于消化。论语不撤姜食注中，谓姜性辛温，通神明，去秽恶。与本经去臭气通神明之旨颇吻合，故古今方中多用之。

葱白：生辛散，外实中空，肺之菜也。肺主皮毛，故能发汗解肌。白通汤以之通脉回阳，行上下阳气。

按：葱白中空而气味烈，故能发散，亦能上升。

合香：芳香之气助脾胃。合香能止呕逆，进饮食，又逐秽气，故正气散君之。别录谓其气味辛甘温，去恶气，止霍乱。其义亦同。

杏仁：甘苦温，气薄味厚而沉坠，降也阴也。色白，故入太阴肺经。功用祛痰，又有油能作润剂，治咳嗽气逆。本经下气二字，足以尽其功。然杏仁下喘、治气也，桃仁疗狂、治血也，均宜大便秘者。

按：杏仁但得苦味，无辛苦之气也。故虽降气而性不急，不可不知。

桔梗：气微温，味苦辛，气轻味厚，阳中之阴，升也。善清肺气，利咽喉。其色白，故为肺部引经药。与甘草同为舟楫之剂，升也。譬如铁石入江，非舟楫莫载。所以诸药有此一味，不能下沉也。今之甘桔汤，取其开郁结，通治咽喉口舌诸病。

按：张隐庵谓桔梗为气分之药，上中下皆可治。张元素谓为舟楫之药，乃杜譔之言耳。

王明：味苦，主身热邪气。小儿身热，以此浴身。生山谷，一名王草。

白芷：本草有芳香之名，古人谓之香芷，可作面脂。性辛温。通九窍，发汗，为阳明主药。善除头额眉棱骨痛，又能蚀浓。今人用治疮毒，又治带下，因肠部有败浓也。

川芎：出蜀中为川芎，出江南为抚芎。气味辛苦而温，得木中性，乃血中气药也。质不油润，性专走窜，故入肝经。善治风邪入脑，为头痛之圣药。又主血闭金疮。惟单服久服，令人暴死。因性辛散，恐走气也。

厚朴：气温味苦，气味俱厚，故有厚朴之名。气味厚则降，降则温散苦泄，故所主皆为实症，盖苦能下气。与枳实大黄同用，则能泄实满。温能益气，与橘皮苍术同用，则能除湿满。皆因其气味而取用之也。

按：厚朴只壳，皆木之质，木能疏土，故下胃结最速。

枳（实壳）：气味苦寒，微辛酸。小则其性酷而速，有冲墙倒墙之功。治心下痞，宿食不消，及阳明胃实症。大则其性平而缓，能疏利痰壅之气，可常服焉。总之枳壳即枳实之大者，性不如枳实之完结。其功用分缓急不分高下，益气则佐之以白术，散气则佐之以消黄。

按：枳实一物，余曾试验于伤寒伤食。烦躁欲死时，服下，暂时虽大不安，顷之痞结下，则效如桴鼓。语云良药苦口利于病，幸勿以其苦而忽之。

木香：开胃暖胃行气，为三焦气分之通用药，能升降诸气。性辛温，微苦气味俱厚，沉而降，阴也。总解谓木香以气胜，故其功用皆在于气。

按：木香理气，以香气归脾，而味兼苦辛，又得木气之温，故力能疏土也。

柴胡：辛平，气味俱轻，阳也升也。气平得中正之气。苦为火味，故入胆经，为少阳引经药，亦入厥阴。仲景有大柴胡汤，和中微下者，以少阳由阳明传来也。神农本经治效皆在肠胃者，木能疏土也。后人治寒热往来，此为要药。故诸经之疟，皆以柴胡为君。孙淋用治劳疟，出产以银州者为胜。近时有一种似桔梗沙参，色白，市人以充银胡，未详。

按：柴胡治胆者，用其苦也。治三焦者，以其茎中虚松宜上也。又柴胡散火之标，黄芩折火之本也。

（羌独）活：一茎直上，不为风摇，故曰独活。以羌中来者为良，故有羌之名。乃一物二种。性温辛，气味俱薄，浮而升，阳也。太阳行经风药也。羌活气雄，太阳一身尽痛，非此不能除。独活气细，代黑色，少阴不能动止者，非此不能治。二活皆能除风逐湿，但刚劣不同耳。羌活一名胡王使者。

按：后人治风寒用羌活代麻黄发表。不知羌活味辛烈，性燥，兼去湿。不似麻黄气味轻清，直走皮毛也。

前胡：气味甘辛微苦，阳中之阴，降也。乃脾肺之药。与柴胡纯阳上升，入少阴厥阴者不同也。其功专于下气，故能治痰热咳嗽诸病。

细辛：根细而味极辛，气厚于味，阳也升也。又一茎直上，气味俱细。色微黑，故入少阴，与独活相类。辛温能散，故治风寒水饮。火郁宜发，故口疮牙舌亦用之。咳嗽上气用之者，辛能散肺也。通鼻部、利耳窍者，辛能润燥也。凡药香者皆能疏散，细辛气盛味烈，故无微不至。本草注细辛为行气之品，或谓单用不可过一钱，多则气闭而死。此非本有毒，但不识多寡耳。

按：细辛本有小毒，故不宜多用。后贤以气闭之说为诬，是未经阅历之言耳。

防风：防者御也，其功专于疗风。本经以主大风三字为提纲，故一名屏风。李东垣谓防风治一身尽痛，乃卒伍卑贱之职，随所引而至。陈修园目为门外汉过矣。凡头痛项强，腰似折，头似拔者，乃手足太阳症，正当用防风。以质轻而气盛，风药之统领也。其气味甘温，温属春和之气。入肝而治风，尤妙在甘以入脾，培土以和木，其用独神也。

葛根：气味甘平微辛，生根汁大寒，升也阳也，阳明经行经的药也。其气轻浮，鼓舞胃气上行。生津液，又解肌热。故仲景阳明经症多用之。又能解渴止酒，发疮疹痘疹难出。其花专主消酒，故有葛花解酲汤。

按：张元素谓太阳症用葛根，引邪入阳明。是未读伤寒论而好为臆说者也。

枳椇子：甘平，主治解酒毒，与葛花同。

升麻：色绿名绿升麻者，以叶似麻而性上升故也。苦平微甘寒，气味俱薄，浮而升，阳也。为脾胃引经的药。人参黄芪，非得此引之不能上升。故李东垣补中汤用之，盖升麻引阳明清气上行，柴胡引少阳清气上行，又同葛根。能解肌发汗，亦解痘毒。活人书云，犀角地黄汤云，如无犀角，以升麻代之。二物性味不相近，不知何以能代，姑存其说可也。

菊花：月令九月鞠有黄华，花至此而穷鞠，故谓之菊，一名九月。气味甘苦平，香而不燥，可升可降，阴中之阳也。入药多用甘菊者，主治除风热，益金水。补水所以制火，益金所以平木。木平则风息，火降则热除。故治诸风头目，前贤比之君子。神农列之上品，骚人餐其落英。费长房九日饮菊酒，可辟不祥，良有以也。

按：菊花性淡，无大功力。今之市医多用双菊饮以治大病，徒期无过。其实因循误事，不可不知。

桑根白皮：气味甘辛寒，可升可降，阳中之阴也。甘能顾脾，辛能泻肺而止嗽，寒能泻火从小便出，若肺虚而小便利者不宜用。陈修园本本经之旨，谓为补养之药，恐非确论。

荆芥：辛温微苦，气味俱薄，浮而升，阳也。其功长于祛风散瘀消毒。今人多炙黑用，则变为燥气而不能达，失其辛味而不能发也。

薄荷：以苏州产者为胜。辛温苦平，气味俱薄，浮而升，阳也。故能去高巅及皮肤风疮。凉膈散用之者，取其散上焦之热也。又能搜肝气，主肺病有余。以辛温能发散，苦凉能清利，专于消风散热也。

按：薄荷既温而又凉何也，盖温者其气，凉者其体也。

紫苏：性舒畅，行气活血，故谓之苏。其气味辛温，入气分，色紫入血分。同麻桂则发汗，同归芎则和血，同砂陈则行气，同枳桔则利膈。宽肠，同杏仁莱菔则破气定喘。但不可久服。古谓芳草至豪贵之疾，此其一也。

苏子：下气与橘皮同。发散风气，宜用叶。清利上下宜用子。凡子之性，皆主下降。苏子坚实而下垂，故专主降气。虚劳症苏子不必用者，恐下其气也。

枇杷叶：苦平微辛，气薄味厚，阳中之阴。治肺胃病，大都取其下气之功也。气下则火降痰顺，呕止咳除，肺热者宜之。凡用须火炙，以布拭去毛，恐射入肺，令咳不已。

连翘：故实似莲，翘出众草，故名。性凉味苦，气味俱薄，轻清而浮，升也阳也。其用有三：泻心经客热，一也。去上焦诸热，二也。为疮家圣药，三也。以状似人心，故为心经气分药。诸痛痒疮皆属于心火，故为十二经疮家圣药。

按：银翘菊花，味清而质轻，故能升清气。然无辛散之气，故不主发散也。

金银花：此物凌冬不凋，故一名忍冬。气味甘温。陈藏器谓为小寒，云温者非。余意凡药寒温各执一说者，皆平性也。昔人称其治寒热身肿，及一切风湿。今人治疮为圣药。故银翘散真人活命饮均君之。

天花粉：即栝蒌根。其根作粉，洁白如雪，故名。

气味苦寒微甘，苦寒能降火，甘不伤胃，故仲景治胸痹结胸皆用之。取其不犯胃气，又能降上焦之火也。

按：花粉功用，能化痰治嗽解渴，及肺膜发炎诸症。兹特补之。

夏枯草：气味苦寒。此草夏至后即枯，以木当火令，其气退谢，故用以退肝胆之火。主治瘰疬，散结气，治目珠夜痛。虽苦寒而不凉也。

元参：其茎似人参，性代滋补，故得参名。气味苦微寒。主治喉痹咽痛，及诸疮毒，治无根之火，当以元参为圣药。盖肾水伤，真阴失守，孤阳无根，发为虚火，法宜壮水主以制阳光。故元参与地黄同功。其消瘰疬，亦是散火之功也。

按：花粉元参，有苦味而色不黄，故下火稍逊。又元参微代甘味，故降火而不伤胃，清补故也。

淡竹叶：气味甘淡，微苦寒。入药淡竹为上，甘竹次之。淡竹今人呼为水竹，此竹汁多而甘。诸竹笋性皆寒，故知其叶上一致也。其用有二，除烦热，止逆气上冲。故仲景有竹叶石膏汤，但功力不甚著，其竹茹竹沥，主治略同。竹沥滑痰者，因有群汁助之而行也。竹茹通经络者，象形也。

牡丹皮：丹者赤色，火也。与白芍同功。但白芍主敛，牡丹主散，故能泻阴胞中之火。四物汤加之，用治妇女骨蒸。牡丹治无汗骨蒸，地骨皮治有汗骨蒸。又犀角地黄汤，用治吐衄诸血病。因牡丹辛苦微寒入血分，治伏火。盖伏火即阴火，阴火即相火，故仲景肾气丸用之也。

地骨皮：即枸杞根。气味苦寒中代甘淡，下焦肝肾虚热者宜之。所谓热淫于内，泻以苦寒也。然味甘平补，使阴液充而邪火自退也。

按：地骨皮黄连连翘连心石膏等，皆禀天水之阴性，故能治一切热。若大黄黄芩等，禀地气而生者，乃治火之药。火与热不同也。

芦根：即苇根。气味甘寒，甘能益胃，寒能清火。其中空虚，故能入心肺治上焦虚热。

灯芯：甘寒。其功用降心热，利水道，止小儿夜啼，及烦渴，夜卧不宁等症。

石斛：其茎状如金钗，故古有金钗石斛之称。今人以物盛挂屋下，频浇以水，经年不死。气味甘淡微寒，得土味之全，故入脾治虚热。因禀水石之精，运行中土，故名斛。斛乃量名也。

黄连：性寒味苦，气味俱厚，入少阴心经，故仲景五等泻心汤皆用之。又苦以安蛔，故乌梅丸亦用之。又诸苦寒皆泄，惟黄连黄白性冷而燥。能降火去湿而止泻痢，故治痢以之为君。但热多血痢，服之便止，不必尽剂。虚冷者慎勿多用。因大寒大苦之药，用之降火燥湿，中病即当止，岂可久服以伐冲和之气乎。此久服黄连，所以有反从火化之意也。大抵黄连之功用，泻心火，去湿热诸症，必用。退赤眼暴发，气水而味火，一物同具，故能治水火错乱之病。又黄连得火之正味，故专入心泻热。胆草胡连，得火之变味，故兼入肝胆三焦。又黄连质枯而不泽，故清而不下。大黄滋润有汁，故主滑痢。又黄连纯苦无气，故守而不走。大黄苦味中兼雄烈之气，故走而不守。此异同处也。

胡黄连：苦平，其性味功用似黄连，故名。主治多系骨蒸劳热之症。

龙胆草：味苦涩，性大寒。本经主骨间寒热，气味俱厚，入胆肝两经。以其苦而泻火也，除风湿温热脚气。下行之功似防己，但大苦大寒，过服恐伤胃中生发之气，反助火邪，亦久服黄连反从火化之意。新本草谓胆草为苦味补药，如胃不消化，并病方退而欲补其精神。惟此为有名之药。余谓病方退而除其余热，以服其饮食精神则可，谓直按开胃补神则不可，谓黄连为补药。其义亦同。

黄芩：一名凤芩。色外黄内黑，带绿，故名芩。芩者黔也。气味苦寒，苦能燥湿，寒能清热。主治与黄连相似，而性稍薄，中空色黄。为大肠药，故能除肠胃邪热。但须辨中枯而飘者泻肺火，实而坚者泻大肠火。其除痰者，假其降火也。又黄芩之苦寒，能泻火补气而利肺，治喉中腥臭。泻心汤柴胡汤皆用之。得酒则上行，得柴胡退寒热，得白芍治热痢，得桑皮泻肺火，得白术能安胎。各因其佐而为用也。

知母：根旁初生子，根状如蚔虻，故讹为知母。气味辛苦寒凉，微带甘温。下则润肾燥而滋阴，上则清肺经而泻火，乃二经气分药也。黄檗则是肾经血分药，故二药多相次而行。仲景白虎汤，治烦躁不得眠者，以烦出于肺，燥出于肾也。治渴欲饮水者，以本经主消渴热中。可知长沙经方，多从本经得来也。

按：燥是水火不交之耗气，故有寒燥热燥，而热燥尤多。以火就燥，故知母石膏润燥者，正润热结之燥渴症也。

黄檗：俗作黄柏，名义未详。气味苦寒，沉而降，阴也。黄芩入肺，黄连入心，黄檗入肾，各从其类。主治于清热之中，有燥湿之效。凡热在气分，肺中伏热不生水者，法当用气味俱薄淡渗之朱芩泽泻以滋化源。若邪热在下焦血分，阳无阴以化者，法当用气味俱厚之知柏以清其伏火。盖黄檗走至阴，非阴虚火动者不可用也。若中气不足而邪火炽者禁。故古方有四物加知柏，久服伤胃，不能生阴之戒。陈修园谓凡药之燥者，未有不热，寒者未有不湿。惟黄檗于清热之中，更兼有燥温之效。然其作用，多为火伤皮肤之炎症。

栀子：栀、酒器也，栀、象形也，故名。色正黄，属金，故为阳明之药。气味苦寒，轻飘而像肺色。赤而象火，故能泻肺中之火，又能泻三焦之火。其性屈曲下行，又能降火从小便出。本草不言栀子能吐，而仲景用为吐药者。以邪热在上，其高者因而越之也。或用为利小便，实非利小便，乃清肺而气化行也。古方治发黄多用栀子、茵陈，去温热也。

石膏：其固密甚于脂膏，兼质与能而得名，与石脂同意。石膏有软硬二种。陶弘景雷敩皆以硬者为石膏，软者为寒水石。至朱震亨始断然以软者为石膏，千古之惑始明。盖古方所用寒水石，是凝水石。唐宋以来诸方寒水石，即今之石膏也。总之石膏寒水石，性气皆寒，能去大热。但石膏微辛，又能解表发汗为异耳。石膏为足阳明胃手太阴肺经解热药，故白虎汤重用之。然立夏前服白虎汤，令人小便不禁，以降令太过也。四月以后，天气热时，方宜用。所治症皆少壮肺胃火盛能食而病者。若衰暮气血虚，胃弱者，恐非所宜。

按：西人谓石膏滑石俱无甚功用。说亦近。

滑石：性滑利窍，其质又滑腻，故以名之。凡石性多燥，滑石体最滑润，此以质为治也。气味甘温，或云大寒，治前阴窍塞不利。性沉重，能泄上气令下行，故曰滑则利窍，不与淡渗药同。朱苓汤用滑石阿胶，取其滑润，为荡热润燥之剂。新本花云：汉医以滑石为淋病之主药。药物用为撒布粉剂，或为丸散之衣。纲目谓其能治五淋，不知何所据而云然。

按：古谓滑石运用上下，除去垢腻，端借病势之身热为药力之助。若身不热，恐未必奏效。其说颇是。

木通：即通草。通可去滞。木通防己之属。但防己大寒苦，泻血中湿热之滞。木通甘淡，助秋气下降，利小便，专泄气滞，入心包络小肠膀胱。古方导赤散用之，亦泻南补北之意。

车前：一名当道，一名芣苢。气味微带甘寒，利小便而不走气。与茯苓同功。入服食，须佐他药，如六味丸之用泽泻可也。欧阳公得暴下病，国医进车前一味效。因水道利而清浊可分，谷藏自止也。

按：凡降而渗利者味必淡，气必薄，如车前木通苡仁泽泻是也。

猪苓：其块黑似猪屎，故以名之。气味甘淡平，入足太阳。色黑入足少阴。甘以助阳，淡以利窍，故能除湿利小便。与茯苓同功。但入补药，不如茯苓，久服且损肾气。

泽泻：去水曰泻，如泽之泻也。一名禹孙，禹能治水也。气平味甘而淡，为行水除湿之圣药，故五苓散用之。暂服去邪明目，久服伤肾则目盲。仲景地黄丸用之者，取其泻膀胱之邪热，非接引也。古人用补必兼泻，邪去则补药得力，故无胜偏之害。又泽泻生于根下，故化气上行。以仁生于茎上，则化气下行。

大黄：色正黄，得土之五色，故专主脾胃疾。本经有黄良之名，一名将军者，取其骏快也。性大苦寒，气味俱厚，阳也。用之于下必生用，引入至高之分，非酒不能上行。虚寒者禁用。以苦寒能伤元气、耗阴血也。仲景治伤寒胃实多用大黄，固是正治。其泻心汤用治心气不足，吐血衄血者何也。寇云此乃邪热因不足而客之。朱云：此乃少阴不足，元阳无辅，以致阴血妄行耳。李云：此乃真心之气不足，脾胃之邪火有余。虽曰泻心，实泻血中之伏火也。总之大黄固是快药，但宜有余而忌不足，不可因其切而掩其过。又据药物学生理的医治作用，内服少量。则经五时至十时，必雷鸣腹痛而下痢，排泄物尽变黄色，溲溺亦然。此由本物另含有一种酸素，故用为下剂，则能一次通便。惟无连用者。新本草谓中国大黄为泻药，然轻用则反以止泻，如仅服五厘至一分则可助消化而强胃也。

　　按：大黄味苦，形大而气烈，故走胃下火更速。本草于药之治病，不肯轻用荡字，惟巴豆大黄滑石则有之。在巴豆则曰荡炼五脏六腑，在大黄则曰荡涤肠胃，在滑石则曰荡胃中积聚寒热。同一荡字，而词气间已有轻重。于是巴豆之烈十倍大黄，大黄之烈十倍滑石也。

　　芒硝：为主要之盐类下剂。大黄得芒硝，方为峻下之剂，故大承气汤调胃承气汤均用之。以辛能润燥，咸能软坚，苦能下泄，大寒能除热也。盖硝者消也，金石且化，况脏腑之积聚乎。

按：在底者为朴硝，在上有芒者为芒硝。硝石得水中之天气，为造炮焰硝，上升属火。芒硝禀地水之精，故遇火不燃。

麻黄：或云其味麻，其色黄，故名。味微苦而辛，性热而轻扬。有麻黄之地，冬不积雪，则其性热可知矣。其形中空，阴中之阳，入足太阳膀胱经，又气温入肝，味苦入心。又麻黄治卫实，卫主气，故又入太阴肺经。盖麻黄汤虽太阳发汗重剂，实为发散肺经火之药也。其根节止汗者，因其性能行周身肌表，故能引止汗药，外至卫分而固腠理，非麻自能止汗也。

按：麻黄形中空而性轻扬，无气无味，乃气味之最清者，故入于空虚之地无微不至。陈修园谓本经所主伤寒中寒，头痛邪热，咳逆上气，皆发汗之功良是。然有时余曾服麻黄五钱亦不出汗何也。则发汗之说，亦未可尽信也。

桂桂枝：桂甘辛大热，阳中之阳，浮也。气之薄者桂枝也，气之厚者肉桂也。气薄则发泄，故桂枝上行而发汗。气厚则发热，故肉桂下行而补肾。素问云：辛甘发散为阳。仲景用桂枝汤治伤寒表虚，正合此旨。本经只言桂。仲景言桂支者，取其枝上之皮也。或言去皮者，去皮骨，非去枝上之皮也。桂枝发汗，乃调其营气而胃气自和，非真发汗也。汗多用桂枝，亦以之调和营卫，则邪从汗出而汗自止，非闭汗孔也。又桂为香药，能治腹疼。性辛散，通子宫而破血，故间能堕胎。总之古人用桂，取其宣通气血，非纯为发表也。

干姜：即均姜。姜能强御百邪，故谓之姜。生姜为止呕之圣药。因呕乃气逆不散，生姜行阳而破气，以辛散之也。若干姜辛温，入肺，开胃。俗云上床萝服下床姜。姜能开胃，萝服消食也。又入心脾二经气分，故补心气不足。或问干姜辛热补脾。今理中汤用之。言泄不言泄补何也。盖辛热燥湿，泄脾中寒湿邪气，非泄正气也。止血须炒黑用。又有热因热用者，乃引火之说。又干姜本辛，炮之稍苦，则止而不移，所以能温里寒，非若附子行而不止也。然多用则耗散元气，因壮火食气，当以甘草缓之，故古有甘草干姜汤。

按：姜炒炭成灰，不凉不燥，最能止血。以阳从阴化，血见黑则止，不可谓无性也。叶天士谓姜炮黑入肾经，陈修园斥其陋，是不知从化之理也。

附子：附乌头而生者为附子，如子附母也。别有草乌头白附子，故俗呼此为黑附子川乌头以别之。又一种，形长而不生子，名曰天雄。本经附子辛温有大毒，为阴证要药。功用温经散寒，能引补气药行十二经，引补血药入血分，引发散药开腠理，引温暖药达下焦。其气暴，能冲闻道路。故气愈麻，及药气尽而正气行，则麻病愈矣。性走而不守。若以为治风之药，及补药，为害不浅。又一说，附子乃补阳药，非为行滞也。其义亦通。总之非身凉而四肢厥逆者不可僭用，非危症不可遽用。惟补药中稍加引导，其功甚捷。然人之脏腑禀赋，各有一偏，为害为益，又不可以常理概论也。

按：附子生于根下，色黑味辛烈。秉坎中一阳之气所生，故入下焦肾命尤宜。新本草谓为行气药，又名补火药。行气与补火，义略同。第服补药，则身体可由渐而臻于健康。服行气药，即时可以通畅但药力过后，反疲弱。如烟酒然，不可多服常服。因火少则生气，火旺则反食气，故肾气丸加桂附于群阴药中。意不在补火，而在微微生火，即生肾气也。

吴茱萸：以吴地产者为良。凡心腹诸冷痛痞满，宜以吴萸泄之。其效如神，诸药不可代也。但有小毒，不可多用，恐损元气。气味辛烈，能散能温。苦热能燥能坚。所治之症，大都取其散寒温中、燥湿解郁之功而已。故仲景吴茱萸汤、当归四逆汤，凡厥阴病，及温脾胃药，皆用之。其性虽热，而能引热下行，盖亦从治之义。谓其性好上行而不下者恐未必然。然于肝寒之风为尤宜，此又当知也。

按：吴萸气大温，味极辛，辛属金，温属木。故吴萸能平木而治肝风。

花椒：出川蜀，故曰川椒蜀椒。气味辛温，有小毒，多食闭口。其性下行，故肾气下逆，须以花椒引之归经。凡脾胃及命门虚寒有湿郁者相宜，肺胃素热者忌，又凡呕吐有蚘者宜加花椒十粒，良因蚘见椒则头伏，故乌梅丸用之，即取此义。

补骨脂：俗讹为破故纸。气味辛苦大温，属火。开宝主温中消食堕胎，以温补脾肾，有固胎之功，非此药堕胎也。功用收敛命门之火者，涩以固脱也。胡桃属木，润燥养血，佐故纸有木火相生之妙。孙真人言补肾莫若补脾，许叔微云补脾莫若补肾。盖命门火旺，饮食方能消化。譬如釜鼎中之物无火力，虽终日不熟，何能消化。然苦味之药能清火，何以故纸白术艾叶等其味皆苦。不清火而反补火何也，盖苦之极者，反得水之味。如物燋则黑色，味苦而属水也。若微苦者犹存火之本性，故能补火也。

益智：脾主智，此物能益脾胃故也。益智辛热，能开郁结，使气宣通。三焦命门气弱者宜之。古人进食药中多用益智，土中益火也。因此药入脾，主君相二火也。

缩砂仁：气味辛温涩。辛能润肾燥，温能温肾水，涩能敛精气。又砂仁属土，主醒脾调胃，引诸药归宿丹田。又香而能窜，和合五脏冲和之品。为宣畅胸膈、开胃止呕之圣药。

白豆蔻：其壳白，其仁为蔻仁。气味辛温大热，主治胃冷呕吐。善导胸膈滞气，能消能磨，流行三焦。又一种色淡紫，能消酒毒，释名草豆蔻草果。

按：此一种乃草豆蔻，非真草果。李时珍豆蔻治病，取其辛热浮散，能入太阴阳明。除寒燥湿，开郁化食。又一种肉豆蔻，曰华子称其下气。以脾得补而善运化，气自下也。非若陈皮香附之过泄，为伤乳泄泻之要药。盖脾喜芳香，豆叩辛温。故理脾胃而治吐痢。

丁香：有雌雄二种。雄者颗小，雌者大如山茰，更名母丁香，入药最胜。气味辛热纯阳，主治口气，及脾胃冷气不和者。其治小儿惊痛，欲其达九窍也。同黄连点目者，取辛热苦降养阴之妙。

麝香：辛温香窜，开经络，通诸窍。治诸风诸血诸气诸痛，此以气为治。因麝食香草，其香气之精，结于脐内，为诸药之冠。本经主除邪辟秽者，以香为气之正，正气盛而邪气除也。

沉香：木之心节，气香，置水则沉，故名。其枝节不朽。坚黑为上，黄色次之。沉于水下者为上，半沉者次之。不可见火。气味微苦辛温，主治诸痛。能降气者，以性沉水，又苦能降，又有香气以行之也。

降真香：香可降神，故名。气味微辛温，主治辟邪恶气，疗折伤金疮。

按：唐宗海谓真香色红，能降血中之气，故止吐血。其说亦是。

乌药：乌以色名。气味辛温香窜，能散诸气。故乌药顺气散、四磨汤皆用之。同沉香磨服，治胸腹冷气其稳。

乳香：名乳者，谓其垂滴如乳头也。气味微温，香窜能入心经。活血定痛，故为痈疽疮疡心腹痛要药。产科多用之，亦取活血之义。抱朴子云：南海出熏陆香，乃树有伤，木胶流堕，兽啖之斫刺不死。以杖打之，皮不伤而骨碎，乃死。观此则乳香之治伤折，活血止痛，其性然也。

没药：树高大如松。采时掘树下为坎，用斧伐其皮，脂流于坎，旬余方取之。气味苦平，主治乳香活血，没药散血，皆能止痛，消肿生肌。故二药每相兼而用。

郁金：郁金无香而性轻飏，古人用治气郁遏不能上升者，恐命名因此也。气味辛苦寒，入心及包络，治恶血病。陈修园谓郁金治血病，时医循名取治气郁，恐郁未解而血脱立至矣。

香附子：其根相附而生。气苦辛甘微苦，别录微寒，阳中之阴。血中之药气，能行十二经，凡气血郁必用之。炒黑能止血，治崩漏。此妇人之仙药也。但多服走气。方家言于老人有益，盖于行中有补理。天之所以为天者，健而有常也，健运不息，所以生生无穷。

按：香附香能窜，辛能散，苦能降，微甘能和，故为足厥阴肝经主药。

神麯：取诸神会聚之日造之，故得神名。气味甘辛温，主治食积心痛，壮脾进食，乃消导药也。

麦芽：气味微温。得肝木之气。人但知其消谷，不知其能疏肝也。麦芽神曲二药，胃气虚人宜服之。以代戍已腐熟水谷，但有积者能消化，无积而久服，损人元气。须同白术兼用，则无害矣。

山楂：气味酸甘微温，大能克化饮食。煮老鸡硬肉，入山楂数颗即易烂，则其消肉积之功可知也。其所以然者，以木克土也。但脾胃弱人不可多服。

莱菔子：俗名罗布。陆佃云：萝菔能制面毒。昔有食麦面者，或惊云此大热，何以食之。及见食中有萝菔，乃云赖有此以解其性，自此相传食面必啖萝菔。又古语，种芋省米，种萝菔益米，则知萝菔果能消食也。盖气味辛甘，下气最速，然生姜芥子更辛何只能散而已。盖萝菔辛而又甘，故能散缓，而又下气速也。所以散气用生姜，下气用萝菔。然煮食过多，亦能停滞。因甘多而辛少，故久食涩营卫，渗人血。

牵牛子：牛子始出田野人牵牛谢药，故以名焉。近人隐其名为黑丑白丑，以丑属牛也。气味苦寒有小毒，或云辛热雄烈，泄人元气。少则动大便，多则泄下为水，乃泄气之药。其味辛辣，久嚼猛烈雄壮。所谓苦寒安在哉。

按：牵牛主治多水气实满之症。若病在血分，及脾胃虚痞者，不过取快一时。陈修园谓此药不可治内病，刘守真张子和倡为通用下药非也。虽然，凡药之有毒者，其功用必大。故今人每乐用之，或谓仲景治七种湿热、小便不利，皆未用牵牛。不知东汉时此药未入本草，故仲景不知。假使知之，必有用法，不宜损弃。况仲景未用之药亦多矣。执此而论，盖矫枉过正矣。

槟榔：宾与郎，皆贵之称。交广人凡贵客至，必先呈此果，则宾郎名义或取诸此。味厚气轻，沉而降，阴中之阳也。苦以破滞，辛以散邪，泄胸中至高之气，使之下行。性如铁石之沉重，能堕诸药至于下极。但味不及丑牛之烈，故降性少缓耳。岭南人以牵牛代茶，其功有四。能醒能散，能饥能饱。

按：宾郎是木之子，性多沉，故治少腹疝气。然沉降之性，自上而下，故兼利胸膈部分。

大腹子皮：即宾郎中之一种。向阳者为宾郎，向阴者为大腹。与宾郎可通用，但力比宾郎稍劣耳。

桃仁：苦重于甘，气薄味厚。甘以生新血，苦以泄滞血。沉而降，阴中之阳，乃肝经血分药也。其生气皆在于仁，故逐瘀而不伤新。又肝苦急，急食甘以缓之。桃仁之甘，以缓肝散血也。仲景抵当丸用之以治蓄血，与虻虫水蛭大黄同功。

红花：花红叶蓝，故以红蓝花名之。花凡性皆主轻飏，汁又与血同类，故能行男子血脉，通女子经水。多则行血，少则养血。又煮汤可熏妇人产后血昏。

按：藏红花，色紫黑，功力尤倍。

三七：甘苦微温，散血定痛，治一切血症。为金疮杖伤要药。味颇似人参。以末掺猪血中，血化为水者真。本名山漆，谓其能合金疮如漆粘物也。

苏木：出苏方，故名。性平，乃三阴血分药。少用则和血，多用则破血，故产后血肿满者宜之。或云味辛散风，未试。

丹参：色赤味苦，为心经与包络血分之药。一味丹参散，主治与四物同。以能破蓄血，补新血，安生胎，落死胎，止崩中带下，调经脉诸病。此以色为治也，陈修园非之果何说耶。

赤芍：白补赤泻，白收赤散。又能利小便，下气。气味苦平。

赤苓：白补赤泻，主治破结气泻心与小肠膀胱之湿热，通窍行行水气。味甘淡平，无毒。

蒲黄：气味甘平，厥阴血分药。生滑行血，炒涩止血，治崩带诸症，同五灵脂。治心腹血气痛，名失笑散。

按：唐宗海谓蒲黄属气分，不属血分。其止血者，以气行则血行也。其说未详。

五灵脂：北地鸟、名寒号虫矢也，即曷旦鸟。夜鸣求旦。性甘温，气味俱厚，入肝经血分。治一切血病，一切痛病。但血虚无瘀者勿用。

三棱：气味苦平，色白属金，入肺经血分。破血中之气，散块消积。功近香附而力峻，虚者慎用。

莪术：辛苦气温，入肝经血分。破气中之血，行气消积，同三棱鳖甲消症瘕。治积聚诸病。

按：降而攻破者味必厚，气必烈。如三棱莪术是也。但三棱味淡，苦而不辛，破血之力多。莪术兼辛味，则气血两行矣。

延胡索：辛苦而温，入心肝脾肺。主血结气凝，为治血利气第一药。谚云心痛欲死，急觅延胡，然性走而不守，虚者慎用。

百草霜：灶土上烟煤也。辛温止血，其治失血诸病。虽是血见黑则止，亦不离从化之理。

茅根：甘寒入心脾，消瘀血，利小便，治吐衄诸血。以甘和血，寒凉血，引火下行也。

侧柏叶：苦涩微寒，止吐衄崩痢，一切血症。取侧者用。

按：侧柏皆西指，取用必取西枝，取其得金气耳。

牛膝：苦酸而平，入肝经。能引诸药下行。治腰膝酸痛，泻血。以牛膝酷似人筋，所以能舒筋下血，此以形而知其性也。脾虚精滑者禁用。出西川，按牛膝之降，以形味为治。因其根深味苦，故能引水火下行也。

何首乌：一名交藤，因何某三辈服此药而首乌，故名。气温味苦涩，苦补肾，温补肝，涩敛精气。故能乌须发，为滋补良药。不寒不燥，功在地黄天冬之上。又能活血治风，大有补益。按陈修园谓何首乌之味最苦而涩，涩滞何以能滋补，谓大有补益。殆耳食者之误也。

苡芒：又名回回米。气味甘淡微寒，属土，阳明药也。治痿独取阳明，其功专于除湿。肺痿肺痈用之者，虚则补其母也。泄泻水肿用之者，土能胜水也。马援在交趾，尝饵薏苡实。云能轻身资欲，以胜瘴气。亦补土利湿之功也。

按：日本学说：以苡芒治肺痨为疑。盖以此非真药物，不过一种营养品而已。

白扁豆：气味甘微温，得乎中和，脾之谷也，入太阴气分。通利三焦，消暑除湿而解毒。

大枣：大枣甘温，气味俱厚。肉亦厚色赤，得火之色，土之味，故能建立中焦，温养脾胃。温以补胃，甘以缓脾。用姜枣以和营卫，辛甘以散之也。但中满者勿用。故仲景建中汤，心不痞者减去饴枣此得用枣之方也。

按：余素虚，胸膈常患痞结，反喜食生枣何也。此与孙中山抵抗卫生，硬物反助消化之理同也。

酸枣仁：即大枣中味酸者。秉火之赤色，故能入心养血。味甘气平而润。熟用疗夜间不能眠，及烦躁虚汗之症，故归脾汤用。

按：枣仁柏子仁，功虽补，而要在润心以降火。

赤小豆：甘平色赤，入心与小肠。消水气而健脾胃，又除湿散热，治一切疮毒。

远志肉：此草能益智强志，故有远志之称。谢安石云：处则远志，出则小草，故一名小草。气味苦温，入心与包络，亦入肾经。其功专于强志益精。精与志，皆肾之所藏也。

红杞：即地骨皮子。气味甘寒，本经谓其苦寒，为补养心肾之良药。谚云辞家千里，勿食枸杞，其益气强精可知。根苗主治论热，详地骨皮。

山茱萸：即酸枣皮。气味酸平，色赤，属木火之气。主治邪气寒热，止小便利，秘精气，取其味酸涩以收之。故仲景八味丸主之。新本草谓为收敛补药。诚然。

按：凡得木之酸味者，皆得金之收性。此亦相反相成之理。又酸味不可多用，恐伤脾也。

五味子：气温味酸。得东方生长之气，其功用收肺气，乃火热必用之物，故治嗽以之为君。但有外邪者不可骤用，恐滞邪也。名五味者，以皮肉甘酸，核中辛苦，有咸味。故五味俱备也。

乌梅：气味酸温平涩，所主诸病，取皆其酸收之义。乌梅丸用之者，以敛肝气，虫得酸即止也，又治口禁不开者。酸先入筋，木来克土也。

龙眼：龙眼，象形也。甘味归脾，能益人智，故一名益智。归脾汤用之，即取此也。性本甘平，但生食性寒滋湿，不利于脾土，燥气重者宜之。陆九渊谓大温，不知何所据而云然。

按：龙眼一物，食之者或起虚热，或现凉症，因人而异。殆生寒热温邪，抑别有原因邪。

巴戟：气味甘微温，乃肝肾二经药也。主治大风邪气，阴痿不起。强筋骨，治脚气，及精泄等症。（象形也。）

杜仲：昔有杜仲服此得道，因以名之。木皮最厚，其中有丝连属不断。色紫而润，味甘微辛，其气温平。甘温能补，微辛能润。故能入肝而补肾，子能令母实也。其治腰膝筋痛肾虚脚软，皆肝肾之病，以形治也。

玉竹：一名葳蕤，以根长多须而有威仪，故以名之。气味甘平，质多津液。凡不足之症，用代参芪。不寒不燥，大有殊功。然阴柔之性，除虚热以外，不可重用。

黄精：仙家以为芝草，以得坤土之精，故名。一名救荒草。气味甘平，食之可以长生。故稽神录云：一婢食之后能凌空飞腾云。黄坤载谓黄精滋湿败脾，其说未免过刻。

莲米：即莲子。味甘气温而性涩。得稼穑之味，脾之果也。主治心肾不交，涩精。补中益气，服食不饥。

芡实：气味甘平涩。合莲实饵之甚益。主治益精强志，遗精白浊。故五锁丹鸡头粥分清丸皆用之。

山药：一名薯蓣。色白入肺，味甘归脾。得土中之金气，故补脾而兼益肺。肺为肾母，故八味丸用之益肾强阴。脾为心子，故又治心虚健忘。其治遗精者性涩故也，以色白而坚者入药。

百合：百合色白，其形似肺，故甘平润肺。凡久嗽之人，肺气必虚，虚则宜敛。百合之甘敛，胜于五味之酸收故也。又一说百合花覆，如天之下垂。故入气分，敛肺降气。

银杏：即白果，因其形似小杏而色白也。气味甘平，气薄味厚，性涩而收，色白属金。故能入肺经，益肺气，定喘嗽。生捣能浣油腻，则去痰浊之功可类推也。其花夜开，人不得见。盖阴毒之物，故又能杀虫消毒，但食多醉人。

龟板：一名败龟板。谓钻灼陈久如败也，非自死枯败之板。属金水，气味甘平，大有补阴之功。盖龟乃阴中至阳之物，禀北方气之而生，故能补阴虚，治血治劳也。李时珍谓龟灵而有寿，鱼首常藏向腹，能通任脉。故取其甲以补心补肾补血，皆以养阴也。丽鼻常反向尾间，能通督脉。故取其角以补命补精补气，皆以养阳也。黄坤载谓龟板咸寒，庸工作补阴之方，祸留千载。

按：谓龟板无大补性则可，谓龟板灭阳则太过，至西人谓龟板鳖甲龙骨牡力犀角等，皆绝无功用之物。又未免抹杀一切，大言欺人。惟陈修园谓凡介虫类，皆能除热。生于水中，皆能利湿。其甲属金，皆能攻坚。此外亦无他用，其说可谓要言不烦。

鳖甲：气味咸平，咸以软坚，平以制肝。经中不言治劳，惟药性论言治劳瘦骨蒸，故虚劳多用之。然亦有据。盖鳖甲色青入肝，故主疟劳寒热症瘕阴证阴疮痈肿，皆厥阴血分之病。以介虫属阴破滞，故青蒿鳖甲汤鳖甲煎圆俱用之。

龙骨：龙耳亏聪，故谓之龙。龙骨本经以为死龙，陶氏以为蜕骨，窃谓龙神物也。似无自死之理。唐宗海谓世所谓龙骨，系土中之石品，非水族也。然既成为龙形，又不能飞腾。假石以生质，潜藏于土中，是禀天水之阳，以归于地下。故能潜纳肾气，收纳心神。李时珍谓涩可去脱，故龙骨能收敛浮越之正气，固大肠而镇惊。其义亦同。

牡蛎：蛤蚧之属，皆有胎卵生，独此物化生纯雄无雌，故得牡名。曰蛎者，言其粗大也。气味咸平微寒，咸得水之用。寒以胜火，病阴虚而多热者宜之。入少阴肾，为软坚之剂，能去胁下硬肿，脚中痞满。又能益精收涩止渴。盖壮水之主以制阳光，而渴自止也。

穿山甲：咸寒善窜，宣通经道，达病络，下乳溃疮。虚者勿用。

鹿茸：抱朴子曰南山多鹿，每一雌，游牝百数。至春羸瘦，入夏惟食菖蒲而肥。当角解之时，其茸甚痛，猎人得之，以索系住取茸，然后毙鹿，鹿之血未散也。寇云茸最难得不破，及不出血者，盖其力尽在血中故也。色似紫茄者为上，名茄子茸。取其难得耳。然此太嫩，血气未足，其实少力，坚者又太老。惟长四五寸。形如分岐马鞍，茸端如玛瑙红玉，破之肌如朽木者最善。人多用麋角伪为，不可不察。盖麋茸补阳，鹿茸补阴，但须佐以他药则有功。凡含血之物，肉差易长，筋次之，骨最难长。故人自怀胎至成人廿年，骨髓方坚。惟麋鹿角，自生至坚。无两月之久，大者至廿余斤，计一日夜须生数两。凡骨之生，无速于此。虽草木易生，亦不及之。此骨之至强者，所以能补骨血、坚阳道、益精髓也。头者诸阳之会，上钟于茸角。岂可以凡血比哉。气瘀甘温，主治寒热、惊痫、阳痿、阴虚腰痛、小便频数、虚痢、女子漏下白带。别录谓其主恶疮，以其有拓毒消散之功也。又治头眩。茸生于头，以类相从也。不可以鼻嗅之，恐中有小白虫入鼻为虫颡，药不可及也。

虎骨：味辛热，有猛力，啸则生风。属金而制木，故去风健骨也。

阿胶：以阿井之水，入黑驴皮煎炼成胶也。盖东阿有井，大如轮，深六七尺，为济水之伏流，岁常煮胶以贡天府者即此也。用搅浊水则清，故人服之，下膈疏痰止吐。盖济水清而重，其性趋下，故能治瘀浊。及逆上之痰，其必以驴皮煎者，乃借风药以引入肝经也。皮又能补脾，为补脾之圣药。驴又必用黑者，取其兼入肾藏也。李时珍谓阿胶大要，是补血与液，故能入肺益阴而治诸症。成无己云：阴不足者补之以味。阿胶之甘，以补阴血。又凡治咳嗽，不论肺虚肺实，可下可温，须用阿胶以安肺润肺。因其性甘平，为肺经要药故也。

按：余曾试阿胶似饴糖，无特别效力，不过稍能滋润。西医谓凡胶质不可为药剂，不过为一种营养品，稍有润内皮之功用，与鸡蛋白相类。可谓先得我心也。

犀角：犀字篆文象形。犀兕是一物，古人多言兕，后人多言犀。鹿取茸，犀取角，其精锐之力尽在是也。以西番生犀磨服为佳，入汤散则屑之。气味苦酸咸寒，得木水之性。角为犀之精灵所聚，足阳明药也。胃为水谷之海，饮食药物，必先受之，故犀角能解一切诸毒。五脏六腑皆禀气于胃，风邪热毒，必先干之。故犀角能疗诸血，及惊狂斑痘之症。犀角尖，人之心形亦尖，故又入心解心热。昔温峤过牛渚矶，多怪物。峤燃犀角照之，而水族见形，则犀角之精灵可辟邪也。于此可见。

按：犀角膏黄，其功用不可同语。西医谓犀角无大气味，诚有识之言也。然骨角之品，于虚人热症颇相宜，于阴经之热亦颇合。故犀角地黄汤用之治吐衄。陈修园谓今人取治血症，与经旨不合，乃尊经之过耳。

羚羊角：气味咸寒。羊火畜也，而羊角则属木，故其角入厥阴肝经甚捷，同气相求也。肝主木，开窍于目。故目中诸病，羚羊角能平之。肝主风，其合为筋。故惊风诸症，羚羊角能舒之。肝藏魂，故神魂不宁之症，羚羊角能安之。肝藏血，故一切瘀血，羚羊角能散之。相火寄于肝胆，气逆为怒，羚羊能降之。且羚羊之性灵而精，筋骨之精在角，故又能辟恶邪而解诸毒。又羚羊色白属金，入肺。故药性赋云：羚羊清乎肺肝。义亦通

僵虫：辛咸微温。僵而不腐，得清化之气。故能治风化痰，散结行经。气味俱薄，轻浮而升。治喉痹瘰疬惊痛诸症，皆祛风化痰除热之功也。或问蚕由风而僵，何以反能治风，此即从治之理也。黄坤载谓僵虫全虫，乃庸工皆用之物。大方之家，概不取也。其说亦近。

全蝎：辛甘有毒。色青属木，故治头风眩掉、惊痫风疮。凡厥阴风木之症宜之。但属虚者不可轻用。

蝉蜕：蝉乃土木余气所化，饮风露而不食。其气清虚，而味微寒，得金水之气味，故除风热。其体轻浮，故发痘疹。其性善蜕，故退目翳。其蜕为壳，故治皮肤疥疮诸症。其声清响，故治中风失音。又昼鸣夜息，故止小儿夜啼。

按：以上功用。皆小家技。技必确切也。

蔓京子：辛苦微寒，轻浮升散。主治搜风凉血，头

痛脑鸣，目赤齿痛。

按：京子属实，何以能升。以味辛而气发散，故有升性。乃实中之变格也。

钩藤：甘淡微寒，除心热，平肝风。治大人头旋目眩，小儿寒热惊啼瘈疭。以风静则火息，诸症自除也。

按：凡有钩者，皆能去风，以东方之神勾芒故也。

灵仙：辛泄气，咸泄水，苦温属木火。以性善走，能宣气。祛风湿，除痰癖，治腰膝冷痛。

天麻：一名赤箭。有风不动，无风反摇，一名定风草。气味辛温，入肝经气分。主治宣风祛邪，故诸风掉眩宜之。

藁本：辛温雄壮，同羌活而性过之，为太阳经风药。寒郁脑筋，头痛连巅顶者，必用京子藁本。又能下行去坚，治妇人疝瘕阴痛。

苍耳：即诗云卷耳。甘苦性温，散风热，上通脑顶，治头痛鼻渊。

按：苍耳青蒿，皆不辛散而能主散者。以蒿叶四散，苍耳有芒，故能散风也。

青蒿：二月生苗，得春木少阳之令最早，故入少阳厥阴血分。气味苦寒，治骨蒸劳热。

按：凡苦寒药多伤胃，惟青蒿芳香入脾，独宜于血虚有热之人。故虚热症，服青蒿鳖甲汤而愈者多矣。

香薷：本作柔，或云即苏子草。气香叶柔，故以名之。气辛微温，属金与土，有彻上彻下之功。解暑利小便，治水甚捷。李时珍谓此药发越阳气，散水和脾，良信。

南星：味辛而苦，能治风散血。气温而燥，能胜湿除痰。性紧而毒，能攻毒拔肿。性更烈于半夏，故又堕胎。

按：半夏南星，非制不用，去其毒也。

白芥：辛温入肺，利气豁痰。痰在胁下及皮里膜外，非此不能达。古有控涎丹用之，又外用引热外出。但性烈，久敷发泡。

草乌：辛苦大热，搜风胜湿。开顽痰，以毒攻毒，颇胜川乌。其减热之义，与麻桂同。

按：二乌附子半夏，凡性猛有毒者，非制不可用。

甘遂：苦寒有毒，大通经坠痰饮，为下水之圣剂。仲景十枣汤用之以取快一时，但水饮多由不足。涉虚者禁用。

防己：大苦大寒，为太阳经药。通行水，泻下焦血分湿热，故水肿脚气宜之。名防己者，土之制也。

按：凡物纹如车轮者，皆有升转循环之用，如木通乌药升麻皆是也。又木通甘淡，泄气分湿热。防己苦寒，泻血分湿热，不可不知。

木瓜：酸涩而温，理脾伐肝，敛肺利湿热。治脚气转筋，腰足无力。西医云：凡有脚气，其尿必酸，但酸收太甚，水肿腹胀酌用。

秦艽：苦燥湿，辛散风。治风寒湿痹。养血营筋，乃风药中润剂，散药中补剂也。以罗纹交纠，左右旋转，故名艽。

续断：苦温补肾，辛温补肝。有肉有筋，能宣通血脉而理筋骨，治腰痛胎漏，又主金疮折跌。此以形为治，当顾名思义也。

艾叶：苦辛。生温熟热，纯阳之性，能回垂绝之阳。通十二经，理气血，逐寒湿，暖子宫，调经安胎，治吐衄崩带。以之灸火，能透诸经而治百病。血热为病者禁用。

茵陈：苦燥湿，寒胜热。入膀胱利水，以泄太阳阳明之湿热，为治黄疸之君药。（故古有茵陈蒿阳。）

麻仁：甘平，润燥滑肠。仲景治脾有麻仁丸，盖脾欲缓，急食甘以缓之也。

肉苁蓉：即大芸。甘酸寒温，补而不峻，故有苁蓉之号。入肾经血分，补命门，润脏滑肠。旧说野马精落地所生。

按：咸补火之义，即食盐发渴，走血生热之说也。

槐角：即槐实，花名槐花。苦寒纯阴，泻风热，凉大肠，治肠风痔血尤宜。

按：槐花炭、银花炭，轻虚之质。火气之余，故反能退火。与地黄炭有别。

白蜜：草木之精英。生性凉，能清热。热性温，能补中。甘而和，故解毒。柔而滑，故润燥。以蜜煎导大便，同生葱食杀人。然药忌亦有不尽然者，其所以然，未详。

薤白：一名藠子，音叫。辛苦温，滑泄焦下肠大肠气，滞故治泻痢下重，又栝蒌薤白汤，治胸痹刺痛，取白用。

大力子：即牛蒡子。一名恶实，一名鼠粘子。辛平润肺，利咽膈，疏风痰，散诸肿疮毒。

豆根：苦寒色白，泻心火以保金气。消肿止痛，治喉痛喉风，解诸药毒。

紫菀：辛温润肺，苦温下气。治咳嗽，开喉痹。李士材曰：紫菀辛而不燥，润而不寒，补而不滞。诚金玉君子，非多用独用不能速效。白者为女菀，款冬花为之使。

冬花：至冬而花，故名。气味辛温，润肺泄热，为治咳要药，寒热虚实皆可施治。

按：冬花亦同紫菀，不寒不燥，不补不泻，故寒热虚实皆宜也。

马兜苓：体轻而虚，四开象肺，为凉泻之性。以凉能清肺热，苦辛能降肺气。钱乙补肺阿胶散用之者，非取其补肺，取其清热降气，则肺自安。若取用以治虚嗽，则大不可。或云能润大肠燥气，以肺与大肠为表里也。

百部：甘苦微温，能润肺，治肺热咳嗽。根多成百，故名。或云有小毒，能杀虫，未审。然百部气温，何以反治肺热。盖气微温，味苦降，味胜于气也。

栝蒌仁：甘补肺，寒润下。能清上焦之火，使痰气下降，为治嗽要药。又治结胸胸痹，生津止渴。泻者忌用。

青黛：色青，气味咸寒，即靛花。主治泻肝，散郁火，搽口舌疮，故冰朋散用之。

按：咸得水之本性，故能引火下行也。

木贼：味微苦，中空轻扬。与麻黄同形，故能发汗散热。又治目疾，退翳障，翳乃肝经郁遏也，治木骨者宜之，故名。

蒺藜子：苦温补肾，辛温泻肺气，而散肝风，益精明目，治虚劳腰痛、遗精带下等症。风家宜刺蒺藜，补肾宜沙苑蒺藜，因缘色似肾故也。

按：凡物生钩刺芒角，刺不锐而勾曲者，皆能息风，以勾芒为风神也。

雄黄：入肝经气分。解毒杀虫，治劳疳疮疥蚯伤。生山阴，名雌黄。

乌贼骨：一名海螵蛸，即墨鱼骨。咸走血，温和血，入肝经血分。通血脉，燥湿收水，治带下。

蒲公英：即地丁草。甘平黄花属土，泻热毒，专治乳痈疔疮等症。

白头翁：苦坚肾，寒凉血，入手足阳明经血分，治热毒血痢。又凡毛皆得风气，故又能息风。名白头翁者，因根处有白茸，象形也。

赤石脂：甘温重镇。因大肠小肠，其性涩，故又能收湿止血。仲景赤石脂禹余粮汤用之。

赭石：性重镇。色赤，故入心入血分，止噫气。一名血帅，以其能行血降气也。

硼砂：即月石。甘寒生津，去垢腻，治喉痹，口舌生白点，去皮肤污秽，解虚热。

丹砂：体阳性阴，味甘而凉。色赤属火，故入心而统治心经之症。其质重，故又有镇坠之功。此因其色与质以知其效也。

按：凡药之用，或取其气味，或取其形质，或取其性情，或取其所生之时。所成之地，各以其所偏胜，而即资之以疗疾也。唐宗海谓丹砂属火中之阴，生辰州者为良。是天地阴阳之气，自然锻炼，不假火力，非可以水银硫黄分论也。火体之中，含有水气，故能补坎水以镇离宫。养血安神，此为第一。其功用可与人参勘对。人参秉水中之阳而补气，丹砂秉火中之阴而养血。一生北方，一生南方。即此可知水火阴阳之理也。

水银：辛寒阴寒。从火炼丹砂而出，砂脚不足用，以其内之阴汞已走，阳中无阴也。水银有毒，积阴无

阳，堕胎绝孕。再加盐矾，炼而为轻粉，燥劫痰涎，功
用杀虫。今人用治杨梅毒，从使毒牙龈出。然大毒，
不可轻试。又再加硫黄，升而为银朱。供外用，不可
服食。

白矾：酸涩酸寒，能吐能收，止血化痰燥湿，解一
切毒。

按：酸主收敛，酸之极反吐者，物极必反故也。

自然铜：辛平。主治折伤，续筋骨，散瘀止痛。虚
者慎用。

按：自然铜色赤象血，性能镕铸坚凝，故能续筋
骨，为跌打断骨之要药。

冰片：辛温香窜，通窍散火。如姜桂体热而用凉
也。新本草谓冰片有镇静麻痹之效。然血压大为沉重，
为害亦不小。

巴豆：辛热有大毒，生猛而熟稍缓。破痰食生冷，
为斩关夺隘之将，不可轻用。其效在油，去油为巴
豆霜。

按：巴豆性猛，温热症决不宜投。大黄性寒，寒凉
症决不可用。又巴豆能降下者，是油滑所专主，非辛热
所专主也。西人烘去油，变辛热之性为焦香，并不攻
泻，是善制巴豆者也。

常山：辛苦而寒，有毒引吐，祛老痰积饮，专治诸
疟。弱者忌用。

按：常山用苗者，取药力专注处也。余可类推。

斑毛：辛寒有大毒。治石淋，泻大便。下猘犬毒，盖以毒攻毒也。用时去头翅足，糯米炒黄为末，酒煎空腹服，又为引火药。

黄土：甘平，主治泻痢便血，又解诸药毒。其治惊风瘛疭者，以土胜水，水得其平，则风自息耳。古有黄土汤治风。总之土为万物之母，百病皆宜，取用宏矣。

䗪虫：即土别。生墙壁下土中湿处，咸寒有毒。金匮有大黄䗪虫丸、大鳖甲丸，以其有破坚下血之功也。

紫石英：甘平微温，色紫入心肝脾血分，本经主心腹邪气咳逆。以温能散邪，甘能和中，而又质重能降逆也。

琥珀：味甘淡，色赤，入心肝血分，行水散瘀安神。以松脂入土结成，摩热能拾芥者真。盖琥珀之质，能黏合也。

陈微尘五种

陈微尘医书五种序

当天地丕塞之际，贤人君子，往往不能以才能名世，则隐于酒，隐于屠，隐于医卜末技，以寄其穷愁潦倒之怀，以供其仰事俯蓄之计，呜呼，此岂其志然哉，陈子振奇人，少于书无所不读，以能尽通诸术巧，然耻以微末自见，往来江淮河朔之间，垂二十年，思有以展其抱负，而终无所遇，前年以母疾走大连，愤其地无良医，始微露其术，已而大效，慕而就诊者日百十人，陈子既辚轲不合于时，念终无以自食，而隐于医者之活人济世，抑亦仁人之用心也，遂避地北平，而以医问世。余与陈子交十年，观其抵掌论古今事，以为有豪杰之风，初不知陈子之湛于医，而陈子亦终不肯自言，而今也，陈子乃食于医，且以其所著《微尘五种》属余而为之序，呜呼，余不暇为陈子悲而独惜夫陈子之才，其果将终老于斯而已耶。

时乙亥仲春南皮张铉序于津沽之寓庐

333

凡　例

此书意在介绍中国医学，故不避借镜之嫌，采取各家精意，加以发明，务使读者简捷而合实用。孔子曰，述而不作，信而好古、窃师此意也。

舌苔在人，如汽炉中之表，平人胸腹虽无病态，而水火交济之工作，则无时或止，故舌苔亦常随之而发生变化，既病之后，则其胸腹中之变化，亦靡不呈现于舌苔。古人重按腹之法，即系看舌尚少发明，今人多解看舌，而按腹则大半失传，殊为可惜，若谓平人舌苔亦有变化，遂疑病人舌苔不足据，此大不可也。

脉诀虽参己意，仍不敢轻动古说，其有疑义者，附释于下。略出其经验之所得，以补古意所未明，但阴阳五行，种种奥义，未便采入，恐误学者入于迷途也。

伤温两种所注之药方，仅为一字代表一药，且未注分量，读者必以为粗殊，今谨说明此意，盖医家对于伤温两病，最宜有细参详，此书立意简备，只可作为指南，学者先将理路分别清楚，然后再于伤温各书之内，求深造功夫，待贯通之后，临症之时，用此书为辅助，则开卷得之矣，至药味之分量，原不能死板板地，在用者之临时酌量也。

伤温两病之治法，似繁实简，盖伤寒首重正证，其腑证为疾病之耽误参差所致，已非普通情形，至于变证，则为误药，更非常态矣，温病虽未加以分析，要不外此意，学者宜注意焉。

麻黄为近代忌药，非至万不得已时，不可轻用。

泮澼一种，成于传钞，在医学湛深之人观之，必以为不值一哂，实则此为初学入门之最好途径，惟按症用药时，宁可失之平和，不能求奇之奥，所谓不求有功，但求无过，则思过半矣。

舌苔新诀

（按论舌苔自古无诀，诀之作自微尘始，后之君子如有能纠其错误，增补心得，则功德无量矣。）

古人谈脉细，谈苔略，后人释脉细，释苔略，不知脉隐而苔显，脉混而苔辨，脉精微而苔分明，脉部位小而苔部位大，既已于脉上叩消息，兼于苔上求佐证，庶乎治病有凭，不至药石误投，爰采诸公谈苔之法则，加以本人治验之所得，为编极简，取其易于记忆也。

总论

苔有六色	白黄赤黑
绛紫传变	皆为病色
白属湿聚	黄在胃经
赤伤津液	黑为寒侵
传黑重热	绛多血分
紫多热毒	死胎全黑
光润曰泽	涩厚曰腻
无苔曰虚	肿满曰胀
中边曰地	淤泥曰浊

黄白

黄浊可下	惟须有地
不厚而滑	清热透表
黄白相间	灰白不浊
或白不燥	不可苦泄
白厚干燥	胃燥气伤
滋肾药中	甘守津还
白薄外邪	只宜疏散
干薄肺伤	麦露芦根
白苔绛底	湿热遏伏
泄湿透热	里透则润

绛

色绛传营	绛兼黄白
气分之邪	泄卫透营
纯绛鲜泽	胞络受病
犀地翘郁	陷用牛黄
绛中心干	黄连石膏
色绛粘腻	芳香逐恶
抵齿难伸	内风已炽
绛而光滑	胃阴亡竭
急用甘凉	濡润救药
绛燥劫营	凉血清火

绛白黄点　病已生疳
绛大红点　热正攻心
绛干而痿　肾阴涸亡
阿胶鸡子　天冬地黄
中心绛干　清胃清心
舌尖绛干　心火上炎
导赤泻火　金汁黄连

紫

紫暗散血　博热琥珀
黄白边红　须用凉膈
紫肿冲心　半系酒毒
紫干难治　救宜从速

干

初病舌干　神志不昏
养正透邪　免至内陷
神昏不治　此意宜识

刺

舌生芒刺　上焦极热
青布薄荷　拭之使去
旋生者险　用药勿滞

舌润闷极　脾湿必盛
伤痕血枯　若搔从湿

胀

神清舌胀　郁热化风
脾湿胃热　大黄见功

腻

白腻吐涎　口醋滋味
温热气象　脾湿瘅病
盈满上泛　芳香辛散

咸

舌苔加咸　胃滞秽伏
免闭中焦　急急开泄

黑

无苔似煤　不渴肢寒
知挟阴病　慎不可攻
燥者甘寒　润甘扶中
舌黑而滑　水来克火
阴病当温　肾竭短缩
五味人参　舌黑而干

津枯火炽　泻南补北

痞
燥心厚痞　咸苦下之

红
淡红胃伤　当甘勿凉

粉
色如粉滑　四边紫绛
温疫初入　急急透解
见此舌者　病必见凶

小儿
小儿温疹　一般温毒
舌起小点　绛地点白
记取托法　勿使闭邪

伤寒
伤寒初起　无苔而泽

温病
温病苔先　慎之勿失

阴亏

阴亏之舌　苔见浅黄
浮薄若纸　或干若裂
舌见脱液　半系阴亏
或病肠胃　虚质在脉

结论

凡此种种　不厌其详
辨别俄顷　如见垣方
是在知者　神明乃奇
临症勿忽　视此赫蹐

脉诀提纲

　　自难经以后，谈脉者多，大致均同，惜细者太细，使人难于辨别，略者太略，使人难于索解，爰集诸家之脉说，分为部位，形状，脉病，病脉，四类，以辨证辨脉为主，而不尚经络阴阳之细诠，读者手此一篇，抵读脉书百卷也。

总论

脉法大纲　　曰寸关尺
左心肝肾　　右肺胃脾
先言部位　　次言形状
次言脉病　　次言病脉
部位易别　　细心体察
形状难求　　经验自得
脉病未悉　　须参问切
病脉准绳　　百不失一
学者致力　　守之勿失

以下部位

右寸肺（沉）胸（浮）左寸心（沉）膻（浮）

右关脾（沉）胃（浮）　左关肝（沉）膈胆（浮）

三部三焦（寸上关中尺下）　两尺两肾（无尺危）

左小膀胱（尺浮）　右大肠认（尺浮）

关脉一分　右食左风（紧）

以下形状

脉有七诊　曰浮中沉

男左大顺　女右大宜（次语实验不出姑存一解）

男尺恒虚　女尺恒实（此语甚合）

春弦夏洪　秋毛冬沉（按此已非平脉，病脉见此若与时令相合，尚易治耳）

太过实强　病生于外（洪大浮数弦紧属之）

不及虚微　病生于内（细弱短涩濡芤属之）

饮食劳倦　诊在右关

迟则寒症　数则热症

转迟转冷（热转冷）　转数转热（寒转热）

涩为气滞（往来艰难或速或慢）　滑为气壅（形状如珠走盘捉摸不定）

浮无力濡　沉无力弱

沉极力牢（沉而有力）　浮极力革（浮而有力　按二者皆实脉也）

三部无力（虚脉）　小微大散（按见此脉危）

推筋著骨　伏脉可求（暑霍多伏极，宜开闭）

缓止曰结　数止曰促（此败象也）

弦劲端直　且劲曰弦

紧比弦粗　劲左右弹（挟水气之脉多如此）

来盛去衰　洪脉名显

大则宽阔　小则细减

如豆曰动　长迢短缩（论长短有以部位论者较妥）

以下脉病

浮阳主表（以下言浮）　风淫六气

有力表实　无力表虚

浮迟表冷　浮缓风湿

浮濡伤暑　浮散虚极

浮洪阳盛　浮大阳实

浮细气少　浮涩血虚

浮数风热　浮紧风寒

浮弦风饮　浮滑风痰

沉大里实（以下言沉）　沉小里虚

沉迟里冷　沉缓里湿

沉紧冷痛　沉数热极

沉涩痹气　沉滑痰食

沉伏闭郁　沉弦饮疾

濡阳虚病（沉）　弱阴虚疾（沉）

微主诸虚（沉）　散为虚剧（沉）

革伤精血（浮芤主失血）　半产带崩（浮）

345

牢疝症瘕（沉）　心腹寒痛（沉）

迟寒主藏（以下言迟）　阴冷相干（按迟脉极少）

有力寒痛　无力虚寒

数热主府（以下言数）　细数阴伤

有力实热　无力虚疮（或虚或疮也）

缓止脾胃（缓）　坚大湿壅（如脚气之脉是今人对于脚气多不能辨）

促为阳郁（数止）　结为阴凝（此败脉也）

代则气乏（代以下同）　跌打闷绝（昔人有误止为代者矣，其分别甚微宜细体察）

夺气痛疮　女胎三月（即喜脉也）

滑司痰病（以下言滑）　关主食风

寸候吐逆　尺便血脓

涩虚湿痹（以下言涩）　尺精血伤

寸汗津竭　关膈液亡

关弦主饮（以下言弦）　木侮脾经

寸弦头痛　尺弦腹痛

紧主寒痛（紧）　洪是火伤（洪）

动主热痛（动）　崩汗惊狂（动）

以下病脉

中风之脉

却喜浮洪

坚大急疾
其凶可知

伤寒热病
脉喜浮洪
沉微涩小
证反必凶
汗后脉静
身凉则安
汗后脉燥
热甚必难
阳证见阴
病必危殆
阴证见阳
虽困无害

劳倦伤脾
脉当虚弱
自汗脉燥
死不可却

疟脉自弦
弦迟多寒（按疟脉发时数，不发时略和，迟则殆矣）

弦数多热
代散则难

泄泄下利
沉小滑弱
实大浮数
发热则恶

霍乱之候
脉代勿讶（代脉少见，伏脉多见，通关则出，不难治也）
舌卷囊缩
厥伏可嗟

喘息抬肩
浮滑是顺
沉涩肢寒
均为逆证

嗽脉多浮
浮濡易治（浮属外感故易治）
沉伏而紧
死期将至

348

火热之证

洪数为宜

微弱无神

根本脱离

骨蒸发热

脉数而虚（数时急用收敛以潜其阳）

热而涩小

必殒其躯

劳极诸虚

浮软微弱

土则双弦

火炎细数

失血诸证

脉必见芤

缓小可喜

数大堪忧

畜血在中

牢大却宜

沉涩而微

速愈者稀

三消之脉
数大者生
细微短涩
应手堪惊

小便淋闭
鼻色必黄
实大可疗
涩小知亡

癫乃重阴
狂乃重阳
浮洪吉象
沉急凶殃

痫宜缓浮
沉小急实
但弦无胃（胃脉为本，无论何病，皆不可无胃，非独痫也。）
必死不失

心腹之痛

其类有九

细迟速愈

浮大延久

疝属肝病

脉必弦急

牢急者生

弱急者死

黄疸湿热

洪数便宜

不妨浮大

微涩难医

肿胀之脉

浮大洪实

细而沉微

岐黄无术

中恶腹胀

紧细乃生

浮大为何

邪气已生

痈疽未溃
洪大脉宜
及其已溃
洪大最忌

肺痈之证
数实无力
痈痿色白
脉宜短涩
数大相逢
气损血失

肠痈实热
滑数相宜
沉细无根
其死可期

妇人有子
阴挎阳别
少阴动甚
其胎已结

滑疾而散
胎必三月
按之不散
五月可别

欲产离经
新产小缓
实弦牢大
其凶不免

五藏为积
六府为虚
实强可生
沉细难愈

凡此种种
细心体察
一言蔽之
重在虚实
泰西脉搏
时计最确
勿为高论
救世之钥

伤寒简要

伤寒为医家之精华，文奥意深，卷帙浩繁，注释纷披，读者难解，爰采修园提要之义，缩为六章，兼为列表，下注药方，初学者读此，遇有传经之症，可以按图索骥，随心应手，用力少而成功伟也，

太阳（头痛项强发热恶寒）

有虚邪实邪之辨（脉缓自汗恶风为虚宜（桂枝汤）八九日如疟面热身痒不得小汗宜（桂麻各半）余邪未尽如疟日一发（桂二麻一）脉浮紧无汗恶寒为实宜（麻黄汤）无汗烦躁加石姜枣为（大青龙）干呕而咳去杏仁加五味干姜半细芍为（小青龙））

太阳腑证（表邪未尽必

太阳表正证
虚三
脉缓自汗（桂枝汤）如疟身痒无汗（桂麻各半汤）余邪如疟（桂二麻一汤）
实三
无汗脉紧（麻黄汤）无汗烦躁（大青龙汤）干呕而咳（小青龙汤））
腑证
蓄水（五苓散）蓄血（桃仁承气汤））

太阳方
桂枝汤
桂芍姜枣甘
桂麻各半汤
加麻杏麻黄汤
麻桂杏干
大青加石姜枣
小青加干半细
芍味去杏
五苓散
桂术泽苓猪
桃仁承气汤
桂桃黄芒甘

354

入于里，膀胱蓄水蓄血（蓄水）口渴烦躁不得眠，脉浮，小便不利，水入即吐，宜（五苓散）（蓄血）狂，小腹硬，小便利，脉沉，宜（桃仁承气汤））

太阳变证（汗下失宜，从阴从阳不一所致，误下身疼（四逆救里，桂枝救表）脉沉身痛（四逆汤）大汗大下利厥冷（四逆汤）发汗太过，漏不止，恶风，小便难，四肢微急（桂枝加附子汤）附救少阴之阳，固阳即止汗，发汗太过，心悸眩瞤（真武汤）阳盛于内，误服桂枝，大汗后烦渴不解，脉洪大（白虎参汤）吐下七八日不解，表里俱热，恶风，渴，舌燥欲饮（白虎参汤）不大便七八日，头痛有热（承气汤）烦热汗出则解，日脯如疟，脉实，宜下（承气汤）脉虚发汗（桂枝汤）发汗后，恶寒，虚但热实，当和胃（调胃承气汤））

误下

（四逆汤）救里

（桂枝汤）救表

脉反沉（四逆汤）

大汗大下厥冷（四逆汤）发汗太过（桂加附汤）发汗心悸（真武汤）

阳盛误服桂枝（人参白虎汤）吐下七八日（人参白虎汤）不大便七八日（承气汤）日晡如疟实（承气）虚（桂枝）

麻黄发皮肤之汗，桂枝发经络之汗，葛根发肌肉之汗，小青龙发心下之汗，大青龙发扰胃之汗（发汗五法）。若妄下之后，脉迟名大结胸（大陷胸汤），项强用（大陷胸丸），结在心下，按之始痛，脉浮滑，名小结胸（小陷胸汤），无热名寒实结胸（三物白散），心疼满，引胁下痛，干呕，短气，汗出不恶寒，三焦气阻隔难通（十枣汤），无汗，心满微痛，小便不利（桂枝去桂加茯苓白术汤）。

四逆汤

干附甘

真武汤

附术苓芍姜

白虎参汤

知参石甘米

调胃承气汤

黄芒枳厚

大陷胸汤

黄芒草

小陷胸汤

连半括

陷胸丸

大芒遂

三物白散

桔巴母

十枣汤

戟枣芫遂

发汗后，恶寒，虚但热实（调胃承气汤）大结胸（大陷胸汤）项强（大陷胸丸）小结胸（小陷胸汤）寒实结胸（三物白散）三焦气阻（十枣

阳明　主里，外候肌肉，内候胃中，身热，目痛，鼻干，不得眠，反恶热。

有已罢太阳未罢太阳之辨　兼见头病恶寒，《未罢》自汗，脉缓宜（桂枝汤），项几几（桂枝加葛根汤）无汗，脉浮宜（麻黄汤）项背几几（葛根

阳明方

桂枝加葛根汤

葛麻姜甘桂枣

白虎汤

知石粳甘

麻仁汤

大仁杏芍

厚枳

三承气汤

大芒甘厚

汤）无汗微满（桂去桂加苓术汤）

阳明表正证未罢

自汗脉缓（桂枝汤）项几几（桂加葛根）无汗脉

汤）无头痛，恶寒，但见壮热口渴《已罢》（白虎汤）主之。

阳明腑症 手足腋下汗出，腹满，潮热，谵语，大便鞕。**有太阳阳明少阳阳明正阳明之辨** 本太阳证，治之失法，亡津液，致太阳之热，乘胃燥而转阳明，其症小便数，大便鞕。谓之《脾约》宜（麻仁汤）。《太肠阳明》本少阳证，治之失法，亡津液，致少阳之热，乘胃燥而转阳明，为大便结燥，谓之《大便难》以（蜜煎胆汁）导之。《少阳阳明》病人，阳气素盛，或有宿食，外邪传入，遂归胃府，谓之《胃家实》（三承气汤）下之。

阳明在经 未离，太阳宜汗。既离，宜清。在腑，宜下。经腑之间，宜吐（栀子豉汤）。

枳
栀子豉汤
栀子香豉

浮（麻黄汤）

无汗项几几（葛根汤）

已罢

白虎汤

腑证

太阳阳明（麻仁汤）少阳阳明（蜜煎胆汁导之）

正阳明（三承气汤）

吐法

栀子豉汤

少阳表正证

虚（小柴胡汤）

实（大柴胡汤）

腑证

呕痞不痛（半夏泻心汤）

胃热腹痛（黄连汤）邪入里自利（黄芩汤）

胆气上逆（加半姜汤）

少阳 口苦，咽干，目眩。

正证

有虚火实火之辨 寒热往来，胸满不食，烦呕《虚火证》（小柴胡汤）。寒热往来心痞硬，烦呕不，止便鞕，《实火证》（大柴胡汤）。

腑证 少阳主寒热，属半里为府，属半表为经，其证虽无寒热往来，而有寒热相搏于中，有痞、痛、利、呕四症之辨。

一因呕而痞不痛者（半夏泻心汤）。

一胸中有热而欲呕，胃有邪气腹痛（黄连汤）。

一邪已入里，则胆火下攻于脾，而自利（黄芩汤）。

一胆火上逆于胃为呕（黄芩呕，半夏生姜汤））

少阳方

小柴胡汤

柴参甘半

芩姜枣

大柴胡汤

黄半芍姜

枣柴枳

半夏泻心汤

半连芩参干枣

黄连汤

枣连干桂

甘参半

黄芩汤

芩芍甘枣

太阳表阴化
本证（理中汤）
不愈（四逆辈）
阳化
腹满痛（桂加
芍汤）
发汗不解腹
痛（桂枝加大
黄汤）

少阴表
水化
回阳法
交阴阳（麻黄
附子细辛汤）
微发汗（麻黄
附子甘草汤）
温法
脉微欲绝（四
逆汤）面赤脉
不出（通脉四

太阴 为湿土纯阴之藏也，病从阴化者多，阳化者少，腹满吐食，自利不渴，手足自温，腹自痛。

阴化 如上述宜（理中汤），不愈（宜四逆辈）。（此亦温病法也）。

阳化 发汗后不解，腹痛急下之（大承气汤）。腹满时痛，属太阳也，时痛（桂枝加芍药汤）主之，大实痛者（桂枝加大黄汤）主之。

少阴 肾中水火同具，邪伤其轻，从水化为寒，从火化为热，脉沉细，但欲寐。

水化为寒 脉沉细而微，但欲寐，背恶寒，口中和腹痛，下利清谷，小便白，用《回阳法》，共三法首重在温剂，又有交阴阳微发汗二法。

交阴阳法 寒邪始伤，当

太阴方
理中汤
参草术姜

少阴方
白通汤
附干葱白
附子汤
附术茯参芍
吴茱萸汤
萸参姜枣
甘草汤
草桂参'麻仁'
地胶麦姜枣
桔梗汤
枳桔

逆汤）
下利（白通汤）
利不止无脉
（白通加胆
汁汤）
汗后烦不解
（茯苓四逆汤）
水气（真武汤）
口和背寒（附
子汤）吐利烦
欲死（吴茱汤）

无热而反发热，为太阳之标，阳外呈，脉沉，为少阴之生气不升，恐阴阳内外不相接，故以"熟附"助太阳之表阳，内合于少阴"麻辛"，启少阴之水阴而外合于太阳（麻黄附子细辛汤）主之。

微发汗法 少阴病，始得之二三日，无里证，可知太阳之表热，非汗不解，而又恐过汗以伤肾液，另出加减法，取中焦水谷之津而为汗，则内不伤阴，邪从表解矣，（麻黄附子甘草汤）主之。

用温剂法 手足厥冷，吐利，小便利，内寒外热，脉微欲绝（四逆汤）。里寒外热，面赤，或腹痛，或干呕，或咽痛，或利止，脉不出，汗出而厥（通脉四逆汤）。少阴下利（白通汤）。利不止，厥逆无脉，干呕而烦（白通加猪胆汁汤）。"脉暴出者死，微续者生"。汗下后，不解烦躁者（茯苓四逆汤）。少阴病二日至

苦酒汤
半夏鸡子苦酒
半夏汤
半参姜蜜
猪肤汤
猪肤蜜白粉
黄连阿胶汤
连芩胶芍鸡子黄
桃花汤
参甘赤石脂粳

五日腹痛，小便不利，四肢沉重疼痛，自利，此为水气，其入或咳，或呕，或小便利（真武汤），"咳利呕证，或有或无，因症下药"。少阴病得之二三日，口中和背恶寒，当灸之（附子汤）。又身体痛，手足寒，骨节痛，脉沉。一为阳虚一为阴虚皆宜（附子汤）。少阴病吐，利，手足逆冷，烦躁欲死（吴茱萸汤）。

（按此即温病下焦法）。**火化为热** 脉沉细而数，但欲寐，内烦，外躁，或不卧，口中热，下利清水，小便赤，宜"救阴法"有补正，攻邪之异。

补正 少阴病二三日咽痛（甘草汤），不差（桔梗汤），咽中伤生疮，不能言语，声不出（苦酒汤），咽中痛（半夏散及汤），下利，咽痛，胸满，心烦（猪肤汤），心中烦不卧（黄连阿胶汤），四五日腹痛，小便不

火化
补正
咽痛（甘草汤）
不愈（桔梗汤）
咽疮声不出
（苦酒汤）
咽中痛（半夏
汤）
咽痛胸烦（猪
肤汤）
心烦不卧（黄
连阿胶汤）
腹痛便脓血
（桃花汤）
攻邪

口燥舌干（大承气汤）
腹胀不大便（同上）
自利清水（同上）

利，便脓血（桃花汤）。

攻邪 口燥舌干，急下之（大承气汤），"胃火上炎"六七日腹胀，大便闭，急下之（大承气汤），"津枯肾不交必死"。自利清水，色青，心下痛，口干燥，急下之（大承气汤），"水去谷不去也"。

厥阴表总方（乌梅丸）
热化
初起肢冷脉微（当归四逆汤）
久寒加（生姜吴萸）
心动悸（炙甘草汤）
泄利下重（四逆散）
饮水数升（白虎汤）
热利下重欲饮水（白头翁汤）
厥热
腹中急痛（小建中汤）

厥阴 为风木之藏，从热化者多，寒化者少，消渴，气上撞心，"即火逆"，心中疼热，"火邪攻心"，饥"火能消物"而不欲食，"木克土"，食则吐蛔"风为虫闻食上入膈故吐出"，下之利不止，"少阳厥阴相同，少阳不解，转入厥阴为病危，厥阴转少阳为病衰，欲愈"

乌梅丸 为厥阴证之总方，吐蛔久利，尤宜。

热化 病起手足厥冷，脉微欲绝，（当归四逆汤）。久寒加（生姜吴茱萸）"酒水各半

厥阴方
乌梅丸
梅参归连
柏桂干蜀
椒细附
当阳四逆汤
当桂芍细
甘通枣
白头翁汤
白秦连柏
小建中汤
桂芍甘饴
姜枣
茯苓甘草汤
桂茯草汤

不愈（小柴胡汤）

厥而心悸（茯苓甘草汤）

煎"。"姜附不可妄投"

脉结代 心动悸（炙甘草汤）。"经云：阳予之正阴为之主"，"他证见此是阳气大虚，非姜附桂不为功"。**脉微欲绝** 不可下。**脉滑而厥** 内热郁闭泄利下重（四逆散），"忌承气"，欲饮水数升（白虎汤），热利下重（白头翁汤），下利欲饮水。

厥热相应 热深厥亦深，热微厥亦微，为厥阴定局，先热后厥，厥热往来，厥多热少，热多厥少，为厥阴变局，伤寒阳脉涩阴弦，法当腹中急痛先予（小建中汤），不差予（小柴胡汤），伤寒厥而心悸宜先治水，当服（茯苓甘草汤），"却治其厥不尔水渍入胃必作利也"。

温病抉微

温病实出于伤寒，凡伤寒之热症，皆温病法也，后入见温病伤寒异治而相混，引为险途，不知辨其寒热苔色，险于何有，伤寒以六经为主，温病以三焦为主，爰集诸家谈温之说，抉其微而撮其要，俾初学之易为力也，附录应用药方。

风温　温热　温疫　温毒　暑温　湿温　秋燥　冬温　温疟

风温，温热，温疫，温毒，冬温，在中焦，阳明病为多，湿温之在中焦，太阴病居多，暑温则各半。

上焦　肺之化源绝死，心神内闭死，内闭外脱死，主宣肺，宜轻法。

中焦　阳明大实，土克水者死，脾郁发黄，秽浊塞窍者死，主下实，宜疏法。

下焦　邪热深入，消铄津液者死，主回津，宜匡法。

上焦　太阴

风温　温热　温疫　冬温

初起恶风寒，（桂枝汤主之）桂芍干姜枣。但热不恶寒而渴，辛凉平剂，（银翘散主之）翘银桔荷竹甘芥豉　鲜苇根煎。但咳身不甚热，微渴，辛凉轻剂（桑菊饮）杏翘荷桑菊桔甘苇。舌绛暮热甚，燥邪初入荣，加元犀。在血分，去荷苇加麦地玉丹。肺热加芩。渴加花粉。气粗燥，在气分加石知。

脉浮洪，舌黄，渴甚，大汗，面赤，恶热，辛凉重剂（白虎汤）石知甘粳枣。

浮大而芤，喘至鼻扇，（人参白虎汤）石知参甘枣粳。

气血两燔（玉女煎）石知膝元地麦。去牛膝加元参。

血从上溢（犀角地黄汤）地芍丹犀。

口渴甚（雪梨浆）梨勃荸苇麦藕。吐白沫黏滞不快（五汁饮）

舌微黄，寸脉盛心烦不得卧，欲呕难（栀子豉汤）栀豉。

痰涎壅胸痞欲呕（瓜蒂散）赤蒂栀。

寸脉大，舌绛而干，法当渴，反不渴，热在荣中（清荣汤）犀地元竹麦丹连银翘。

太阴温病不可发汗，发汗而发不出，必发斑疹，汗多必神昏谵语，发斑者，（化斑汤），石知甘元犀。发疹者（银翘散）去豆加地丹'大青叶'倍用元，禁升柴归防羌芷葛'三春柳'。

神昏谵语（清宫汤）元心莲心竹叶卷心连翘心犀角麦冬，（牛黄丸）牛郁犀连朱'梅片'麝珠栀雄箔芩，脉实银荷下，脉虚参下，（紫雪丹）滑石寒水石磁石羚木犀沉丁升元甘去渣加朴硝，再加辰麝（局方至宝丹）犀朱琥玳牛麝。

温毒咽痛，喉肿，耳肿，颊肿，面赤，或喉不痛，但外肿，俗名"大头瘟"。（普济消毒散）连薄勃蒡芥蚕元银板桔甘，初起一日去柴升，二日去芩连，三四日加之（水仙膏）水仙花捣去皮　治温毒外肿　出小黄疮改敷（三黄二香散）连黄檗乳没研细末麻油调

暑温

似伤寒，右脉洪大而数，左脉反小，口渴，面赤，汗大出，（白虎汤）。尢用（人参白虎汤）。

发热，恶寒，身重痛，脉弦细尢迟，小便已洒然毛耸，手足逆冷，小有劳身即热，口开前板齿燥，若发汗则恶寒甚，加温针则发热甚，数下则淋甚，（东垣清暑益气汤）芪柏麦青术升富草曲参泽五陈苍葛姜枣，如上证汗不出（香薷饮主之）蒿银扁花厚翘。大汗不止仍用白虎法　身重加苍术去湿。

喘咳欲脱者（生脉散）参麦五

发汗后暑证悉减，但头微胀，目不了了，余邪不解者（清络饮）鲜荷鲜银花西瓜衣鲜扁花丝瓜皮鲜竹叶心。

但咳无痰　清络饮加甘桔杏麦知。

咳而且嗽，声重，浊痰多，不渴，不多饮（小半夏加茯苓汤）半厚茯杏姜

脉虚，夜寐不安，烦渴，舌赤，谵语，目常开或喜闭（清荣汤）犀地元竹心麦连银丹心，舌苔白滑不可与。

不恶寒，精神不清，时时谵语（安宫牛黄丸）（紫

雪丹）

暑温寒热舌白不渴吐血名暑瘵（难治） 清络饮加杏薏滑。

暑痫用上法，热初入荣，肝风内动 清荣汤加钩丹羚。

伏暑 长夏受暑秋冬始发

头痛，微恶寒，面赤，烦渴，舌白，脉濡而数，口渴无汗 舌白，舌赤，（银翘散）白去蒡元加杏滑，赤加地丹赤麦，白系邪在气分，表实，赤系邪在血分，表虚。大汗不止（银翘散）去蒡元穗加杏石苓。脉洪甚，渴甚，汗多（白虎汤）芤虚大加（参）气分表虚，舌赤，口渴，汗多（加减生脉散）沙麦五丹地

湿温 寒湿

头痛恶寒，身重疼痛，舌白不渴，脉弦细而濡，面色淡黄，胸闷不饥，午后身热"湿温"，汗之则神昏，耳聋，甚则目瞑不欲言，下之则洞泄，润之则病深不解。 夏秋冬同法（三仁汤）杏滑通蔻竹厚薏半甘澜水。

湿温邪入心包，神昏肢逆（清宫汤）去莲麦加银赤。煎送（至宝丹）或（紫雪丹）

湿温喉咀咽痛（银翘马勃散）翘蒡银麝勃，甚加滑桔苇。

气分痹郁而哕（宣痹汤）枇郁麝通豉。

喘促（千金苇茎汤）加杏滑 脉微弱，一物瓜蒂汤，虚加参芦。

寒温伤阳，形寒，脉缓，舌淡或白滑，不渴，经络拘束，（桂枝姜附汤）

温疟

骨节疼，烦时呕，其脉如平，但热不寒，名曰：温疟（白虎加桂枝汤）

但热不寒，或微寒多热，舌干口渴，此乃阴气先伤，阳气独发，名曰：瘅疟（五汁饮）梨勃苇麦藕，保肺加知母；救阴加地元：宣肺加杏仁：三焦加滑。

舌白，渴饮，咳嗽频仍，寒从背起，名曰：肺疟（杏仁汤）杏芩翘滑桑茯蔻梨皮轻，宣肺气最忌小柴胡，恐引邪深入也。

热多，昏狂，谵语，烦渴，舌赤中黄，脉弱而数，名曰：心疟（加减银翘散）翘银元麦犀竹，兼秽，舌浊，口气重（安宫牛黄丸）。

秋燥

秋感燥气，右脉数大（桑杏汤）桑杏沙象豉栀梨皮。咳（桑菊饮）。

燥伤肺、胃，阴分或热，或咳（沙参麦冬汤）沙玉甘桑麦扁花粉。

燥气化火，清窍不利（翘荷汤）薄翘甘黑栀桔绿。<small>耳鸣加羚苦丁茶；目赤加苦菊叶；枯咽痛加蒡芩。</small>

诸气膹郁，痿喘呕，因于燥（喻氏清燥救肺汤）<small>石甘桑参杏胡麻仁胶麦枇。痰多加黄贝瓜；血枯加地；热甚加犀羚，或牛黄。</small>

燥伤本脏，头微痛，恶寒，咳嗽希痰，鼻塞，嗌塞，脉弦，无汗（杏苏散）<small>苏半茯前桔枳甘桔杏姜枣。无汗脉弦紧加羌；汗后咳不止，去苏羌加梗；兼腹泻满加苍厚；头痛兼棱骨痛加芷；热甚加芩。</small>

伤燥如伤寒太阳，有汗不咳，不呕，不痛（桂枝汤）小和之。

燥金司令，头痛身寒热，胸胁痛，甚至疝痛（桂枝柴胡各半汤）加（吴萸楝子茴香木香汤）。

燥气延入下焦，抟于血分成症（化症回生丹）<small>参桂两麝姜黄丁椒虻京三棱蒲红苏木桃苏子霜灵降干漆当没芍杏香附莨索蛭魏小茴芎乳良姜艾炭益母膏地鳖大蜜丸治产后各病。</small>

中焦 <small>阳明</small>

风温　温热　温疫　温毒　冬温

面目俱赤，语声重浊，呼吸俱粗，大便闭，小便涩，舌苔老黄，甚则黑有芒刺，但热不恶寒，日晡益甚，传至中焦，阳明温病也，脉浮洪，躁甚（白虎汤）。脉沉数有力，甚则脉体反小而实（大承气汤）。

脉浮而促，数而时止（减味竹叶石膏汤）竹石麦甘。辛凉透表，重剂逐邪外出。

诸证悉有而微脉不浮（小承气汤）大厚枳。汗多，谵语，舌苔老黄而干。

无汗小便不利，谵语，先与（牛黄丸），不大便再与（调胃承气汤）大甘芒。

面目俱赤，肢厥甚而通体皆厥，不瘛疭但神昏七八日，不大便，小便赤，脉沉伏，或脉亦厥，胸腹满坚，甚则按拒，喜凉饮（大承气汤）目亦小便赤，腹满坚，喜凉饮为定。

纯利稀水无粪者，谓之热结傍流（调胃承气汤）。

实热壅塞为哕（连声哕为中焦，声断续属下焦）下之。下利谵语，脉实或滑疾者（小承气汤）脉不实（牛黄丸）（紫雪丹）

三焦俱急，大热，大渴，舌燥，脉不浮而躁甚，舌色金黄，痰涎壅甚，不可单行承气，承气合（小陷胸汤）大厚枳半括连 主之。得快利止后服，不便再服。

无上焦证，数日不大便，当下之，若其人阴虚，不可行承气，（增液汤）元麦地。周十二时不下，合调胃承气微和之。

下后汗出当复其阴（益胃汤）沙麦地玉米糖。

下后无汗脉浮（银翘汤）银翘竹甘麦地。脉浮洪（白虎汤），芄加参。

下后无汗脉不浮而数（清燥汤）麦知地元人中黄。咳
胶痰加沙桑梨汁牡蒡。

下后数日热不退，或退不尽，口燥咽干，舌苔干
黑，或金黄色，脉沉有力（护胃承气汤）大元地丹知麦。
脉沉弱（增液汤）元麦地。下后二三日，下证复现，脉不甚沉，
或沉而无力可增液，不可承气。

下之不通，其证有五，应下，失下，正虚不能运
药，不运药者死（新加黄龙汤）。地甘参大芒元麦归海参两
条姜汁喘促不宁，痰涎壅滞，右寸实大，肺气不降（宣
白承气汤）石大杏括 左尺牢坚，小便赤痛，时烦渴甚
（导赤承气汤）。赤地大连柏芒 邪闭心包，神昏舌短，内
窍不通，饮不解渴（牛黄承气汤）牛黄丸加大末 津液不
足，无水停者，间服增液，再不下者（增液承气汤）。
合方

下后虚烦不眠，心中懊恼，甚至反复颠倒（栀子豉
汤）少气，加甘草，呕加姜汁

干呕口苦而渴，尚未可下者（黄连黄芩汤）。 连芩
郁豉 舌黄燥，肉色绛不渴者，邪在血分（清荣汤）。斑
者（化斑汤）。

下后疹续出（银翘散）。加地大青叶元丹去豉 斑疹外
出不快，内壅特甚（调胃承气汤）和之。得通则已，不可
令大泄之，过则内陷。

温毒发痘如斑疹法 杨梅疮重，加败毒兼与利湿。

不甚渴，腹不满，无汗，小便不利，心中懊憹必发黄（栀子柏皮汤）。栀甘柏。

无汗，或头汗身无汗，欲饮水，腹满舌燥黄，小便不利（茵陈蒿汤）。茵栀大。

无汗实证，未剧不可下，小便不利，甘苦合化（冬地三黄汤）。麦连苇元柏银露地芩，温病小便不利，忌淡渗五苓八正。

下后，脉静，舌上津回，不大便十数日 可增液，不可与承气。

渴甚（雪梨浆）

下后微热，舌苔不退（薄荷末）拭之。

发黄，神昏，谵语（牛黄丸）。

暑温伏暑

脉洪滑，面赤，身热，头晕，不恶寒，但恶热，舌上黄滑苔，渴欲凉饮，饮不解渴，得水则呕，按之胸下痛，小便短，大便闭，阳明暑温，水结在胸（小陷胸汤加枳实）。黄括枳半，急流水。

脉滑数，不食不饥不便，浊痰凝聚，心下痞（半夏泻心汤）。半连参枳杏，去参，干甘枣加枳杏。

湿化热存，口燥咽干，渴欲饮水，面目俱赤，舌燥黄，脉沉实（小承气汤）。

蔓延三焦，舌滑微黄，邪在气分（三石汤）。滑石寒水石杏竹银通金汁。

邪气久留，舌绛苔少，热扯血分（加味清宫汤）。加知银沥。神识不清，热闭内窍，先与（紫雪丹）再与（清宫汤）。

三焦均受，舌灰白，胸痞闷，潮热呕恶，烦渴，自利，汗出，溺短热为之也（杏仁滑石汤）。杏滑黄连芩橘郁通厚半。

寒湿

足太阴寒湿，痞结，胸满，不饥不食（半苓汤）。半茯连厚通。

寒湿腹胀，小便不利，大便溏而不爽（四苓加厚朴秦皮）主之。（五苓散）亦主之。

寒湿四肢乍冷，自利，目黄，舌白滑，甚则灰，神倦不语，邪阻脾窍，舌蹇（四苓加木瓜草果厚朴半夏汤）

舌灰滑，中焦滞痞（草果茵陈汤）。四肢常厥（茵陈四逆汤）。草茵茯厚广猪腹泽。

舌白滑，甚则灰，脉迟，不食，不寐，大便窒塞，浊阴凝聚，阳伤腹痛，肢逆（椒附白通汤）。附椒干葱猪胆汁。

舌白腐，肛坠痛，便不爽，不喜食（附子理中汤）。去甘草，加广皮厚朴，术改苍术。

寒湿伤脾胃，两阳寒热，不饥，吞酸，形寒或脘中闷，酒客湿聚（苓姜术桂汤）。

湿伤脾胃，既吐且利，寒热身痛，或不寒热但腹中痛，名曰：霍乱。寒多不欲饮水（理中汤）。热多欲饮水（五苓散）。吐利，汗出，发热恶寒，四肢拘急，手足厥冷（四逆汤）。吐利止痛不休（桂枝汤）。<small>小和之。</small>

兼转筋（五苓散）。加防已桂枝薏仁，寒甚脉紧，加附。（蜀椒救中汤）。<small>椒干厚槟广。</small>（马粪）名（独胜散）（主之）

湿温

湿热上焦未清，里虚内陷，神识如蒙，舌滑脉缓（人参泻心汤）。<small>参干连苓枳芍加白芍主之</small>

湿热受自口鼻，由募原直走中道，不饥不食，机窍不灵（三香汤）。<small>栝桔栀枳郁豉降。</small>

吸收秽湿，三焦分布热蒸，头胀身痛，呕逆，小便不通，识昏迷，舌白，渴不多饮，宜芳香通会利窍（安宫牛黄丸）。继用淡渗分消浊湿（茯苓皮汤）<small>茯薏猪腹通淡。</small>

气壅而哕（橘皮竹茹汤）<small>橘竹柿姜</small>

三焦湿郁，升降失司，脘连腹胀，大便不爽（加减正气散）。<small>藿厚杏茯广曲麦芽腹菌。</small>

湿郁三焦，脘闷，便溏，身痛，舌白，脉象模糊

（二加减正气散），藿己豆卷通薏茯厚。

秽湿着里，舌黄，脘闷，气机不宣，久则酿热（三加减正气散）。藿茯厚广杏滑。

秽湿着里，邪阻气分，舌白，脉右缓（四加减正气散）。藿茯厚广草楂曲。

秽湿着里，脘闷便泄（五加减正气散）。藿广茯厚谷苍腹。

脉缓，身痛，舌淡黄而滑，不多饮，或竟不渴，汗出热解，继而复热，内不能运水谷之湿，外复感时令之湿，发表攻里，两不可施，误认伤寒必转坏证（黄芩滑石汤）。芩石茯腹蔻通猪。

阳明湿温，呕而不渴者（小半夏加茯苓汤）。呕甚而痞，热邪内陷（半夏泻心汤）。半连芩姜枳，去参干枣甘，加姜枳。

湿聚热蒸，蕴于经络，寒战热炽，骨骱烦疼，舌色灰缓，面目萎黄，名：湿痹（宣痹汤）。防杏滑翘栀薏半蚕沙，赤痛甚加片子姜黄二钱。

湿郁经脉，身热身痛，汗多自利，胸腹白疹，内外合邪，纯辛走表，纯苦清热，皆在所忌，辛凉淡法（薏苡竹叶散）。薏竹滑蔻翘茯通。

风暑寒湿杂感混淆，气不主宣，咳嗽头胀，不饥，舌白，肢体若废（杏仁薏苡汤）。杏薏桂姜朴半己蒺。

暑湿痹（加减木防己汤）。己桂石杏滑通薏。

下焦 _{少阴}

风温　温热　瘟疫　温毒　冬温

五温邪热在阳明久羁，或已下，未下，身热面赤，口干舌燥，甚则齿黑唇裂，脉沉实，仍可下。脉虚大，手足心热，甚于手足背者（加减复脉汤）。甘地芍麦胶麻仁（或为枣仁主心悸）误表，津劫，心震，舌强，神昏，宜复脉法，耳聋与柴胡必死。复津，舌津回则生。汗自出中无所主（救逆汤）。前方加生龙骨蛎，去麻，脉虚加人参。

下后，大便溏，周十二时三四行，脉仍数，未可复脉（一甲煎）。蛎一味主之 蛎一味。

但大便溏（一甲复脉汤）。前方，去麻加蛎。

真阴欲竭，壮火复炽，心中烦不得卧（黄连阿胶汤）。连芩胶芍鸡子黄。

夜热早凉，热退无汗，热自阴来（青蒿鳖甲汤）。蒿鳖地知丹。

热邪深入下焦，脉沉数，舌干齿黑，手指蠕动，急防痉厥（二甲复脉汤）。前方，加牡甲。

热深厥甚，脉细促，心中大动，甚则心痛（三甲复脉汤）。前方加龟。

既厥且哕，脉细而劲（小定风珠）主之。鸡子黄胶龟童便淡菜。

热邪久羁，吸烁真阴，或因误表，或因妄攻，神倦瘛疭，脉气虚弱，舌绛苔少，时时欲脱（大定风珠）。

芍胶龟地麻仁五牡麦甘鸡鳖。

壮火尚盛，不得用定风珠，复脉；邪少虚多，不得用黄连阿胶汤；阴虚欲痉，不得用青蒿鳖甲汤。此下焦病之标准。

痉厥，神昏，舌蹇，烦躁，先与牛黄紫雪辈，开窍搜邪，再与复脉存阴，三甲潜阳为要。

邪气久羁或因下后邪欲溃，或因存阴得液蒸汗，正气已虚不能即出，阴阳互争而战（复脉汤）。虚加人参。

时欲漱口不欲嚼，大便黑而易有瘀血也（犀角地黄汤）。地芍丹犀。

少腹坚满，小便自利，夜热昼凉，大便闭，脉沉实，蓄血也（桃仁承气汤）。甚则（抵当汤）。大蛭桃虻。

脉反不数而濡里虚，下利稀水，或便浓血者（桃花汤）。赤石脂炮姜粳。

七八日，脉虚数，舌绛苔少，下利日数十行，完谷不化，身虽热（桃花粥）。

下利，咽痛，胸满，心烦（猪肤汤）。一味加蜂米。

咽痛与（甘草汤）。不差（桔梗汤）。

呕而咽中伤，生疮不能语。（苦酒汤）。半夏鸡子黄酒。

暑温　伏暑

消渴入厥阴，麻痹（连梅汤）。云连梅麦地胶，虚加参，神昏先予紫雪丹。

邪深入，舌灰，消渴，心下板实，呕恶吐蛔，下利血水，甚至于音不出，上下格拒（椒梅汤）。连芩干白芍椒乌参枳半。

暑邪误治，胃口伤残延及中下，气塞填胸，燥气口渴，邪结内踞，清浊交混（来复丹）。太阴元精，石舶来硫黄硝石橘红青皮五灵脂。

暑邪久热，寝不安，食不甘，神识不清，阴液元气两伤者（三才汤）。人参天冬地黄。

伏暑湿温，胁痛，或咳，或不咳，无寒但潮热，或如疟，不可误认柴胡证（香附旋覆花汤）。香旋苏子霜广半茯薏。主之。不愈（控涎丹）。遂戟芥子。

妇人温病经水至，却治其热，热入血室（竹叶玉女煎）。石地麦知牛竹。邪去其半，脉数，余邪不解（护阳和阴汤）。芍甘参麦地。虚者（复脉汤）。

温病愈后调理失宜，或伤于苦寒，胃失营养者，可与小半夏桂枝建中各剂，小和之，但在运用得宜耳。

洴澼良规

千金外台，可谓浩瀚矣，惜其自为门户，又篇帙太广，要为一时奇书，而未能便于初学，因杂采后世经验良方，并古方之常用者，著于一篇，师千金外台之意而不参己说，分别门类，错杂成书，贻笑大方，知所不免，以求其醒目易阅而已。

各种血证

通窍活血汤　脱发　眼红　糟鼻　耳聋　白癜紫记　紫脸青记　牙疳　口臭　干劳　痨病　交节病作　疳疾。

赤芍（一钱）　川芎（一钱）　研桃仁（三钱）　红花（三钱）　葱　姜　枣　麝香（五厘）　酒煎

血府逐瘀汤　头痛　胸疼　胸不任物　天亮出汗　食自右胸下　心热　瞀闷　急躁　梦多　呃逆　呛水　不眠　夜啼　心跳　夜不安　肝气　干呕　晚热。

当归（三钱）　生地（三钱）　桃仁（四钱）　红花（三钱）　枳壳（二钱）　赤芍（二钱）　柴胡（一钱）　甘草（一钱）　桔梗（一钱五分）　川芎（一钱五分）　牛膝（三钱）

隔下逐瘀汤　积块　痞块　痛不移处　腹坠　肾泻久泻。

灵脂（二钱）　当归（三钱）　川芎（二钱）　桃仁（三钱）

丹皮（二钱）　赤芍（二钱）　乌药（二钱）　元胡（一钱）　甘草（三钱）　香附（一钱五分）　红花（三钱）　枳壳（一钱五分）

少腹逐瘀汤　治下元瘀塞。

小茴香（七粒）　干姜（二钱）　元胡（一钱）　没药（一钱）　当归（一钱）　川芎（一钱）　官桂（一钱）　赤芍（二钱）　蒲黄（三钱）　灵脂（二钱）

身痛逐瘀汤　微热加苍术，虚弱加黄芪。

秦艽（一钱）　川芎（二钱）　桃仁（三钱）　红花（三钱）　甘草（二钱）　羌活（一钱）　没药（二钱）　当归（三钱）　灵脂（二钱）　香附（一钱）　牛膝（三钱）　地龙（二钱）

三补丸　血热，身弱加人参知母汤。

黄芩　黄檗　黄连

人参知母汤　形瘦宜。

归身　白芍　台党　熟地　知母　麦冬（各一钱）川芎（七分）　炙草（五分）

六味地黄丸　冲任损伤　胃虚　血枯血少血闭　蜜丸空心服。

熟地（八两）　山药（四两）　山萸肉（四两）　白茯苓（三两）　丹皮（三两）　泽泻（三两）

四物加黄檗知母汤　误服辛热　同上。

归身（一钱）　川芎（七分）　生地（一钱）　赤芍（一钱）黄檗（一钱）　知母（一钱）　木通（一钱）　甘草（五分）

（如形肥用）归身　川芎　生地　陈皮（去白）　法半夏　云苓　生甘草（各五分）　炒条芩　香附（童便炒）黄连（各一钱）　姜引

八物汤　气血虚少　经过期。

川芎　白芍　茯苓　台党　归身　生草　生地　白术　姜枣引

苍沙丸　气逆血少　同上　每服三钱。

苍术（米泔水浸）　香附童便浸一日夜各三两　酒炒　条芩（一两）

十全大补汤　治气血亏虚　数月行经一次兼用地黄丸　崩症　经来不止。

白术（土炒二钱）　台党（四钱）　茯苓（二钱）　炙草（一钱）　当归（二钱）　川芎（各二钱）　白芍（酒炒二钱）熟地（四钱）　炙芪（四钱）　肉桂（五分）　姜枣引

异功散加当归川芎汤　脾胃衰弱　形瘦宜。

台党　白术　茯苓　炙草　陈皮　归身　川芎（各一钱）　姜枣引

六君子加归芎汤　湿痰壅滞　形肥宜。

台党　白术　茯苓　炙草　陈皮　制半夏　归身川芎　香附（各一钱）　姜引

参术大补丸　多痰　白带　每服三钱。

台党　川芎　砂仁　石菖蒲（各五钱）　白术　茯苓陈皮　莲肉　归身（各五钱）　炙草（三钱）　真山药（一两）

研末，荷包米，煮饭为丸，米汤送下。

四物柴胡汤　经一月再行，肝郁主之。

四物加　柴胡（一钱）　台党（三钱）　条芩（二钱）生草（一钱）　黄连（一钱五分兼用补阴丸）

补阴丸　泻肾火

黄檗　知母（等分，去毛皮炒　蜜丸，每服五十丸）

苍附导痰丸　每服三钱

香附（童便炒）　苍术（各二两）　陈皮　云苓（各一两）枳壳　半夏　南星　炙草（各一两）　姜汁浸面和为丸（淡姜汤下）

加减八物汤　治虚

台党　白术　茯苓　炙草　当归　川芎　陈皮　丹参　香附（法制）　丹皮（各一钱）　姜枣引

乌鸡白凤丸　治妇人一切经弱　孕妇不忌　治白带白淫圣药

乌鸡（白毛雄鸡糯米喂七日，勿令食虫，用绳吊死，去毛肠，鸡以一斤为率。）

生地　熟地　天冬　麦冬（各二两）　入鸡腹酒煮烂酒浸焙枯，研末加　杜仲（盐水炒）　台党　炙草　苁蓉（酒洗）　补骨脂（炒）　小茴（炒）　砂仁（各一两）　川芎白芍　丹参　归身　茯苓（各二两）　香附（四两醋浸焙）研末和上末酒调面糊为丸，每服五十丸

乌鸡汤　通经和平药

药味一切同上　加益母草（一两）　小黑豆（一合　和鸡煮汤　每服一杯）

四物加人参汤　瘦人经少

台党　川芎　白芍　归身　生地　香附（童便炒）炙草（各一钱）　姜枣引

二陈加芎归汤　肥人经少

陈皮　茯苓　归身　川芎　香附（童便炒）　枳壳（各一钱）　半夏（八分）　甘草（五分）　滑石（三分）　姜引

四物加芩连汤　经多血热

归身　白芍　知母　生地　条芩　黄连（各一钱）川芎　熟地（各五分）　黄檗（七分）

艾胶汤　经来无定时　每服三钱

阿胶（炒）　熟地（各一两）　艾叶（二钱）　川芎（八分）大枣（三枚）　陈皮（五钱）　良姜　枳壳　三棱　乌药（各八分）　槟榔　砂仁　红花　莪术（各六钱）

煮粥为丸

理经四物汤　经漏带呕

当归（一钱）　川芎（八分）　生地（三钱）　柴胡（七分）香附（醋炒）　元胡（醋炒）　白芍（酒炒）　焦白术（各一钱五分）　黄芩（酒炒一钱　后用补内丸）

补内当归丸　补阴培阳，每服三钱

当归　续断　白芷　阿胶　厚朴　茯苓　肉苁蓉（漂净焙干）　蒲黄（炒焦）　山萸肉（各一两）　川芎（八钱）

熟地（一两五钱） 甘草 干姜（各五钱） 附子（二钱） 蜜丸（酒下）

四物香附黄连汤　　经热紫色

归尾 川芎 赤芍 制香附 生地 黄连 甘草丹皮（各一钱）

附子乌鸡丸　　经凉绿色　　每服三钱

附子（三钱） 鹿茸（鹿胶一两代亦可） 山药 肉苁蓉肉桂 蒲黄（炒焦） 当归 山萸肉（各五钱） 白芍（一两）熟地（一两五钱） 乌鸡肉（去皮油酒蒸）

米糊为丸

加味四物汤　　经黄血虚

当归 乌药 川芎 元胡 小茴香 白芍（各八分）熟地（一钱） 姜枣引

四物元胡汤　　经期胁痛

当归 川芎 白芍（各八分） 元胡（一钱） 熟地（一钱五分） 姜（三片） 酒煎 加沉香（三分）

疏风止痛散　　经期足痛

当归、天麻 僵蚕 乌药 牛膝 独活 石南藤乳香 紫荆花 骨碎补（各一钱） 川芎（五分） 葱白（三钱） 姜（三片）

建中汤　　经来饮食不调　　经多忌服　　小建中芍桂草姜枣饴糖，加当归，名当归建中汤。

白芍（一两） 黄芪 肉桂 甘草（各五钱）

追虫丸　梧桐子大　每服十九，治行经虫痛而膈吐，太峻不可轻用。

续随子　槟榔　牵牛子　大戟（各五分）　麝香（三分）　甘遂　莞花（各一钱）

米糊为丸

九仙夺命丹　同上　先用乌梅丸

草果（一个）　厚朴　茯苓（各一钱）　枳壳　木香　山楂　陈皮　苍术（各一钱）

研末姜汤送

乌梅丸　弹子大每早含化一九　此方与古方不同姑存备考

木香　雄黄（各五钱）　草果（一个）　乳香　没药（各一钱）　乌梅为丸

乌苏丸　经期咳嗽除根　宜后用，桐子大，每服五十九。

莱菔子（九钱）　贝母（四两）　蜜丸

茯苓汤　止咳　虚入血分相宜

茯苓　川芎　苏叶　前胡　法半夏　桔梗　枳壳　干姜　陈皮（各八分）　当归　生地　白芍（各一钱）　台党（五分）　桑白皮（六分）　甘草（三分）　姜三片

分利五苓散　经热　去热毒　周身肿，腹胀，大小便不通，系热入血室，加桃仁，去阿胶。

猪苓　泽泻　白术　赤苓（各一钱）　当归　阿胶　川芎（各八分）

桃仁四物汤　经期腹痛

归尾　川芎　赤芍　丹皮　香附　元胡索（各一钱）
生地　红花（各五分）　桃仁（二十五个）

有火加　黄连　黄芩（各一钱）　有痰加　枳壳　苍
术（各一钱）

加减八物汤　　经后腹痛

台党　白术　香附（醋炒）　茯苓　归身　川芎　白
芍　生地（各一钱）　炙甘草　木香（各五分）　青皮（七分）
姜枣引

乌药顺气散　　血症身痛　　瘫痪

乌药　僵蚕　白芷　陈皮　枳壳（各八分）　干姜
甘草（各五分）　麻黄（三分去节　　春天一二分夏日停用）　姜
葱引

桂枝桃仁汤　　经胀腹大

桂枝　槟榔（各一钱）　白芍　生地　枳壳（各二钱）
桃仁（廿五个）　炙草（五分）　姜枣引

蚕沙饮　　经闭

蚕沙（四两）　黄酒（一斤半）　瓦罐煎沥沙入瓶，温
服，每一二杯。

加减补中益气汤　　同上

台党　白术（各一钱）　炙芪　柴胡（各七分）　归身
白芍　川芎　陈皮（各一钱）　神曲（炒）　麦芽（炒）　炙
甘草（各五分）　姜枣引（兼服参术大补丸，乌鸡丸）

开郁二陈汤　　同上　　实症

陈皮　茯苓　苍术　制香附　川芎（各一钱）　法半夏　青皮　莪术　槟榔（各七分）　甘草　木香（各五分）姜引

四制香附丸　常用要药　同上　每服三钱

香附（一斤　酒醋盐童便各浸三日，焙研）　乌药（八两不浸）　醋糊为丸

增减八物柴胡汤　经闭，骨蒸，潮热，脉虚

台党　茯苓（各一钱）　炙甘草（五分）　归身　白芍　生地　麦冬　知母　柴胡　（有汗加）地骨皮　（无汗加）牡丹皮（各一钱）　淡竹叶（十五片）　水煎

四物凉膈散　同上脉实　喉燥唇干

归身　川芎　赤芍　生地　黄芩（酒炒）　黄连（酒炒）　山栀（炒黑）　连翘　桔梗（各一钱）　生甘草　薄荷叶（各五分）　淡竹叶（十片）

温经汤　腹大石瘕　受寒所致

归身　川芎　赤芍　莪术　台党　炙甘草（各五分）　牛膝　补骨脂（各一钱）　小茴香（七分）　姜枣引

通经丸　室女经闭　米糊为丸

三棱　莪术　赤芍　川芎　当归　紫菀　刘寄奴（各八分）　穿山甲（一片）　研末

红花散　经逆

红花　黄芩　苏木（各八分）　天花粉（六分）

冬花散　同上

冬花蕊　栗壳（蜜炒）　苏子　紫菀　贝母（各八分）
桑白皮（炒）　石膏　杏仁（各一钱）

崩方胶红饮　老年血崩

陈阿胶（一两米粉炒）　全当归（一两）　西红花（八钱）
冬瓜子（五钱）　天泉水煎

鹿角霜丸　久崩　每服五十九

鹿角霜　柏子仁（去壳炒）　归身　茯神　龙骨（煅）
阿胶（蛤粉炒　各一两）川芎（七钱）　醋制香附（二两）　炙
甘草（五钱）　川续断（一两）　山药（五两）

研末煮糊为丸

补宫丸　白带　每服三钱

鹿角霜　茯苓　白术　白芍　白芷　牡蛎（童便煅）
真山药　龙骨　赤石脂（各五钱）　干姜（二钱五分）　醋煮
为丸

调经种子汤　调经

归身　川芎　山萸肉（各一钱）　熟地　制香附（各一
钱）　酒芍　茯苓　丹皮（各八分）　延胡索　广皮（各七
分）　生姜三片

种玉酒　同上

全当归　远志肉（各五两　浸酒百日常服）

保产方

保产无忧散　常用要药

厚朴（姜汁炒）　蕲艾（醋炒各七分）　当归（酒炒）　茯苓（各一钱）　生地　荆芥穗（各八分）川贝母　菟丝子（酒浸　各一钱）　川羌活　生甘草（各五分）　枳壳　白芍（酒炒各二钱）　冬月用（一钱）

难产

佛手散　横生倒产　下胎　产后发热

当归（一两）　川芎（七钱）　水（七分）　酒（三分）（死胎加）黑马料豆（炒焦）　童便

加味芎归汤　催生

当归（一两）　川芎（七钱）　龟板（手大一块）　妇人发（蛋大一团）

安胎饮　临产胎动不下

莲肉（去心不去皮）　青苎麻（洗净胶）　白糯米（各三钱）　去麻服

泰山盘石散　能安能催

台党　炙芪　川芎　黄芩　川续断（各一钱）　白芍（酒炒）　熟地（各八分）　白术（二钱）　炙草　砂仁（各五分）　糯米（三钱）

千金保孕丸　梧桐子大每服八九十九　临产腰痛不可忍

厚杜仲（四两）　川续断（酒拌炒二两）　研末，以山药六两，煮糊为丸

孕病

凉膈散 孕妇热病（加枳实　前胡　大黄　治小儿急惊）

条芩　川连　栀子（各酒炒各八分）　连翘　甘草　桔梗（各一钱）　薄荷（五分）（目痛加）当归　川芎　羌活　防风　菊花（各一钱）　竹叶引　（鼻衄加）当归　生地（各一钱）　茅花一大团　姜引（喉痛加）牛蒡子（炒杵碎各一钱）（口舌生疮加）姜片

参苏散 孕妇嗽咳

台党　紫苏　陈皮　茯苓　甘草　枳壳　桔梗　黄芩　前胡（各一钱）　姜引　薄荷（少许后下）

顺胎散 心痛

草果（一个）　元胡（八分）　五灵脂（一钱）　滑石（八分）　酒一勺

柴胡知母汤 疟疾亦可用淡味金鸡纳三厘

柴胡（一钱）　台党　黄芩　归身　知母　白术（各一钱）　甘草（五分）　姜枣引

七圣散 久疟

柴胡　黄芩　炙草　知母　常山　草果仁（各一钱）乌梅（三个去核）

水酒各半

孕妇霍乱汤 先服藿香丸，不止再服。

紫苏　条芩　白术（各一钱半）　藿香叶　陈皮　甘草（各一钱）　砂仁（炒）（五分）　姜枣引

清神和胎饮　中暑　虚汗宜

台党　白术　炙草　炙芪　黄芩　黄连　知母　麦冬（各一钱）　五味（十五粒）

黄芩白术汤　中湿

条芩　白术（各五钱）　苏叶（二钱五分）　生姜五片

按孕妇中风以补虚安胎为本，兼搜风之药。

竹茹汤　中邪

竹茹（鸡子大一团）　台党　麦冬　茯苓　炙草（各一钱）　小麦（一钱）

胡连丸　安胎　每服三钱

条芩（四两）　白术（四两）　莲肉（去心）　砂仁　炙甘草（各一两）　山药煮丸（米汤下）

平胃散　子死腹中

苍术（米水泡炒）　紫川朴（姜汁炒）　陈皮（各二钱）炙甘草（五分）　酒水（各一钟）　加朴硝末（五钱）再煎（用童便下）

产后

加味四物汤　乳计不通

归身　党参　川芎　赤芍　生地　桔梗　甘草　麦冬　白芷（各一钱）

连翘散　中风发热虚汗

炙芪　连翘　花粉　防风　栀子（各一钱）　甘草

（三分）

加减八珍汤　<small>恶漏不下　身冷去地黄加橘络入姜汁沥</small>

台党　白术　云苓　炙草　归身　川芎　赤芍　熟地
元胡　香附　姜枣引

茯神散　<small>安神　镇惊</small>

茯神　柏子仁　远志　党参　当归　生地　炙甘草
（各一钱）　肉桂（五分）　猠猪心（一个）　水酒各半煎，入
童便辰砂

愈风汤　<small>产后风　建中汤亦主治加归附党</small>

羌活　防风　当归（酒洗）　川芎　白芍（酒炒）　肉
桂　黄芪　天麻　秦艽（各一钱）　姜枣引

独活汤　<small>同上</small>

独活　羌活　半夏　台党　茯苓　远志　防风　肉
桂　白薇　当归　川芎　菖蒲（各一钱）　细辛（七分）
炙甘草（五分）　姜枣引

加味四君子汤　<small>风瘫</small>

台党　麦冬（各三钱）　黄芪　白术（各二钱）　茯苓
（一钱）　半夏（八分）　陈皮　炙甘草（各五分）

人参麦冬汤　<small>口渴　属热</small>

台党　麦冬　生地　栝蒌根　炙甘草（各二钱）　淡竹
叶　粳米　煎汤　姜枣引

吴茱萸汤　<small>同前　属寒不可轻用</small>

吴茱萸（炒一钱）　桔梗　干姜（炒）　炙甘草　半夏

（各一钱） 细辛（六分） 当归 茯苓 肉桂 陈皮（各八分） 姜引

加味六君子汤　止呕吐

茯苓 党参 炙甘草 陈皮 白术 法半夏（各一钱） 枳实（酒炒） 山楂（各五分） 姜黄（三分） 姜三片

加味理中汤　呃逆　轻症去丁香炮姜，加半夏生姜蜂蜜。

台党 白术 炙甘草 炮姜 陈皮（各一钱） 丁香（三分） 干柿蒂（二钱）（有热去）丁香（加）竹茹

旋覆花汤　止咳嗽

赤芍 旋覆花（包） 前胡 半夏 芥穗 甘草 杏仁 茯苓（各一钱） 五味子（五分） 枣引（后用甘桔汤）

甘桔汤　同前

甘草 桔梗 款冬花 贝母 前胡 枳壳 云苓 五味 麦冬 竹叶（十五片）

元胡索汤　腹块

归尾 元胡索（各二钱） 五灵脂 蒲黄（各一钱） 赤芍 肉桂 红花（各五分） 水酒各半煎

芎归泻肝汤　胁痛，不可按是血块。须人按是气虚，用当归地黄汤。

归尾 川芎 青皮 枳壳 香附 红花 桃仁（各二钱） 入童便

芎归汤　头痛。贯顶痛，用黑神散。

川芎 当归（各五钱） 连须葱头（五个） 姜五片

黑神散　　*血晕，去滞血之要药。头顶痛，与卷荷散同功。*

黑豆（*一合炒*）　　熟地　　当归　　肉桂（*去皮*）　　干姜（*炒*）　　炙甘草　　白芍（*酒炒*）　　蒲黄（*各二钱*）

二母汤　　*咳嗽*

知母　　贝母　　云苓　　党参　　杏仁　　桃仁（*各一钱*）

卷荷散　　*产后似疟*

初出卷荷叶（*焙干*）　　红花　　归尾　　蒲黄　　丹皮　　生地（*各一钱*）　　姜三片

五物汤　　*伤寒，气血俱虚主之。头痛加藁本细辛；身痛加羌活苍术；不恶寒加柴胡葛根；发热加知母麦冬淡竹叶。*

台党　　川芎　　归身　　白芍（*酒炒*）　　甘草　　姜葱引（*有汗曰伤风，加桂枝防风。无汗曰伤寒，加苏叶。寒热往来，加柴胡。*）

柴胡四物汤　　*似疟*　　*同上*

台党　　北柴胡　　半夏　　炙甘草　　归身（*酒洗*）　　川芎　　干姜（*三分*）　　枣引（*久疟加鳖甲炙芪*）

补肾地黄汤　　*腰痛*

熟地　　归身　　杜仲（*盐炒*）　　独活　　肉桂　　续断（*各一钱*）　　姜三片　　枣二枚

趁痛散　　*身痛*

当归　　肉桂　　白术　　牛膝　　黄芪　　独活　　生姜（*各一钱*）　　炙甘草　　薤白（*各五分*）

白茯苓散　　*同上*

云苓　归身　川芎　肉桂　白芍（酒炒）　灸芪　党
参　熟地（各一钱）　獖猪腰（一对）　姜枣引

调经汤　产后浮肿

归身（酒炒）　丹皮　肉桂　赤苓　甘草　陈皮（各一
钱）　细辛　干姜（炒各五分）

五皮汤　同上　小便不通腹胀

桑白皮　陈皮　茯苓　大腹皮　汉防己　枳壳　猪
苓　炙甘草（各一钱）　姜三片（浮肿气喘兼用茯苓丸）

加味理中汤　霍乱

党参　白术　炙甘草　干姜（煨）　陈皮　藿香　厚
朴　姜三片

加味小承气汤　痢　六脉数实宜下

枳壳（麦面炒）　厚朴（姜炒各二钱）　大黄（酒炒二钱）
炙甘草（一钱）　槟榔（末一钱五分）　生姜三片（止后服四君
子陈皮汤）

枳实汤　同上　症略轻用

枳实（麦面炒）　木香　炙甘草（各一钱）　厚朴（姜炒
二钱）　槟榔（一钱五分）　生姜三片

芍药汤　同上　脉沉数

归身　党参　陈皮　白芍（酒炒）　茯苓（各一钱）
炙甘草　炮姜　木香（各五分）　枳壳（七分）　乌梅（一个）
久痢不止，用四君子汤加白芍乌梅瞿麦御米壳。

润燥汤　大便不通

台党　甘草（各五分）　归尾　生地　火麻子　枳壳（各一钱）　桃仁泥（一钱）　槟榔（汁五分）

升阳调元汤　遗尿　病后遗尿用参术二味

炙芪　炙甘草　益智子（去壳炒各一钱五分）　升麻（一钱）

桑螵蛸散　同上　每服三钱

白龙骨（煨）　牡蛎　真桑螵蛸　研末　米糊为丸

加味五苓散　小便短少

猪苓　白术　泽泻　茯苓　肉桂（各一钱）　桃仁（去皮尖）　红花（各二钱）

加味导赤散　小便热痛调益元散二钱

生地　赤芍　木通（去皮）　甘草梢　麦冬　黄檗　知母　肉桂（各一钱）　灯芯（四十七寸）

小蓟汤　尿血　败血加归尾，红花。内热加黄芩麦冬各一钱。

小蓟根　生地　赤芍　木通　甘草梢　蒲黄　竹叶（各一钱）　滑石（二钱）　灯芯（四十九寸）

回生丹　产后百病

锦纹大黄（一斤为末）　苏木（三两剉碎）　大黑豆（后下去壳用汁三升）　红花（三两）　陈米醋（九斤三斤递加）以上名大黄膏又用　熟地　台党二两　当归（酒洗）　川芎（酒洗）　香附（醋炒）　元胡索（醋炙）　苍术（淘米水浸炒）　蒲黄（隔毛巾炒）　桃仁（去皮煎油）　茯苓各一两　地

榆（酒洗）　羌活　橘红　白芍　山萸肉（酒浸晒干）　五灵脂（醋煮烘干）　三棱（醋浸透裹纸内煨）　川牛膝（酒洗）马鞭草　炙甘草（各五钱）　良姜　木香（各四钱）　秋葵子　青皮（去白炒）　白术（淘米水炒）　木瓜（各三钱）　乳香　没药（各二钱）　益母草（二两）　台乌药（去皮二两五钱）　并前黑豆壳晒干为末大黄膏拌熟蜜

一斤为丸（每丸重二钱八分）阴干蜡丸

子死腹中用车前子（一钱调服一丸至三丸）

血下太早用台党（三钱）车前子（一钱）

胎衣不下用炒盐汤

血晕用薄荷汤

眼见黑花滚水服（食物血结聚，口干，心闷，烦渴似疟，浮肿，癫狂）

失音用甘菊花（三分）　桂枝（三分）

泻痢浓血（误食酸寒）山楂调服

虚涨酸痛用苏梗（二分）

溺血用木通（四分）

便血用广皮（三分）

崩漏潮热拘挛用白术（三分）　广皮（二分）

面黄　口干　鼻衄　斑点　陈酒（化服）

难产

难产普通方

当归（一两）　川芎（五钱）　龟板（八钱）　血余（一团）加黄芪（四两）

胎衣不下普通方

没药（三钱）　血竭（三钱）

四物顺产汤　　治难产

大熟地　党参　川芎　枸杞　黄芪（各一两）　白芍（酒炒三钱）　白归身　白茯神（各三钱）　甘草（一钱）　龟板（三钱）　交骨不开加至一两

生化汤　　产后去瘀

当归（六钱）　川芎（三钱）　干姜（五分）　桃仁泥（五分）　炙甘草（五分）

补气升肠饮　　正产肠下

人参（一两去芦）　生芪（一两）　当归（酒洗一两）　白术（土炒五钱）　川芎（酒炒二钱）升麻（一分　　少气升　多血升）

两收汤　　带脉虚脱　　兼治肾虚腰痛遗尿

人参（一两）　白术（土炒二两）　川芎（酒炒三钱）　熟地（二两九蒸）　山药（一两炒）　山萸肉（四钱蒸）　芡实（五钱炒）　扁豆（炒五钱）　巴戟（三钱盐水浸）　杜仲（五钱炒黑）　白果（十粒捣碎）

收膜汤　　肝痿　　下肉块

生芪（一两）　人参（五钱）　白术（土炒五钱）　白芍（土炒焦五钱）　当归（酒洗三钱）　升麻（一钱）

疗儿散 　子死腹中

人参　当归（酒洗各一两）　川牛膝（五钱）　鬼臼（研水飞三钱）　乳香（二钱去油）

补中益气汤 　胞衣不下　痉症

人参（二钱）　生芪（一两）　柴胡（三分）　炙甘草（一钱）　当归（五钱）　白术（土炒五钱）　升麻（二分）　陈皮（二分）　莱菔子（五分）

送胞汤 　同上

当归（酒洗二两）　川芎（五钱）　益母草（一两）　乳香（不去油一两）　芥穗（三钱炒黑）　麝香（五厘研末冲）　没药（一两不去油）

补气解晕汤 　血晕

人参（一两）　生芪（一两）　当归（一两）　黑芥穗（三钱）　姜炭（一钱）

安心汤 　晕狂

当归（二两）　川芎（一两）　生地（五钱炒）　丹皮（五钱）　生蒲黄（二钱）　干荷叶（一片）

转气汤 　浮肿

人参（三钱）　茯苓（三钱去皮）　白术（土炒三钱）　当归（酒洗五钱）　白芍（酒炒五钱）　熟地（一两九蒸）　山药（三钱蒸）　山药（五钱炒）　芡实（三钱炒）　补骨脂（一钱盐水炒）　柴胡（五分）

小产神效膏 　外用

当归（一两）　生地（八钱）　白术（六钱）　甘草（三钱）　续断（六钱）　条芩（酒炒五钱）　黄芪（五钱）　苁蓉（五钱）　益母草（一两）　麻油（二斤）浸（七日）　熬膏加白蜡（一两）

再熬再加净黄丹（四两五钱）在熬再加飞过龙骨（一两）贴丹田十四日一换

儿科

枳连导滞汤　*治小儿热痛*

陈枳壳（去穰炒）　黄连　山栀仁（炒黑色各六分）　赤芍　前胡　连翘（去心蒂）（各四分）　三棱　莪术（俱醋炒）　槟榔　甘草（各三分）　便秘加大黄（炒一钱二分）（三莪不用亦可）

升消平胃散　*感寒夹食痛*　*又名藿香和中汤*

小川芎　制香附　苍术　紫苏　厚朴（姜汁炒各五分）藿香　砂仁（研碎）　白芷　陈皮（去白各三分）　炙甘草（二分）　炒麦芽（六分）　山楂炭（一钱）　受风加羌活　防风（各三分）　姜三片　伤食加青皮　谷芽　去藿香　砂仁　白芷　紫苏

香薷散　*伏暑吐泻*

大花香薷（一钱）　白扁豆（去壳打碎炒）　法厚朴（各一钱）　调益元散二匙服

四苓散　*同上*　*小便不利*

400

赤苓（去皮） 猪苓 泽泻（各一钱二分） 白术（八分）
木通 车前子（炒各五分）调益元散二三匙

辰砂益元散 同上 小儿一钱，大人倍用，灯芯下 去
辰砂名六一散。

飞滑石（六两） 甘草末（一两） 辰砂（飞过三钱）

钱氏白术散 吐泻已久 虚火作渴

党参 白术 茯苓 炙甘草 干葛（各五分） 南木香
（二分） 姜三片

参砂和胃散 虚寒呕吐

党参 砂仁（研细） 法半夏（各四分） 白术（土炒）
茯苓（各五分） 藿香 陈皮（各三分） 炙甘草（二分） 煨
姜（去皮三片）

疳积

消疳无价散

石决明（一两五钱煅） 炉甘石（烧透五钱） 滑石（五
钱） 雄黄（一钱） 朱砂（一钱） 冰片（五分） 海螵蛸（五
钱煅） 竹刀剖鸡肝，和药蒸食少许

鸡肝散 同上 极效

木贼草 谷精草 紫边蚌壳 夜明砂（各等分）

竹刀剖鸡肝掺药蒸食少许（如无紫边蚌壳用石决明代）

消疳丸 大便有虫相宜

苍术（米泔水浸去皮炒） 白术（土炒） 当归（酒炒）

白芍（酒炒）　麦冬（去心）　薏仁　山楂肉（去核）　石斛（去芦根）　神曲（炒）　麦芽（炒）　半夏　枳壳　萝卜子（炒）　陈皮　厚朴　使君子肉　茯苓　槟榔　炙芪（各一两）　青皮　莪术　木香　砂仁（各五钱）

炒干研末蜜丸米汤下（弹大每服一丸）

小儿杂治方　食积痞，结核，发希，发热，口渴，目翳，小便色白，腹大，青筋暴露。

白术（土炒三两）　使君子肉（炒）　神曲（炒）　麦芽（炒）　山楂肉（炒）　山药（炒）　莲肉（炒）　归身（酒炒各二两）　青皮肉（炒）　豆蔻（面糊炒）　枳实（炒）　黄连（姜汁浸）（各一两炒黑）　木香（不见火一两）　共研末　（每服二钱）　腹胀加　干蟾（煅存性五枚）　胡连　白雷丸　白芜荑仁（各一两）

惊风

逐寒荡惊汤　慢惊　危急时用

胡椒　炮姜（各一钱）　肉桂（五分）　丁香（五个）　灶心土（二钱）　煮（后服理中汤　地黄汤原方胡椒为附子）

清热镇惊汤　急惊　活络丹亦治

连翘（去心研）　柴胡　地骨皮　龙胆草　钩藤　黄连　桃仁（炒黑）　酒芩　麦冬（去心）　木通　赤苓（去皮）　车前子　枳实（炒各四分）　甘草　薄荷（各二分）　滑石末（八分）　灯芯（一团）　淡竹叶（三片）

抽风方　慢惊宜

黄芪（八两）　桃仁（三钱）　红花（二钱）

定风散　急惊夹滞宜之

陈皮（去白）　槟榔末（各五钱）　甘草末（二钱五分）
黑牵牛（四两半生炒）　蜜调服　微泄一两次

惊风良方　一岁三分之一　数日四分之一　慢惊

黄芪（一两五分）　党参（三钱）　白术（二钱）　甘草
（二钱）　当归（二钱）　白芍（二钱）　枣仁（三钱）　山萸肉
（一钱）　枸杞子（二钱）　补骨脂（一钱）　核桃（一个）（打
碎用）

天保采薇汤　感时令发急惊　春日忌用

姜活　独活　苍术　前胡　升麻　葛根　陈皮　厚
朴　甘草　黄芩　川芎　柴胡　桔梗　半夏　枳壳　藿
香　芍药（各五分）　姜枣引

痘症第一方　五六日去麝加芪，山甲减半，七八日桃仁亦
减半。

桃仁（八钱）　红花（四钱）　赤芍（三钱）　山甲（四钱）
皂刺（六钱）　连翘（三钱）　地龙（三钱）　柴胡（一钱）　麝
香（一钱）

痘症第二方　五六日后饮水即呛

桃仁（五钱）　红花（五钱）　甘草（二钱）　桔梗（三钱）
生地（四钱）　当归（二钱）　元参（一钱）　柴胡（一钱）　枳
壳（二钱）　赤芍（二钱）

荆防地黄汤 阳证痘 虚症痘补中益气汤主之

荆芥（一钱） 熟地（四钱） 山药（二钱） 丹皮 防风 云苓 山萸肉 生甘草（各一钱） 姜二片

酒引

大温中饮 痘顶不起 兼服大补元煎

熟地（五钱） 白术（三钱） 山药（二钱） 党参（三钱）黄芪（二钱） 炙甘草（一钱） 柴胡（一钱） 麻黄（五分）肉桂（一钱） 炮姜（一钱） 姜三片 灶心土 水煎

大补元煎 痘症误用凉药 六味回阳饮兼用

熟地（五钱） 党参（三钱） 山药（二钱） 杜仲（二钱） 枣仁（二钱） 枸杞（二钱） 萸肉（二钱） 炙甘草（一钱） 补骨脂（一钱） 白术（三钱） 肉桂（一钱） 附子（一钱） 姜（三片） 桃仁三个引 痘后，去附子，肉桂减为数分。

六味回阳饮 慢惊将成 同上

附子（一钱） 炮姜（一钱） 当归（三钱） 肉桂（二钱）党参（三钱） 炙甘草（一钱） 加胡椒细末三分 灶心土 煎

白虎地黄汤 大小便燥结 同上 以行为度，备不轻用

石膏（三钱） 生地（二钱） 当归（二钱） 枳壳（一钱）大黄（二钱） 木通（二钱） 生甘草（一钱） 泽泻（一钱）灯芯引

千金内托散 同

人参　当归　炙芪（各一钱）　白芍　肉桂（各六分）
川芎　炙甘草（各四分）　白芷（七分）　山楂（八分）　木香
防风　厚朴（各三分）

保元汤　　同上

人参　黄芪　当归　川芎　紫草　红花　肉桂　防
风

小无比散　　同上

滑石　石膏（一两煅）　寒水石（煅）　郁金（甘草水浸
透焙干）　甘草（各五钱）　研末

三豆散　外用　同上

黑豆　绿豆　红饭豆　研末　醋拌

参术散　痘症　虚泄

炒白术　党参　真白茯苓　砂仁　炙甘草　薏仁
（炒）　白莲肉（去心）　建神曲　楂肉（各五钱）　肉豆蔻
（去油面煨）　诃子（火煨去核）　陈皮（各四钱去皮）　南木香
（三钱）　研末（每服三钱）

导赤解毒汤　　同上

木通　车前子　生地　门冬　甘草　茯神　石菖蒲
栀子　人参　灯芯下

安神丸　　同上

牛黄（五分）　黄连（五钱）　当归　炒苓（各二钱五分）
猪心血和丸　无牛黄改川贝，胆，琥珀。

疹

加味升麻汤　麻症　疹症　凉膈散亦治

升麻　干葛　防风　荆芥（各五分）　牛蒡子　连翘
桔梗　木通　赤芍　甘草　柴胡　黄芩　陈皮　蝉蜕
元参（各一钱）　葱白引

栀仁解毒汤　同上　谵语，狂热，便秘。

栀子　黄芩　黄连　石膏　知母　牛蒡　连翘　升
麻　柴胡　防风　赤芍　甘草（便秘加酒大黄，烦躁加麦冬，
嗽者加杏仁，桔梗，花粉。惊谵用抱龙丸或牛黄丸，脉伏无汗加
大黄紫苏。）

加味人参白虎汤　毒盛元气亏

党参（二钱）　石膏（四钱）　知母（一钱五分）　升麻
防风　牛蒡　条芩

孟氏治麻方　发表透肌清毒活血理肺消痰清胃解结

石膏（二两煅）　荆芥　地骨皮　桔梗（各八钱）　赤
芍　牛蒡　薄荷　陈皮　枳壳（各六钱）　川贝　甘草（各
四钱）　红花（三钱）　干葛　归尾　桑白皮（各一钱）

耳聋

耳聋神方

柴胡（一两）　香附（一两）　川芎（五钱）

406

目疾

镇金丹　<small>治目</small>

石膏　蝉蜕　栀子　槐花　白菊花（各一钱）　生地　密蒙花（各二钱）　草决明（一钱五分）　甘草（五钱）

吹鼻散　<small>同上　口含温水以泪出为度</small>

鹅不食草（五钱）　真青黛　川芎（各一两）　研末

天赐膏　<small>目翳　外用　内服　没竭大消决各二钱</small>

好焰硝（一两　铜器溶化入）飞黄丹（二分）　梅花冰片（二分　铜筷搅匀）

（按目疾用药　以和肝和血滋阴祛风利便，荆防为主柴归地黄芩通车亦主之）

鼻病

艾柏饮　<small>鼻衄</small>

艾叶　柏子仁（去净油）　山萸肉　丹皮（各一钱）生地（二钱）　白莲肉（去心）　真山药（各二钱）　泽泻（一钱）　生荷叶（一张）

四生丸　<small>同上</small>

生地叶（生地捣汁　亦可）　生艾叶　生荷叶　生侧柏叶（等分每服三钱）

鼻衄不止用　黄连　黄檗　栀子　黄芩　柏炭（等分）　主之

鼻渊用地胡椒（即鹅不食草）　塞鼻，内服补中益气汤

青蛤散　<small>鼻疮</small>

蛤粉（一钱）　无名异（一钱）　青黛（三分）　轻粉（五分）　生黄檗（五分）　研末外用

牙痛

玉带膏　<small>治牙　花椒水漱净　一片贴牙</small>

生龙骨（二两）　宫粉（一两五分）　梅花冰片　麝香　硼砂（二钱五分）　黄蜡（二两）　<small>共研末，蜜调熬膏</small>

竹叶膏　<small>外用　同上</small>

生竹叶（一斤）　生姜（四两）　白盐（六两）

喉疾

青芝散　<small>治喉　吹用</small>

川连（五分）　广青黛（一钱二分）　梅花冰片（二分）　白硼砂（一钱二分）　西瓜霜（二钱）　橄榄核（三钱）　丝瓜叶（二钱）　研末

水硼散　<small>吹喉</small>

水片　硼砂　辰砂　元明粉等分

养阴清肺汤　<small>白喉圣药</small>

大生地（一两）　元参（一两）　麦冬（八钱）　川贝母（四钱）　白芍（四钱）　丹皮（四钱）　薄荷（二钱）　甘草（二钱）

神仙活命汤　<small>初起势猛者宜之</small>

龙胆草（二钱）　元参（八钱）　马兜铃（三钱）　板蓝根（三钱）　生石膏（五钱）　白芍（二钱）　川黄檗（三钱）生草（一钱）　大生地（一两）　栝蒌（三钱）　生栀子（二钱）

按白喉症，初起发热似杂感，二三日热退，喉始现白，最忌表散，宜养阴凉镇，可加消导药，未有不愈者，但不可误走一步耳。

肺病

枇杷膏　肺症　咳嗽

鲜枇杷叶（五十六片先煎）　大梨（十个）　白蜜（半钟）大枣（半斤）　建莲肉（四两）

（吐血加藕节）

元霜膏　每服三钱　同上

乌梅汁　梨汁　萝卜汁　柿霜　白砂糖　白蜜（各四两）　姜汁（一两）　赤苓末　款冬花（乳汁浸晒干）　紫菀研末（二两）

加味四物汤　同上

当归　熟地（各三钱）　川芎　芍药（各二钱）　柳根（酒炒一两）

雕胡饮　仝上

芰菱细根（三四两捣碎　陈酒煮服）

坎离丸　每服三钱　同上

黑豆末（炒）　红枣（去皮核　捣烂为丸）

按肺血以补气健脾为主，肝血以滋阴降火为主，忌
参，当归一味止血

痰病

下痰丸　治一切风痰　梧桐子大每服五十丸

白矾（一两）　细茶叶（五钱）

茯苓丸　治痰症疼痛，四肢浮肿　妇人产后发喘

生半夏（二两）　茯苓（二两）　枳壳（面炒）　风化硝
（二钱五分　此药如一时难成，用朴硝撒在竹盘中，盛水当风干，
刮用。）

研末　姜煮为丸（梧桐子大　每服三十丸）

癫狂奇方　初起神效可多服

桃仁（八钱）　柴胡（三钱）　香附（二钱）　木通（二钱）
赤芍（六钱）　半夏（二钱）　腹皮（三钱）　青皮（三钱）　陈
皮（三钱）　桑白皮（三钱）　苏子（四钱）　甘草（五钱）

回癫汤　治羊癫甚效

人参（三钱）　白术（一两）　茯苓（五钱）　山药（三钱）
薏仁（五钱）　肉桂（一钱）　附子（一钱）　半夏（三钱）　姜
（一片）

收呆至神汤　郁怒成者主之

人参（一两）　柴胡（一钱）　当归（一两）　白芍（四两）
半夏（二两）　甘草（五钱）　生枣仁（一两）　天南星（五钱）
附子（一钱）　菖蒲（一两）　神曲（五钱）　茯苓（三两）　郁

金（五钱）　水十碗煎一碗服

　　逐呆仙丹　同上

　　人参（一两）　白术（二两）　茯神（三两）　半夏（五钱）白芥子（一两）　附子（五分）　菟丝子（一两）　白薇（三钱）丹砂（研末　三钱）

　　启迷丹　治发厥　苏合丸亦主之　同上

　　生半夏（五钱）　人参（五钱）　菖蒲（二钱）　菟丝子（一两）　甘草（三分）　茯神（三分）　皂夹（一钱）　姜（三斤）

三消

　　三消汤　饮水不止为上消　易饥为中消　易泄为下消

　　台党　白术　当归　茯苓　生地（各一钱）　黄连　知母　黄檗　麦冬　天花粉　黄芩（各七分）　甘草（五分）

　　天池膏　同上

　　天花粉　黄连　台党　知母　白术（各三分）　麦冬（六两）　生地汁　藕汁（各二两）　人乳　牛乳（各一碗）姜汁（二钱　汁后调　淘米水煎）

　　菟丝丸　梧桐子大，每服五十九，同上

　　菟丝子（十两浸酒）　茯苓　莲肉（各三两）　五味子（一两）　研末　山药末（六两）

遗精

遗精奇方

生刺猬皮（一个瓦焙为末）　黄酒蜜服

加减地黄汤　遗精

熟地（六两）　山萸肉　真山药（各四两）　芡实　丹皮　云苓（各二两）　莲须（一两）　龙骨（生研水飞净三钱）鱼鳔（四两）　共研末为丸（梧桐子大）　早晚服（三四钱）

益肾汤　同上

熟地（一两）　山萸肉（四钱）　茯苓　当归　白芍白术　薏仁　生枣仁（各五钱）　北五味　白芥子（各一钱）　肉桂　黄连（各三分）

保精汤　同上

芡实　真山药（各一两）　莲子（五钱）　茯神（二钱）枣仁（二钱）　台党（一钱）

玉锁丹　同上　梧桐子大　水丸　每服七十丸　食前盐送

五倍子（一斤）　白茯苓（四两）　龙骨（二两）

猪肝丸　同上　梧桐子大　每服三钱

白术（八两）　苦参（酒浸晒干　六两）　牡蛎（八两）雄猪肝（三片）

白浊奇方

小茴香（为粗末）　黄酒（半斤　煮服）

凤尾丹　治浊

凤尾草（活鲫鱼不用鱼取涎煮服）

泄利

五神丸　<small>五更肾泄　每服三钱</small>

补骨脂（四两酒浸干用）　核桃肉（三两去皮）　五味子
（三两炒）　吴茱萸（一两盐水炒）　生姜煮枣为丸（胡椒大）

莲米散　<small>老人同上　每服三钱</small>

黄老米（三合炒）　莲肉（去心　三两）　猪苓　泽泻
（炒）　白术（土炒　各五钱）　木香（一钱五分）　白砂糖（一
两）　干姜（一钱）

痢疾

痢疾三方　初起服第一方　不愈服第二方　调养服
第三方

川连（去芦）　条芩　生白芍　山楂肉（各一钱二分）
陈枳壳（去穰）　紫厚朴（姜汁拌炒　去皮）　坚槟榔　青皮
（去肉　各八分）　当归　甘草　地榆（各五分）　红花（三
分）　桃仁（去皮尖研为粉　一钱）　南木香（三分）　单日去
地榆桃仁加橘红（四分）　木香（三分）　滞涩加大黄（二钱
酒炒）　川连　黄芩　白芍（酒炒各六分）　山楂肉（一钱）
橘红　青皮　槟榔　地榆（各四分）　甘草（三分）　当归
（五分）　桃仁粉（六分）　红花（三分）　磨光木香（二分）

川连　条芩（六分酒炒）　白芍（酒炒四分）　当归　人
参　白术（土炒）　炙甘草（各五分）

妇人有胎去　桃仁　红花　槟榔　三味

痔疮

枯痔散　<small>酒浸指蘸外用</small>

红矾<small>（瓦焙净末下）</small>　枯矾<small>（一钱）</small>　乌梅肉<small>（焙存性二钱）</small>　朱砂<small>（飞净三钱）</small>

消管丸　<small>每服四钱</small>

苦参<small>（四两）</small>　川连<small>（二两）</small>　当归　槐花　荜澄茄<small>（各一两）</small>　五倍子<small>（五钱）</small>　小鳖<small>（二个）</small>　柿饼<small>（四两）</small>　研末捣丸

胎元七味丸　<small>每服七分</small>

脐带<small>（三个）</small>　陈棕<small>（烧灰存性七钱）</small>　犀牛黄<small>（三分）</small>　槐角子<small>（瓦焙五钱）</small>　刺猬皮<small>（二钱）</small>　象皮<small>（酒炙四钱）</small>　地榆<small>（三钱晒干）</small>

除痔丸　<small>同上　空腹服三钱</small>

当归　川连　真象牙末　槐花<small>（各五钱）</small>　川芎　滴乳香<small>（各一钱）</small>　露蜂房<small>（一个，槐花者佳）</small>

研末　黄蜡熔化为丸　管出剪去

完善丸　<small>同上盐汤送，每晨服三钱。</small>

夏枯草<small>（末八两）</small>　甘草节<small>（末四两）</small>　连翘<small>（末四两去子）</small>　金银花<small>（一斤）</small>　煎汤为丸

千金膏　<small>同上　生麻油调敷</small>

好信石<small>（黄明者佳，三钱打如豆大）</small>　明白矾<small>（一两研末）</small>　好黄丹<small>（飞净五钱）</small>　蝎梢<small>（七个，洗净瓦焙）</small>　草乌<small>（光实者，去皮生研五钱）</small>　紫泥研光炭火煅，红烟起为度。

脚气

鸡鸣散　<small>脚气　冷服</small>

槟榔（<small>七枚</small>）　木瓜（<small>一两</small>）　吴茱萸（<small>三钱</small>）　桔梗（<small>五钱</small>）　紫苏叶（<small>三钱</small>）　生姜（<small>五钱</small>）

鼠瘰

硇砂丸

硇砂（<small>二钱研</small>）　皂角（<small>一百个</small>）　干醋（<small>二斤，二味浸三日</small>）

脱肛

脱肛方　<small>小儿减半</small>

黄芪（<small>四两</small>）　防风（<small>一钱</small>）

便闭

癃闭方　<small>老人相宜</small>

黄芪（<small>四两</small>）　甘草（<small>八钱</small>）

溃疮

木耳散

木耳散（<small>焙末一两</small>）　白砂糖（<small>一两</small>）　敷用

水臟

抽葫芦散　*腹大周身肿*

干葫芦（焙末）　黄酒调服

治通身肿，肚腹不大方

猪胆（汁一个）　白蜜（四两）　葱头（四个）　黄酒（半斤）

中风

回天再造丸　*实中，虚中均宜，真方无人参*

真蕲蛇（去皮骨并头尾各三寸，酒浸，炙，研末四两　眼光如生者真）　两头尖（草药出东乌鲁木齐，非鼠粪也。如未得真者以白附子代之，其性相仿，制过二两）　真三羊血（心包内血真，五钱）　北细辛（一两）　龟板（一两醋炒）　乌药（一两）　黄芪（二两蜜炙）　母丁香（一两去油）　乳香（一两瓦焙去油）　没药（一两焙去油）　麻黄（二两）　甘草（二两）　青皮（二两）　熟地（二两）　犀角（八钱）　赤芍（一两）　羌活（一两）　白芷（二两）　虎胫骨（一对醋炙）　血竭（八钱另研）　全蝎（二两五分去毒）　防风（二两）　天麻（二两）　孰附子（一两）　当归（二两）　骨碎补（一两去皮）　香附（一两去净毛皮）　元参（二两酒炒）　乌首（二两制）　川大黄（二两）　威灵仙（二两五钱）　葛根（二两五钱）　沉香（一两不见火）　白蔻仁（二两）　藿香（二两）　冬白术（一两土炒）　红曲（八钱）　川草薢（二两）　西牛黄（二钱五分）　草蔻仁

（二两）　川连（二两）　茯苓（二两）　姜黄（二两片）　僵蚕（一两）　松香（五钱煮过）　川芎（二两）　广三七（一两）桑寄生（二两五钱）　冰片（二钱五分）　当门麝（五钱）　辰砂（一两飞净）　桂心（二两）　天竺黄（一两）　地龙（五钱去土）穿山甲（二两，前后四足各用五钱，麻油浸）　如左边疼痛不能运动，用四物汤　当归（三钱）　白芍（一钱）　生地（钱半）　桑枝（三钱）　川芎（八分）　如右边疼痛不能运动，用四君子汤　党参（三钱）　甘草（四分）　白术土炒（一钱）　桑枝（三钱）　茯苓（一钱）　如两边疼痛，则两方并用，桑枝只用三钱，俱空腹服。

补五还阳汤　虚中多服奇效　尤治痿痹

黄芪（四两生）　桃仁（一钱）　红花（一钱）　地龙（一钱去土制过）　赤芍（一钱五分）　归尾（二钱）　川芎（一钱）

按中风症古方多无效，叶案治中只以六君子汤为主，稍加钩藤、橘红，去风痰之药，盖宗喻说也，此病须俟本人元气恢复，稍以药力助之，如重用风药，有害无益，鲜不误事，余但录此二方，因以奇制胜，只此二方有效也，但初中之人，仍宜叶法。